Medizinische Informatik und Statistik

Herausgeber: S. Koller, P. L. Reichertz und K. Überla

23

Thomas Kriedel

Effizienzanalysen von Gesundheitsprojekten

Diskussion und Anwendung
auf Epilepsieambulanzen

Mit einem Geleitwort von Gérard Gäfgen

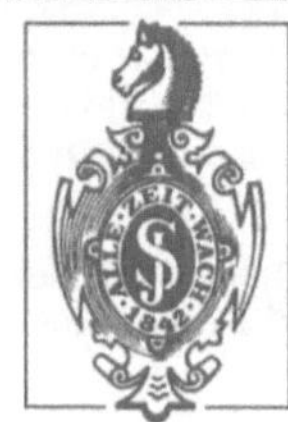

Springer-Verlag
Berlin Heidelberg New York 1980

Reihenherausgeber

S. Koller, P. L. Reichertz, K. Überla

Mitherausgeber

J. Anderson, G. Goos, F. Gremy, H.-J. Jesdinsky, H.-J. Lange,
B. Schneider, G. Segmüller, G. Wagner

Autor

Thomas Kriedel
Viehtrift 74
5000 Köln 90

CIP-Kurztitelaufnahme der Deutschen Bibliothek
Kriedel, Thomas:
Effizienzanalysen von Gesundheitsprojekten: Diskussion u. Anwendung auf Epilepsie-
ambulanzen / Thomas Kriedel. - Berlin, Heidelberg, New York: Springer, 1980.
(Medizinische Informatik und Statistik; 23)

ISBN-13: 978-3-540-10260-1   e-ISBN-13: 978-3-642-81513-3
DOI: 10.1007/978-3-642-81513-3

2145/3140-543210

GELEITWORT

Das zunehmende volkswirtschaftliche Gewicht der Aufwendungen
für die Gesundheit auf der einen Seite, die fehlende Möglichkeit, die Wirtschaftlichkeit der medizinischen Aktivitäten
über den Marktmechanismus zu kontrollieren, auf der anderen
Seite haben dazu geführt, daß immer mehr Projekte und Bereiche des Gesundheitswesens einer Nutzen-Kosten-Analyse unter-
zogen werden. Die dabei verwendeten Methoden, um z.B. den gesamtwirtschaftlichen Nutzen neuer Medikationen abzuschätzen,
wurden in der Regel der herkömmlichen Nutzen-Kosten-Analyse
entlehnt oder mit zum Teil recht primitiven Nutzwertvorstel-
lungen durchgeführt. Bei der Anwendung auf die Einführung
eines Systems von Epilepsieambulanzen wurden nun diese Mängel
bisheriger Verfahren besonders offenkundig, so daß der Verfasser der Studie, Thomas Kriedel, nach neuen theoretischen
Grundlagen und Operationalisierungsmöglichkeiten suchen mußte. Der Nutzen von Gesundheitsprojekten besteht in einer Verbesserung von Gesundheitszuständen über die von Menschen er-
lebte Zeit hin sowie in einer Verlängerung von Lebenszeiten
überhaupt. Diese Ergebnisse werden aber für einen gegebenen
Krankheitsfall weder mit Sicherheit zu bestimmten Zeitpunkten mit Hilfe eines vorgegebenen Behandlungs- und Betreuungs-
programms erreicht, noch bestehen sie eindeutig in Erfolgen
oder Mißerfolgen. Ferner haben Menschenleben nicht einfach
einen kommerziellen Wert, und bedeutet gesundheitliche Verbesserung auch eine andere Qualität an durchlebter Zeit und
nicht nur verbesserte Erwerbsfähigkeit bzw. Fähigkeit, einen
Beitrag zum Sozialprodukt zu liefern. Verfahren, welche von
einem eindeutigen und allein maßgeblichen Beitrag zur gesamtwirtschaftlichen Produktion ausgehen, müssen daher auf dem
Gebiet der Gesundheitsökonomie auf die Dauer scheitern. Hier
zeigt Kriedel, daß dennoch Elemente der ökonomischen Theorie,
der theoretischen Statistik und der medizinischen Erfolgs-
quantifizierung so kombiniert werden können, daß sich ein
sinnvolles Verfahren zur Beurteilung nicht nur der medizini-

schen Wirksamkeit eines bestimmten Programms, sondern auch
zur Messung seiner Effizienz in Form einer abgewandelten
Nutzen-Kosten-Analyse ergibt. Er verwendet mehrdimensionale
aggregierte Gesundheitsindices und faßt den Vorgang der ge-
sundheitlichen Veränderung als einen stochastischen Prozeß
auf, der unterschiedliche Niveaus dieses Indices zur Folge
haben kann - was zu einem stationären Gleichgewicht der
Verteilung von Gesundheitszuständen unter den von einem Programm erfaßten Patienten führt. Für die Bewertung dieser un-
gewissen Ergebnisse in letztlich monetären Größen greift er
auf die wohlfahrtstheoretisch begründbaren Zahlungsbereit-
schaften zurück und kommt so von der kommerziellen Bewertung
von Menschenleben und Arbeitsfähigkeit weg. Auf diese Weise
gelingt es ihm, die von ihm durchgeführte Effizienzschätzung
letztlich in die konventionelle Form der NKA einmünden zu
lassen, die aber hier von ihren wichtigsten Schwächen bereinigt worden ist. Die Arbeit zeigt neue Wege auf, um Gesundheitsmaßnahmen einer wirtschaftlichen Beurteilung zu unter-
werfen, welche nicht medizinischen Maßstäben zuwiderläuft,
sondern das medizinische Urteil und die in der Bevölkerung
verbreiteten Wertvorstellungen von Gesundheit mit einbezieht.
Die Studie ist daher nicht nur für den neurologischen Fach-
mann bestimmt, der sich für das auf Effizienz überprüfte
Epilepsieprogramm interessiert, sondern für alle Ökonomen,
Mediziner, Sozialwissenschaftler und Gesundheitspolitiker,
die theoretisch an der Entwicklung von Beurteilungsmaßstäben
oder an ihrer praktischen Benutzung in der Gesundheitspoli-
tik interessiert sind. Obwohl die Arbeit Elemente verwendet,
die in den beteiligten Wissenschaften seit längerem bekannt
oder in den letzten Jahren entwickelt worden sind, ist die
damit konstruierte Evaluierungsmethode so neuartig und von
solch potentieller Bedeutung, daß sie die breiteste Bekannt-
heit verdient.

Konstanz, im Februar 1980

Gérard Gäfgen

VORWORT

Diese Arbeit ist während meines Aufbaustudiums an der Universität Konstanz entstanden und als Dissertation angenommen worden. Sie wurde ermöglicht durch die großzügige und unbürokratische finanzielle Unterstützung der "Stiftung Michael zur Bekämpfung der Anfallskrankheiten und ihrer individuellen und sozialen Folgen", Heidelberg.

Aufgrund der speziellen Fragestellung war die Zusammenarbeit mit dem Neurologen Professor Dr. Dieter Janz, Berlin, der auch die Studie angeregt hat, und seinem Mitarbeiter Rupprecht Thorbecke notwendig. Die interdisziplinäre Zusammenarbeit erwies sich als fruchtbar und hat bei mir zu einem größeren Verständnis für die Interessen der "Praxis" an der Arbeit von Ökonomen geführt.

Professor Dr. Gerard Gäfgen, der mich auf das interessante Gebiet der Gesundheitsökonomie geführt hat, übernahm in Konstanz die Betreuung der Arbeit von der ökonomischen Seite. Er hat mir weitgehend Freiheit bei der Gestaltung der Arbeit gelassen, war aber immer zu hilfreichen Hinweisen bereit. Das Koreferat hat freundlicherweise Professor Dr. Charles B. Blankart übernommen.

Weiterhin zu Dank verpflichtet bin ich Professor Dr. Bruno S. Frey, Dr. Gebhard Kirchgäßner, Dr. Friedrich Schneider und besonders Dr. Werner W. Pommerehne für wertvolle Anregungen sowie meiner Frau Rosemarie Kriedel.

Köln, im Januar 1980   Thomas Kriedel

Verzeichnis der im Text verwendeten Abkürzungen

ADL:	Activities of Daily Living
DNN:	Diskontierter Nettonutzen
FJ:	Funktionsjahr(e)
FN:	Funktionsniveau(s)
FNW:	Funktionsniveauwert(e)
GSA:	Gesundheitsstatus-Analyse
HIP:	Health Index Project
KGA:	Kosten-Gesundheitsstatus-Analyse
KWA:	Kosten-Wirksamkeitsanalyse
NKA:	Nutzen-Kosten-Analyse
NKQ:	Nutzen-Kosten-Quotient
NM:	Neumann-Morgenstern-Methode
MZB:	Maximale Zahlungsbereitschaft
PV:	Gegenwartswert (Barwert)
RM:	Rating-Methode
SIP:	Sickness Impact Profile
WKQ:	Wirksamkeits-Kosten-Quotient

INHALT

TEIL 1: EINLEITUNG

In diesem Teil wird gezeigt, daß Effizienzanalysen im Gesundheitssektor notwendig sind, weil die Besonderheiten der Gesundheitsleistungen eine effiziente Allokation über den Markt
nicht zulassen. In solchen Fällen von Marktversagen können
Effizienzanalysen nachweisen, inwieweit eine gegebene Allokation effizient ist. Auf diesen Überlegungen aufbauend wird
die Fragestellung und der Bearbeitungsrahmen der vorliegenden
Arbeit dargelegt sowie das empirische Untersuchungsobjekt,
eine Epilepsieambulanz, beschrieben. Ziel der Arbeit ist, ein
verbessertes Erfassungskonzept für den *Output* von medizinischen Leistungen zu entwickeln und zum Nachweis der empirischen Tauglichkeit auf ein Projekt anzuwenden.

1.1 NOTWENDIGKEIT VON EFFIZIENZANALYSEN IM GESUNDHEITS- WESEN

1.1.1 EINGESCHRÄNKTE MARKTFÄHIGKEIT BEI GESUNDHEITSLEISTUN- GEN

Unter empirischen Gesichtspunkten betrachtet, läßt sich die
Notwendigkeit von Effizienzanalysen anscheinend auf den ersten Blick belegen. In der Bundesrepublik stiegen in den
letzten Jahren die G e s u n d h e i t s a u s g a b e n ,
wie Tabelle 1-1 zu entnehmen ist, so rasch an, daß der Ge-

Tabelle 1-1: Ausgaben für Gesundheit in der BRD in Mrd. DM

Jahr	Bruttosozial- produkt (BSP)	Gesundheits- ausgaben	Ausgaben in % des BSP
1969	6o5,2	43,6	7,2
1973	926,9	82,2	8,8
1974	995,7	92,9	9,3
1975	1o4o,4	1o6,2	1o,2

Quelle: Daten des Gesundheitswesens (1977:312)

setzgeber Schritte zur Eindämmung der Kosten (Kostendämpfungs-
gesetz) unternehmen mußte. Inwieweit und welche Teile der
Ausgabenentwicklung aber auf Ineffizienz (Verschwendung von
Ressourcen) beruht, kann nur mit Effizienzanalysen (vergl.
nächsten Absatz) geklärt werden.

Daß bei einem staatlich regulierten Gesundheitssektor Effizienzanalysen notwendig sind, weil hier im Gegensatz zu Kon-
kurrenzmärkten keine Kräfte wirken, die zu annähernd effizienter Allokation führen, zeigt aber nicht allgemein die Notwendigkeit von Effizienzstudien im Gesundheitssektor. Denn erst,
wenn nachgewiesen werden kann, daß aufgrund intrinsischer
Faktoren kein Markt (mit annäherndem) Konkurrenzgleichge-
wicht existieren kann, besteht die Notwendigkeit umfassender
und permanenter Effizienzanalysen im Gesundheitswesen.

Bei der Untersuchung der Marktfähigkeit des Gutes Gesundheit
(1) sollte der Einfachheit halber von den beiden Charakteristika ausgegangen werden, die primär die Besonderheiten dieses Gutes ausmachen.

Gesundheit ist für das Individuum ein besonderes Gut, da es
die wichtigste Voraussetzung der individuellen Arbeits- und
Konsumfähigkeit bildet. Wegen dieser fundamentalen Bedeutung
als Vorprodukt wird Gesundheit sehr hoch eingeschätzt, und
dementsprechend gering ist deshalb die Preiselastizität für
Gesundheitsleistungen.

Wenn bisher von Gesundheit als von einem Gut gesprochen wurde,
so ist hier eine Einschränkung zu machen. Denn Gesundheit ist
kein handelbares Gut, sondern muß vom Individuum selbst produziert werden, wozu es aber die notwendigen *Inputs* (z.B.
ärztlicher Rat, Operationen, Medikamente) kaufen kann. Diese
Vorleistungen zur Gesundheitsproduktion sollen als Gesundheitsleistungen bezeichnet werden und alle Güter und Dienstleistun-
gen umfassen, die zur Aufrechterhaltung und Wiederherstellung
der Gesundheit anderer erbracht werden. Mit dieser Klarstel-
lung ist es dann sinnvoll, von einem Gesundheits(leistungen)-
markt und -sektor zu sprechen und die Marktfähigkeit von Gesundheitsleistungen zu analysieren.

Unter Marktfähigkeit versteht *Arrow* (1963) die Existenz eines
Marktmechanismus, der gewährleistet, daß Güter und Dienstlei-
stungen für einen Preis sowohl angeboten als auch nachgefragt
werden. Damit ein Individuum aber Nachfrage gemäß seinem
Nutzenkalkül äußern kann, muß es zuvor abschätzen können, welches Gut in welcher Menge ihm welche Bedürfnisbefriedigung

---

(1) Eine genaue Definition wird erst in Absatz 2.2.2.1 gegeben,
    da hierzu einige Vorbemerkungen nötig sind.

verschafft. Gerade diese Bedingung ist nur unzureichend erfüllt, wie die folgende Auflistung typischer   E i g e n -
s c h a f t e n   v o n   G e s u n d h e i t s l e i s t u n-
g e n   erkennen läßt:

1. Zwangskonsum (1)

   In einem Notfall, wenn der Patient wegen seines Zustandes (Bewußtlosigkeit) entscheidungsunfähig ist oder seine
   Befragung zu lange dauert, wird die notwendige Behandlung
   auch ohne (bewußte) Nachfrageäußerung des Patienten durchgeführt. In beiden Fällen, wie auch bei schweren psychischen Erkrankungen, erfolgt eine Therapie, ohne daß der
   Patient seine Nachfrage äußern kann oder darf (*Culyer*
   1973:52).

2. Nachfrageunsicherheit

   Der einzelne kann in der Regel nicht genug Gesundheit produzieren, da ihm das Wissen um seine Gesundheitseinschrän-
   kungen fehlt (2) und, falls er die Informationen doch hat,
   dieses Wissen nicht in effektive Nachfrage nach spezifischen Gesundheitsleistungen (d.h. nicht allgemein nach
   ärztlicher Hilfe) umsetzen kann. Deshalb ist das Individuum über Art und Menge der von ihm benötigten Gesundheitsleistungen unsicher.

3. Produktunsicherheit

   Die Unsicherheit über die Qualität der erhaltenen Gesundheitsleistungen ist besonders groß, da es sich dabei um
   kein standardisiertes Produkt handelt, d.h. dieselbe Behandlung kann durchaus zu verschiedenen Ergebnissen führen.
   Für den Nachfrager besteht kaum eine Möglichkeit des Testens
   und Lernens, weil viele Krankheiten nur einmal auftreten,
   so daß ein persönlicher Vergleich von Produkt und/oder An-
   bieter unmöglich ist. Selbst bei wiederholten Behandlungen
   derselben Symptome bleibt ein Qualitätsvergleich schwierig,
   da die Behandlung ein Arzt-Patient Interaktionsprozeß
   (*Arrow* 1963:947) ist und somit vom Zustand und Verhalten
   des Patienten abhängt. Bei der Beurteilung des Heilerfol-
   ges schließlich muß sich der Patient auf den Arzt verlas-

---

(1) Wenn im Zusammenhang mit Gesundheit von Konsumieren gespro-
    chen wird, so bedeutet das allgemein den Empfang von Lei-
    stungen, nicht speziell Konsumgütern.

(2) *Culyer* (1973:52) nennt eine Studie, in der herausgefunden
    wurde, daß 64 % aller untersuchten Personen Krankheits-
    symptome hatten, ohne davon zu wissen.

sen, der allein - vom Fall voll wiederhergestellter Gesundheit abgesehen - beurteilen kann, inwieweit die Behandlung unter den jeweiligen Umständen optimale Ergebnisse erbracht hat.

4. Anbieterdominanz

Alle drei zuvor genannten Punkte zeigen bereits die Do-
minanz des Anbieters (Arztes), der in der Praxis die
Nachfrage des Patienten festlegt. Die starke Position
des Arztes wird noch durch das Postulat eines besonderen Vertrauensverhältnisses zwischen Arzt und Patient verstärkt, ohne daß es keinen optimalen Heilerfolg geben soll.
Besteht ein solches Verhältnis tatsächlich, wechselt ein
Patient auch dann nicht den Arzt, wenn die entsprechende
Therapie anderswo billiger zu erhalten ist.

Aus den genannten Punkten wird deutlich, daß die Konsumentensouveränität der Patienten sehr eingeschränkt ist (*Brüngger*
1974:64), denn der einzelne kennt weder seine effektive Nachfrage nach Gesundheitsleistungen, noch kann er die Qualität
der angebotenen Produkte beurteilen. Wegen dieser Unsicher-
heiten, verbunden mit der dominanten Stellung des Anbieters,
kann der Konsument nicht rational im Sinne der Mikrotheorie
handeln, so daß die M a r k t f ä h i g k e i t   v o n
G e s u n d h e i t s g ü t e r n   nicht gegeben ist.

Dieses Urteil wird auch nicht dadurch relativiert, daß viele
der erwähnten Besonderheiten auch bei anderen Gütern vorliegen. So müssen sich die Konsumenten bei der Reparatur technisch komplizierter Produkte beispielsweise auch auf den Rat
von Experten verlassen (*Wiseman* 1963:134), doch ist der Nutzen
dieser Güter vergleichsweise gering. Denn erst die Summe der
genannten Besonderheiten in Verbindung mit der hohen Wertschätzung von Gesundheit, die wohl über der jeden Konsumgutes liegen dürfte, führt zum negativen Urteil über die Marktfähigkeit
von Gesundheitsleistungen.

1.1.2 MARKTVERSAGEN DURCH EXTERNE EFFEKTE

Neben den im letzten Abschnitt genannten Gründen, die die
Marktfähigkeit aller Gesundheitsleistungen betreffen, besitzen
einige Gesundheitsleistungen zusätzlich Eigenschaften, die zu
absolutem Marktversagen führen.

Hierzu zählen zunehmende Skalenerträge in der Produktion, die
eine pareto-optimale Allokation über das Preissystem nicht
zulassen, weil die Grenzkosten unter den Durchschnittskosten
liegen. In diesem Fall führt Grenzkostenpreisbildung, die sich
tendenziell unter Konkurrenz einstellt, zu betrieblichen Ver-
lusten, obwohl sie gesamtgesellschaftlich vorteilhaft (pareto-
optimal) ist. Bei privatwirtschaftlicher Produktion werden
deshalb oft Durchschnittskostenpreise gesetzt, die aber pareto-
inferior sind, weil die Konsumenten dabei weniger als die gesellschaftlich optimale Menge nachfragen.

Wiseman (1963:133) hält das Problem zunehmender Skalenerträge im Gesundheitssektor jedoch für unbedeutend, weil keine
spezifischen Gründe dafür zu erkennen sind, daß für Gesundheitsleistungen zunehmende Skalenerträge, wie etwa bei der Was-
ser- und Energieversorgung, typisch sein sollten.

Von praktischer Bedeutung sind dagegen   e x t e r n e   E f -
f e k t e   bei Gesundheitsleistungen, deren Existenz ebenfalls Marktversagen impliziert. *Culyer* (1973:61) unterscheidet zwischen physischen und psychischen externen Effekten, wobei die erste Gruppe durch das wohlbekannte Impfbeispiel charak-
terisiert wird. Je mehr Personen sich zum Schutz vor ansteken-
den Krankheiten immunisieren lassen, desto geringer ist auch
die Wahrscheinlichkeit der Nicht-Geimpften zu erkranken. Der
Impfschutz der Mehrheit bewirkt einen positiven externen Effekt
(verminderte Ansteckungsgefahr) auf die Nicht-Geimpften, die
dafür aber nichts zu zahlen brauchen. Dieser Schwarzfahrereffekt
(Leistung ohne Gegenleistung) kann dazu führen, daß wegen der
fehlenden Ausschlußmöglichkeit der Nicht-Zahlenden niemand be-

reit ist, Güter mit externen Effekten zu produzieren (*Priso-
ner's Dilemma*). Die Bereitstellung von Gesundheitsleistungen
mit bedeutenden externen Effekten (Impfschutz, Parasitenaus-
rottung, allgemeine Hygienemaßnahmen, Forschung) ist deshalb
über den Markt nicht oder nur unzureichend möglich.

Häufig wird gegen die Allokation von Gesundheitsleistungen
über das Preissystem das Argument vorgebracht, Gesundheit sei
ein meritorisches Gut, so daß mit dem Preissystem eine Unter-
versorgung medizinischer Leistungen verbunden sei. Denn als
meritorisch werden Güter bezeichnet (*Musgrave/Musgrave* 1973:
8o), deren Verbrauch mit staatlichen Mitteln gefördert werden
muß, weil sonst nicht alle Individuen das gesellschaftlich
als notwendig erachtete Mindestmaß solcher Güter (z.B. Bildung)
konsumieren.

Ohne näher darauf einzugehen, ob überhaupt Gesundheit als
meritorisches Gut gelten darf, wird das Konzept der meritori-
schen Güter (1) in dieser Arbeit nicht verwendet. Denn das
Konzept ist fragwürdig, weil es einen Bruch mit der traditionellen Wohlfahrtstheorie und der ihr zugrundeliegenden Konsumentensouveränität darstellt, und ist überflüssig, weil die
damit erfaßten Probleme auch als externe Effekte beim Konsum
zu behandeln sind.

Als physischen, negativen externen Effekt kann man ansehen,
daß Teile der Bevölkerung weniger Gesundheitsleistungen erhalten, als die anderen Gesellschaftsmitglieder für notwendig
erachten. Der Grund hierfür kann Altruismus sein und/oder, daß
es dem Sicherheitsbedürfnis der ausreichend Versorgten entgegenkommt zu wissen, auch bei individuellen wirtschaftlichen
Problemen das gewohnte Versorgungsniveau beizubehalten.

----

(1) Einen leicht verständlichen Überblick über die Diskussion
    um meritorische Güter gibt *Frey* (1972:77).

Daß bei marktwirtschaftlicher Allokation die Tendenz zu Unter-
konsum bei medizinischen Leistungen besteht, spricht nicht
unbedingt gegen die Verwendung individueller Präferenzen in
Effizienzanalysen. Denn die in gewissen Bevölkerungsschich-
ten zu beobachtende geringere Nachfrage nach Gesundheitsleistungen braucht nicht auf 'falschen' Präferenzen zu beruhen,
sondern kann ihre Ursache darin haben, daß diese Personen
aufgrund von Einkommens- und Informationsbarrieren nicht mehr
nachfragen. Informationen sind in der Medizin, wie schon gezeigt, primär über den Arzt zu erhalten, dessen Konsultation
aber auch Mittel erfordert, so daß die Einkommensbarriere
entscheidend ist.

Trifft diese Analyse zu, entfällt damit zwar nicht die Notwendigkeit staatlicher Eingriffe zur Einkommensumverteilung
und/oder Subvention medizinischer Leistungen, so daß die Allokation nicht über den Markt erfolgen kann, doch wird damit die
Verwendbarkeit individueller Präferenzen in Effizienzanalysen
sichergestellt. Die Konsumentensouveränität als normative
Basis der Wohlfahrtsökonomik gilt somit zu einem großen Teil
auch für Gesundheitsleistungen.

Faßt man alle Charakteristika von Gesundheitsleistungen zusammen, so zeigt sich, daß sie Besonderheiten aufweisen, die
sie von anderen Gütern eindeutig unterscheiden. Hauptsächlich
wegen der Unsicherheit über die eigene Nachfrage und die Qualität der angebotenen Leistungen besitzen die Patienten keine Konsumentensouveränität, so daß eine Bedingung für eine
effiziente Allokation über das Preissystem nicht gegeben ist.
Selbst in einem idealtypisch-marktwirtschaftlich organisier-
ten Gesundheitswesen darf deshalb - auch bei Absenz externer
Effekte - kein sich automatisch einstellender Zustand erwar-
tet werden, in dem keine andere Allokation der gegebenen
Ressourcen noch einen Konsumenten besser stellen könnte, ohne
einen anderen schlechter zu stellen (Pareto-Optimum).

Allgemeine Aussagen über die anzustrebende Allokationsform
(kollektiv oder privatwirtschaftlich) lassen sich aber daraus (von öffentlichen Gütern abgesehen) nicht ableiten, weil
die positive Theorie der nicht-marktlichen Allokation noch
ungenügend ausgebaut ist (*Culyer* 1973:72), wenngleich die
Neue Politische Ökonomie (*Frey* 1977) hier wichtige Ansätze
liefert. Ein Urteil über die Wirtschaftlichkeit von Gesundheitsprojekten ist somit nur bei gegebener Allokationsform
und genauer Kenntnis des jeweiligen Projekts möglich.

1.1.3 DIE FUNKTION VON EFFIZIENZANALYSEN

Nachdem die Notwendigkeit von Effizienzanalysen im Gesundheitswesen festgestellt worden ist, bedarf der Begriff der
E f f i z i e n z a n a l y s e   für das weitere Vorgehen
einer Konkretisierung. Als Effizienzanalyse werden allgemein
alle Studien bezeichnet, die darauf abzielen, die Effizienz
von Maßnahmen (Investitionen) und Institutionen festzustellen. Diese Definition ist jedoch unzureichend, wenn nicht auch
der Effizienzbegriff präzisiert wird.

In der Literatur finden sich verschiedene Definitionen, weil
das Effizienzkonzept eine Leerformel darstellt, die erst bei
der Anwendung auf einen konkreten Bereich ausgefüllt wird.
Grundsätzlich beschreibt Effizienz die optimale Zweck-Mittel
Relation oder das optimale Verhältnis von Aufwand zu Ertrag,
was je nach Anwendungsfeld anders ausfallen kann. So unterscheidet *Recktenwald* (1971:238) sechs Effizienzbegriffe von
zunehmender Komplexität (technische, finanzielle, ökonomische,
soziale, politische und Gesamteffizienz), von denen für die
Betrachtung im Rahmen des Gesundheitsbereichs aber technische
(oder produktive) und ökonomische (oder allokative) Effizienz ausreichen.

Technische Effizienz bedeutet, daß bei gegebenem Faktoren-
einsatz eine Produktionseinheit die maximale Menge ausbringt

Figur 1-1: Technische und allokative Effizienz

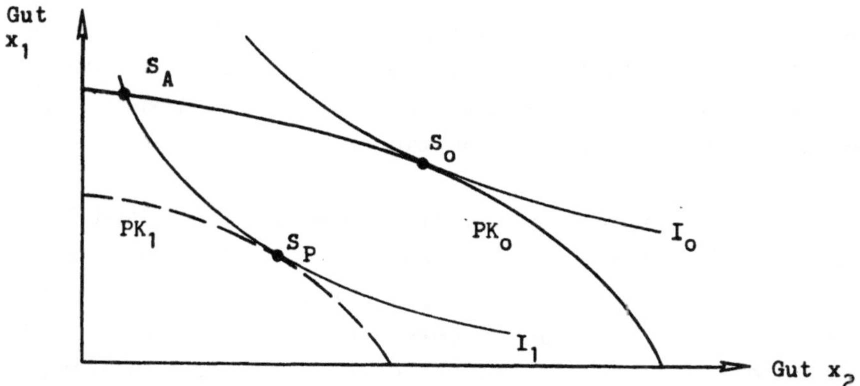

oder, alternativ formuliert, daß eine Produktionseinheit
einen vorgegebenen Output mit minimalem Faktoreinsatz realisiert (*Bodenhöfer* 1973:672). Bei technisch effizienter Produktion operiert jede Unternehmung auf ihrer Produktionsmöglichkeitskurve, die den geometrischen Ort aller - *ceteris
paribus* - maximalen (1) Outputkombinationen von zwei Gütern
(x_1 und x_2 in Figur 1-1) angibt (*Leu* 1978b:3). Jede Output-
kombination, die innerhalb der Produktionsmöglichkeitskurve
PK_O liegt, ist deshalb (technisch) ineffizient wie alle von
PK_1 beschriebenen Kombinationen.

Im Gegensatz zur P r o d u k t i o n s e f f i z i e n z
bezieht die A l l o k a t i o n s e f f i z i e n z die
individuellen Präferenzen mit ein, weil es sich dabei um
die Frage handelt, ob das den Präferenzen der Bevölkerung
nach Art und Menge entsprechende Güterbündel produziert
wird (*Leu* 1978b:3). Allokations- und Produktionseffizienz
sind in Figur 1-1 im Punkt S_O gegeben, weil PK_O von keiner

---

(1) Maximal bedeutet hier, daß bei fixierter Menge des einen
    Gutes die maximale Menge des anderen produziert wird.

weiter außen liegenden (und damit höheres Nutzenniveau anzei-
genden) gesellschaftlichen Indifferenzkurve als I_o tangiert
werden kann. Die Erfüllung beider Effizienzbedingungen ist
nicht gekoppelt, wie Figur 1-1 zeigt: Allokative Effizienz
kann mit produktiver Ineffizienz (S_P) und allokative Ineffizienz mit produktiver Effizienz (S_A) zusammen auftreten. Weil
Allokationseffizienz der wichtigere Begriff ist, denn technische Effizienz beinhaltet keine Bewertung (1) und gewinnt
ihre Bedeutung erst bei der Allokation, wird in dieser Arbeit
unter Effizienz allgemein Allokationseffizienz verstanden (2).

Obwohl Effizienzanalysen definitionsgemäß auf eine Verbesserung der Allokation abzielen, kann eine Berücksichtigung
von V e r t e i l u n g s a s p e k t e n   doch nicht unterbleiben, weil "nicht jeder gewünschte Verteilungszustand
aus einem maximalen Sozialprodukt durch Transfers erreicht
werden kann" (*Frey* 1972:113). Hohe Steuern zur Umverteilung
sind u.U. politisch nicht durchzusetzen und/oder haben Verzerrungen der Allokation (*dead weight losses*) zur Folge. Von
den zur Verfügung stehenden Techniken der Effizienzanalyse,
Kosten-Wirksamkeitsanalyse und Nutzen-Kosten Analyse, kann
nur die letztere in Ansätzen Verteilungsaspekte mit berücksichtigen, obwohl es sich auch dort nur um einen Kompromiß
handelt. Dabei werden die Kosten und Nutzen meist nach verschiedenen Gruppen getrennt ausgewiesen (*Bellante* 1972,
Frey/Neugebauer 1978).

Leu (1978b:4) hält mit Effizienzanalysen im Gesundheitswesen prinzipiell zwei Ziele für erreichbar: Einmal kann man
versuchen, in einem umfassenden Optimierungsansatz das beste Angebot an Gesundheitsleistungen in einer Volkswirtschaft
zu bestimmen (Substitution zwischen Gesundheitsleistungen
und anderen Gütern), oder man kann versuchen, die exogen für
den Gesundheitssektor bereitgestellten Mittel optimal aufzuteilen (Substitution von Gesundheitsleistungen gegen Ge-

---

(1) Auch die Produktion von gesellschaftlichen 'Übeln' (z.B.
    Umweltverschmutzung) kann technisch effizient erfolgen.

(2) Bei der Beurteilung der Epilepsieambulanzen (Teil 4) ist
    unterstellt, daß diese technisch effizient arbeiten.

sundheitsleistungen). Zur Analyse der praktischen Möglichkeiten erweist sich die Unterscheidung von *Leu* aber als wenig
hilfreich, weil das erste Ziel die Kenntnis der sozialen
Wohlfahrtsfunktion erfordert und weil das zweite Ziel sich
in der Realität häufig anders stellt. Denn selten wird bei der
Evaluierung von Gesundheitsprogrammen ein gesellschaftlicher
Plafond für Gesundheitsausgaben unterstellt, sondern die Effizienzanalyse dient gerade dazu, durch den Nachweis des Vorteils eines Gesundheitsprojektes gegenüber anderen Gesundheitsprojekten zusätzlich Mittel in den Gesundheitssektor zu
leiten. In der Realität haben Effizienzanalysen deshalb überwiegend die Mischfunktion, den Projektvorteil gegenüber
gleichartigen Alternativen festzustellen, die benötigten Mittel aber aus einem anderen Sektor abzuziehen.

Damit Effizienzanalysen ihre Funktion erfüllen können, reicht
es nicht aus, daß der Ökonom diese Studien methodisch korrekt
abfaßt, sondern er muß auch die Möglichkeiten zur Durchset-
zung seiner Ergebnisse beachten, weil sich die effiziente Alternative nicht automatisch im politischen Prozeß durchsetzt
(1). Um die Chancen hierfür zu erhöhen, sollte die Technik
der Effizienzanalyse zumindest im Kern auch von Laien zu verstehen sein. Dazu gehört, daß plausible Erfassungs- und Be-
wertungskonzepte verwendet werden, die im Einklang mit den
gesellschaftlichen Grundwerten stehen. So ist unter diesem
Gesichtspunkt nicht möglich, mit dem Humankapitalansatz (vergl.
2.3.1) und Konsumabzug zu arbeiten, weil dies impliziert,
daß die Gesellschaft aus dem Tod von Unproduktiven (Kranken,
Rentnern) einen Vorteil zieht. Ein noch wichtigerer Aspekt
zur   D u r c h s e t z u n g   d e r   e f f i z i e n t e n
L ö s u n g   ist die Beachtung der Reaktion von Interessengruppen und Bürokratie, weil diese gegen ihre Belange ge-
richtete Projekte zu Fall bringen können. Eine allgemeine Empfehlung zum Überwinden von Partikularinteressen läßt sich
nicht geben, doch können hier eventuell Kompensationen oder
die Beteiligung der Opponenten am Projekt helfen.

---

(1) Ein Beispiel für ein Überangebot durch Interessengruppen
    nennt *Deliege* (1978:1).

Doch auch die Lösung des rein ökonomischen Problems, ein
aussagefähiges Konzept für Effizienzanalysen im Gesundheitswesen zu entwickeln, ist noch längst nicht zufriedenstellend
gelungen. Denn auf diesem Gebiet versagt die ökonomische Methode der Theoriebildung und empirischen Testung. Selbst,
wenn alle zur Wahl stehenden Projekte realisiert würden, obwohl dann eine Analyse überflüssig wäre, könnte aus den praktischen Betriebsergebnissen doch kaum auf die Richtigkeit
einer zuvor unternommenen Effizienzstudie geschlossen werden,
weil die Nutzen von Gesundheitsprojekten weitgehend unsicht-
bar bleiben. Da die Möglichkeit zu empirischen Tests nicht
existiert, kommt es bei der Entwicklung einer K o n z e p -
t i o n   f ü r   E f f i z i e n z a n a l y s e n   vor allem an auf die korrekte Ableitung aller Komponenten aus der
ökonomischen Theorie.

Nur ist es für die korrekten Ansätze typisch, daß für sie
keine Daten zur Verfügung stehen und/oder ihre Verwendung
eine Analyse komplizierter macht. Hier offenbart sich ein Kon-
flikt zwischen der Forderung nach theoretischer Konsistenz
und der nicht minder wichtigen Forderung nach Einfachheit,
ohne die eine weite Verbreitung von Effizienzanalysen nicht
gewährleistet ist. Die Schwierigkeit, beide Forderungen in
einem akzeptablen Kompromiß zu realisieren, mag die Hauptur-
sache dafür sein, daß Effizienzanalysen im Gesundheitswesen
trotz der gezeigten Notwendigkeit selten sind.

1.2 PROBLEMSTELLUNG DER ARBEIT: ANALYSE EINES GESUNDHEITSPROGRAMMS MIT NEUEN ANSÄTZEN

1.2.1 AUFBAU DER ARBEIT

Trotz der Notwendigkeit von Wirtschaftlichkeitsuntersuchungen im Gesundheitswesen ist auf diesem Gebiet bislang zu wenig geschehen. In den Fällen, wo Nutzen-Kosten oder Kosten-Wirksamkeitsanalysen durchgeführt wurden (1), waren die Ergebnisse meist unbefriedigend, weil das Kernproblem solcher Studien, die Erfassung und Bewertung des *Output* von Gesundheitsmaßnahmen (2), unzureichend gelöst ist. Sofern aber die Möglichkeit zu aussagefähigeren Untersuchungen besteht, ist zu erwarten, daß diese Instrumente der Entscheidungsvorbereitung auch häufiger genutzt werden.

Dieses Ziel ist nur über möglichst weitgehende Erfassung der Wirkungen von Gesundheitsprogrammen zu erreichen, da das Berücksichtigen allein der leicht zugänglichen und ökonomisch relevanten Aspekte (z.B. verlorene Arbeitstage) den Wert von Effizienzanalysen stark verringert. Denn die Ergebnisse solcher Untersuchungen sind leicht in Frage zu stellen, indem auf den großen Bereich der nicht erfaßten Effekte und auf den implizierten Wohlfahrtsbegriff, der sich einseitig am Sozialprodukt orientiert, hingewiesen wird. Die Grundlagen einer verbesserten Outputmessung bei Gesundheitsmaßnahmen kann der Ökonom nicht selbst entwickeln, sondern er muß dabei auf die Erkenntnisse anderer Disziplinen wie Medizin und Soziologie zurückgreifen und diese Konzepte in die existierenden Methoden der Effizienzanalyse integrieren.

---

(1) Einen Versuch mit dem systematischen Einsatz von Effizienzanalysen unternahm das U.S. Gesundheitsministerium 1969 im Rahmen des PPBS, vergl. *Grosse* (1972).

(2) Eine Übersicht über die bisher verwendeten Ansätze gibt *Leu* (1978a).

Von diesen Überlegungen ausgehend, stellen sich für die vorliegende Arbeit drei Ziele:

1. Es soll ein neuer Ansatz zur Erfassung des *Outputs* medizinischer Programme, der die Erkenntnisse anderer Disziplinen einschließt, entwickelt werden und in die Methoden der Effizienzbeurteilung eingebaut werden.

2. Die neue Effizienzanalyse soll auf ein Gesundheitsprojekt angewendet werden, um die praktische Anwendbarkeit des Konzepts zu zeigen.

3. Es soll der volkswirtschaftliche Nutzen des Aufbaus von Epilepsieambulanzen überprüft werden, was mit den traditionellen Erfassungsmethoden nur unzureichend möglich ist.

Die Anwendung des neuen Ansatzes auf ein praktisches Problem ist notwendig, um zumindest an einem Beispiel empirische Schwierigkeiten erkennen zu können, die eine Modifizierung des ursprünglichen Konzepts erzwingen. Es sei hierbei an das Postulat der Einfachheit erinnert, das bei einer rein theoretischen Analyse tendenziell zu wenig beachtet wird. Die dritte Zielsetzung führt zu einer Beschränkung der Diskussion auf den Sonderfall, bei dem nur ein Projekt zu evaluieren ist. Die Eingrenzung wiegt jedoch nicht schwer, da eine analoge Fragestellung in der Praxis häufig vorkommt und das prinzipielle Verfahren auf andere Fragestellungen (z.B. Vergleich von Gesundheitssystemen) zu übertragen ist.

Für die Entwicklung des neuen Konzepts gilt die Prämisse, daß individuelle Präferenzen soweit wie möglich für Erfassung und Bewertung zu verwenden sind. Dies scheint im Gegensatz zur faktisch nicht vorhandenen K o n s u m e n t e n - s o u v e r ä n i t ä t bei Gesundheitsleistungen zu stehen, doch sollen die Konsumenten nicht über Art und Menge der anzubietenden Leistungen direkt entscheiden, sondern nur über die Schwere der von Krankheiten hervorgerufenen Beeinträchtigungen. Konkret bedeutet dies, es soll festgestellt werden, für wie schwerwiegend die Patienten beispielsweise eine Grippe gegenüber einem Magengeschwür halten. Solche Aussagen sind reine Werturteile, die die Patienten auch ohne Annahme voll-

ständiger Konsumentensouveränität (d.h. ohne Umsetzungsmög-
lichkeit dieser Urteile in effektive Nachfrage) abgeben können und auch müssen, wenn die allokative Effizienz von Gesundheitsmaßnahmen beurteilt werden soll.

Da die Entwicklung und Anwendung eines neuen Erfassungssche-
mas in dieser Arbeit im Vordergrund stehen, werden Verteilungsaspekte nicht explizit berücksichtigt, weil deren korrekter Einbau einen Mehraufwand verursacht, der zur Lösung
der eigentlichen Aufgabe nicht beiträgt.

Um die beiden oben genannten Ziele zu erreichen, wird im einzelnen folgendermaßen vorgegangen. Der nächste Abschnitt enthält die Beschreibung des empirischen Untersuchungsobjekts,
einer Epilepsieambulanz. Im anschließenden Teil 2 folgt eine
Übersicht über das allgemeine Vorgehen und die Techniken bei
der Effizienzanalyse, die ergänzt wird um eine genauere Untersuchung der beiden Hauptprobleme, Erfassung und Bewertung.
Da die Bewertungsprobleme durch ein gutes Erfassungsschema
weitgehend zu reduzieren sind, stellt die Erfassung die zentrale Frage der Arbeit dar, der deshalb der gesamte Teil 3
gewidmet ist. Das erste Kapitel von Teil 3 zeigt die Entwicklung des neuen Konzepts und eine Beurteilung der offenen Fragen, während in den folgenden Kapiteln die notwendigen Schritte genauer analysiert und jeweils direkt auf das Ambulanzprogramm angewendet werden, so daß Teil 3 auch den *Output* des
Epilepsieprogramms nach dem neuen Schema enthält. Der ab-
schließende Teil 4 bringt dann eine traditionelle Nutzen-
Kosten Analyse (NKA) des Ambulanzprogramms, wobei die Nutzen
jedoch auf Basis des neuen Erfassungskonzepts aus Teil 3 berechnet werden. Die methodischen Grundlagen der NKA werden
nicht referiert, sondern nur die technischen Aspekte (Zinssatz, Investitionskriterium, Behandlung von Unsicherheit),
soweit sie zur Begründung des Vorgehens notwendig sind. Den
Abschluß bildet eine Empfehlung zum Epilepsieprogramm und
eine zusammenfassende Beurteilung des Erfassungskonzepts.

1.2.2 Das empirische Untersuchungsobjekt: Die Epilepsieambulanz

Gegenstand des empirischen Teils der Untersuchung ist ein Programm, das den Aufbau von Epilepsieambulanzen in der gesamten Bundesrepublik vorsieht, um die Versorgung von Epilepsiepatienten zu verbessern. Die folgende Definition (Denkschrift Epilepsie 1973:11) gibt einen kurzgefaßten Überblick über das Wesen epileptischer Erkrankungen:

> "Unter Epilepsie... versteht man im allgemeinen Anfälle, die mit Sturz, Bewußtlosigkeit und allgemeinen Krämpfen einhergehen.
>
> Solche Anfälle beruhen auf einer plötzlichen abnormen Aktivitätssteigerung des Zentralnervensystems, die vielerlei Ursachen haben kann. In der möglichen Vielfalt der Anfallerscheinungen mit verschiedenen Störungen des Sensoriums und der Motorik, des subjektiven Befindens und des objektiven Verhaltens spiegelt sich krankhaft verzerrt die Vielfalt der Funktionen des Gehirns."

Aufgrund dieser Charakteristik haben Epileptiker häufig gegen gesellschaftliche Vorurteile zu kämpfen, die sie als unheilbar und geisteskrank abstempeln, was aber wissenschaftlich längst widerlegt ist. Dennoch treten bei den Kranken wegen dieser Vorurteile,die im schlimmsten Fall zu einer Stigmatisierung der Epileptiker führen, bedeutende psychosoziale Probleme auf, die bei der Behandlung beachtet werden müssen.

An Epilepsie zu erkranken bedeutet heute - in der BRD sind etwa o,5 % der Bevölkerung davon betroffen - nicht automatisch eine ungünstige Prognose, weil in den meisten Fällen eine wesentliche Besserung des Zustandes zu erreichen ist. Selbst "Patienten mit einer unzureichend kontrollierbaren Epilepsie können wieder arbeits- und berufsfähig werden, wenn alle Möglichkeiten einer modernen medizinischen und sozialen Rehabilitation gegeben sind" (Denkschrift 1973:16).

Um dieses Ziel zu erreichen, muß nach den Ausführungen der
Denkschrift (1973) und der Psychiatrie-Enquete (1975) das be-
stehende Versorgungssystem reformiert werden. Wie das optimale Versorgungssystem nach Ansicht der Autoren der Psychiatrie-
Enquete aussehen soll, ist in Figur 1-2 dargestellt. In dem
Schema besitzen die A m b u l a n z e n , das sind regio-
nale Schwerpunkte für ambulante Diagnose, Behandlung und
sozialmedizinische Betreuung bei Problemfällen, eine zentrale
Stellung, weil sie über die angemessene Behandlungsform entscheiden und Einzelmaßnahmen koordinieren.

Die Ambulanzpatienten werden untersucht und dann, falls es
notwendig ist, an andere Behandlungseinrichtungen überwiesen.
Unproblematische und weitgehend gebesserte Fälle kehren mit
Empfehlungen über die weitere Therapie zu den niedergelassenen Ärzten zurück, während Problempatienten in der Ambulanz
verbleiben oder für bestimmte Leistungen (berufliche Rehabilitation, intensive stationäre Behandlung) an nachgeordnete
Institutionen (Figur 1-2) überwiesen werden. Nach erfolgrei-
chem Abschluß dieser Maßnahmen kommen die Patienten in die
Ambulanz zurück, so daß alle Erkrankten die ihrem jeweiligen
Krankheitsstadium gemäße Versorgung erhalten. Die Ambulanzen
haben damit neben der Behandlungsfunktion auch die 'Clearing'
Funktion, die jeweils für den Patienten optimale Behandlungsform zu finden. Der besondere Vorteil der Ambulanzen bei der
Behandlung liegt in der Beachtung der sozialmedizinischen Aspekte, die eine multidisziplinäre Zusammenarbeit erfordert.
Deshalb arbeiten in Ambulanzen neben Ärzten und Psychologen
auch Sozialarbeiter, die dem Patienten bei der sozialen Rehabilitation (Wiedereingliederung in soziales Umfeld und Be-
ruf) helfen sollen.

Wenn in dieser Arbeit von Epilepsie- oder A m b u l a n z -
p r o g r a m m gesprochen wird, so ist damit die Konkretisierung der Psychiatrie-Enquete Vorschläge in der HWP-
Planungsstudie (1976) gemeint, die den Aufbau von 92 Epilep-

sieambulanzen in der Bundesrepublik von definierter Ausstattung vorsieht. Zwar existieren bereits 27 Epilepsieambulanzen
(Denkschrift 1973:39), jedoch erfüllen sie nur teilweise die
Anforderungen für eine ausreichende Versorgung. Deshalb werden
sie zur Status-quo-Versorgung (gesamte gegenwärtige Epilep-
sie-Versorgung) gezählt, die sich schwerpunktmäßig im ambu-
lanten Bereich auf die niedergelassenen Ärzte stützt und im
stationären Bereich auf psychiatrisch-neurologische Abteilun-
gen an allgemeinen Krankenhäusern sowie psychiatrische Lan-
deskrankenhäuser. Die Organisation im *Status quo* ist zu un-
differenziert und kann deshalb nicht gewährleisten, daß jeder
Patient die ihm angemessene Therapie erhält, so daß beispielsweise Patienten in der (teuren) stationären Behandlung sind,
weil eine intermediäre Einrichtung wie eine Ambulanz fehlt.
Inwieweit die Verwirklichung des Ambulanzprogramms die Versorgung der Problempatienten gegenüber dem *Status quo* effek-
tiver und effizienter macht, soll in dieser Arbeit gezeigt
werden.

Das Epilepsieprogramm eignet sich gut zur Anwendung eines
neuen Erfassungskonzepts für Gesundheitsleistungen, weil hier
der Hauptertrag nicht einfach über die Zahl der verhinderten
Todesfälle zu quantifizieren ist, sondern eine bedeutende
Komponente - gemessen an den traditionellen Ansätzen - in-
tangibler Effekte enthält. Je besser es gelingt, auch diese
Wirkungen des Ambulanzprogramms zu erfassen, desto besser ist
auch das verwendete Erfassungskonzept.

Figur 1-2: Das optimale Epilepsieversorgungssystem (Vorschlag
der Psychiatrie-Enquête)

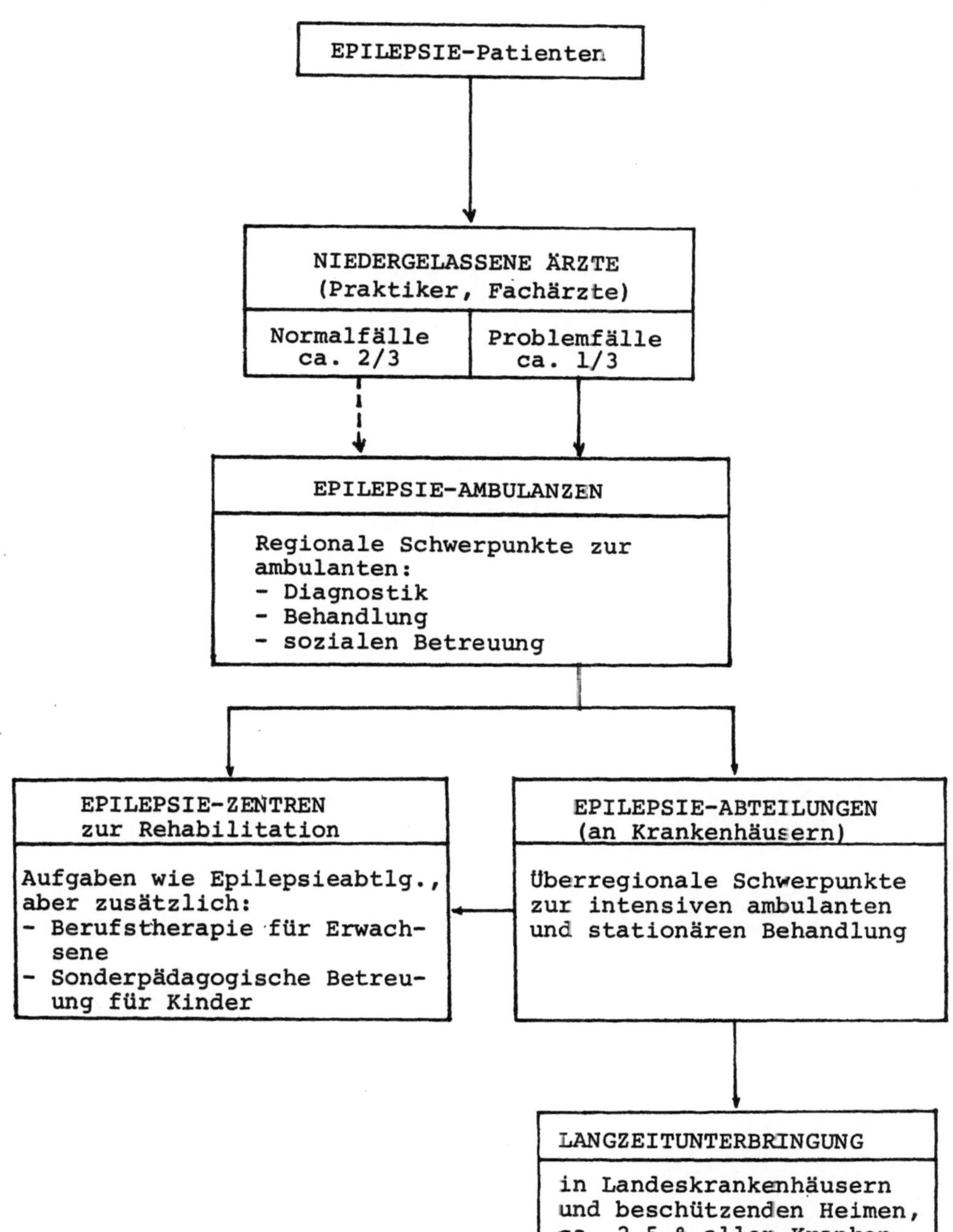

TEIL 2: EFFIZIENZMESSUNG IM GESUNDHEITSSEKTOR

Teil 2 gibt einen Überblick über die Voraussetzungen und
Möglichkeiten von Effizienzanalysen im Gesundheitssektor,
zeigt die Hauptprobleme auf und deutet auf verbesserte Lö-
sungen hin. Im Kapitel 2.1 wird zuerst allgemein der Ablauf einer Effizienzanalyse beschrieben, und dann werden
die beiden meist verwendeten Analysetechniken, die Kosten-
Wirksamkeits- und die Nutzen-Kosten-Analyse in Grundzügen
vorgestellt. Weil Kapitel 2.1 zeigt, daß Erfassung und Bewertung der Erträge die größten Probleme aufwerfen, werden
in Kapitel 2.2 die Möglichkeiten der Quantifizierung von
Gesundheitserträgen diskutiert, während im letzten Kapitel
(2.3) auf die monetäre Bewertung, die für eine Nutzen-Kosten-Analyse notwendig ist, eingegangen wird.

2.1   DIE ANALYSE EINES GESUNDHEITSPROGRAMMS

2.1.1   GRUNDLAGEN EINER EFFIZIENZANALYSE

2.1.1.1 DAS SCHEMATISCHE VORGEHEN

Produktion und Konsum von medizinischen Leistungen spielen
sich aus Gründen, die bereits erörtert worden sind, weitgehend im außermarktlichen Bereich ab. Als Konsequenz der
Allokation ohne Markt fehlen Konkurrenzpreise für den Ertrag, die es gestatten würden, *In-* und *Output* zu vergleichen und so die Effizienz eines Programms (1) festzustellen.
Die Kosten lassen sich monetär angeben, die Erträge aber
nur mit großen Schwierigkeiten, zumal sie auch noch häufig
nur in medizinischen Erfolgskategorien vorliegen.

Quantifizierung und Bewertung der Erträge sind deshalb die
Hauptaufgabe bei der Effizienzanalyse von Gesundheitsprojekten.

Die einzelnen Schritte zur B e u r t e i l u n g v o n
G e s u n d h e i t s p r o g r a m m e n zeigt Figur
2-1 als Schema, das aber ebenso für andere, nicht zu Marktpreisen erfaßte, Produkte Gültigkeit hat. Kosten und Erträge folgen aus Art und Umfang des zu untersuchenden Projekts,
wie sie von der Projektdefinition vorgegeben sind. Diese
Definition stammt entweder ganz von Medizinern, wenn diese
das Projekt selbst anregen, oder wird zumindest maßgeblich
von ihnen beeinflußt, weil sie als Fachleute auch an der
Formulierung nicht von ihnen initiierter Gesundheitsinvestitionen mitwirken. Als Folge der medizinischen Federfüh-
rung bei der Projektausarbeitung muß der Analytiker die vorliegende Definition oft noch nach Art und Umfang konkreti-
sieren, ehe eine ökonomische Beurteilung möglich ist. Aber
auch der so modifizierte Umfang des Projekts ist nicht end-

---

(1) Unter Gesundheitsprogramm oder -projekt werden alle
    Maßnahmen verstanden, die darauf abzielen, den Gesund-
    heitszustand der Gesamtbevölkerung oder bestimmter
    Zielgruppen zu erhalten und/oder zu verbessern.

Figur 2-1: Ablaufschema für Effizienzanalysen

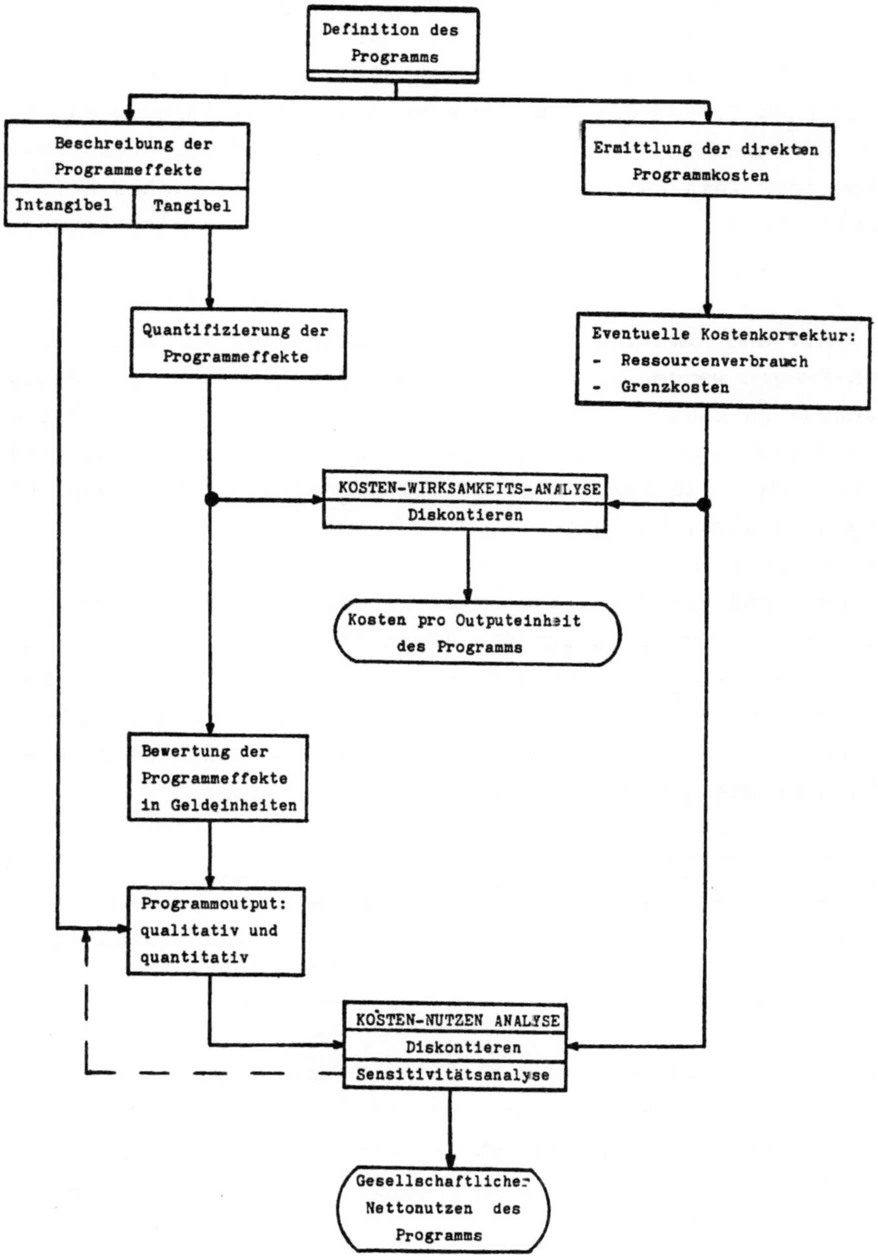

gültig, da die Analyse durchaus ergeben kann, daß das Programm nur in kleineren oder größeren Einheiten effizient arbeitet. Denn zumindest vom Ansatz her besteht die Möglichkeit einer Rückkoppelung zwischen Projektdefinition und Analyseergebnis, so daß die Konsequenz der Untersuchung nicht nur Annahme oder Ablehnung, sondern auch Modifizierung des Programms sein kann. Eine Effizienzanalyse hat daher bei Investitionen von technisch oder administrativ fixierten Grössen verringerte Aussagekraft.

Die mit dem Ermitteln der Kosten und Erträge zusammenhängenden Fragen werden in den anschließenden Absätzen behandelt, während an dieser Stelle noch auf den U n t e r s c h i e d von Kosten-Wirksamkeits-Analyse (KWA) und Nutzen-Kosten-Analyse (NKA), die beide eine Effizienzanalyse ermöglichen, eingegangen wird. Aus dem Diagramm (Figur 2-1) geht hervor, daß beide Methoden keine grundverschiedenen Konzepte sind, sondern daß die KWA - zumindest in der hier beschriebenen Form - eine Vorstufe der NKA darstellt. Die Aussagen zur Kosten- und Ertragsermittlung gelten daher auch für beide Methoden gleichermaßen. Der Unterschied beider Techniken besteht im unterschiedlichen Ertragsmaß, wie folgende Gegenüberstellung (*Torrance* 1971:15) deutlich macht:

METHODE	KOSTENMASS	ERTRAGSMASS
KWA	Geldeinheiten	physische Einheiten
NKA	Geldeinheiten	Geldeinheiten

Für die NKA muß der quantifizierte Ertrag also noch bewertet werden, während die KWA ohne diesen Schritt auskommt, dafür aber auch über weniger Aussagekraft verfügt. Auf den Unterschied im Ertragsmaß lassen sich alle anderen Abweichungen zurückführen.

2.1.1.2 DIE ERTRÄGE VON GESUNDHEITSPROJEKTEN

Das Hauptproblem bei Effizienzanalysen im Gesundheitssektor liegt bei den Erträgen. Deshalb empfiehlt es sich, am Anfang alle Komponenten zu nennen, um einen Überblick über die Art der vorliegenden Erträge zu erhalten (z.B. *Elsholz* 1969:144), weil sich daraus unterschiedliche Konsequenzen für die Erfassung ergeben. Unter E r t r ä g e n werden hier ganz allgemein alle Effekte des verwirklichten Programms verstanden, die von den Betroffenen als positiv in dem Sinne empfunden werden, daß sie diese dem Zustand ohne Projekt vorziehen. Dazu können noch Kosteneinsparungen gegenüber dem *Status quo* kommen, wenn z.B. Behandlungskosten durch Früherkennung sinken. Formal fallen somit Erträge in drei Kategorien an (*Billerbeck* 1968):

1. Intangible Effekte
2. Direkte Erträge
3. Kosteneinsparungen

Davon bereitet die erste Gruppe die größten Schwierigkeiten, weil intangible Auswirkungen (z.B. Schmerzen, Sorge, Mitleid, Trauer) sich der quantitativen Erfassung entziehen. Allenfalls bei umfassenden Ansätzen, wie der Zahlungsbereitschaft, sind diese Effekte potentiell mit eingeschlossen, wenn auch nicht explizit ausgewiesen. In der Literatur werden zwar Versuche unternommen (*Dowie* 1970:32), diese Effekte zu bewerten, doch handelt es sich hier nur um mehr oder weniger willkürliches Festlegen von Geldbeträgen. Deshalb können die intangiblen Aspekte nur verbal berücksichtigt werden und bleiben so von der eigentlichen Kosten-Ertrags-Kalkulation ausgeschlossen. Intangible und direkte Erträge kann man als aktiven Programmoutput ansehen, weil beide Komponenten nur bei Durchführung des Projektes anfallen. Kosteneinsparungen dagegen sind passive Erträge, die sich auch ohne verbesserte medizinische Versorgung erreichen lassen. Eine Kosteneinsparung liegt beispielsweise vor, wenn durch den Aufbau von Epilepsieambulanzen die Zahl der dauerhospitalisierten Pa-

tienten gesenkt wird. Da derselbe Effekt sich ebenso durch
Leistungsreduzierung (Entlassung der Hospitalinsassen) ergeben kann, besteht hier ein eindeutiger Unterschied zu
den direkten Erträgen.

Die direkten Erträge sind kausal mit dem Programmerfolg verknüpft, was im Einzelfall aber schwer nachzuweisen sein kann,
weshalb das Quantifizieren dieser Ertragskomponente das
eigentliche Dilemma der Erfassung ausmacht. Ein direkter
Ertrag aus dem Epilepsieprogramm ist beispielsweise, daß
viele Epileptiker bei entsprechender Versorgung ihren Ar-
beitsplatz behalten können. Das Kriterium 'Erhalt des Arbeits-
platzes' ist aber nicht der tatsächliche Erfolg der Behandlung, sondern nur eine Hilfsgröße, weil für den wirklichen
Erfolg, verbesserte Gesundheit, kein Maß existiert. Deshalb
werden Indikatoren und Indices verwendet, die zwar nicht den
eigentlichen Ertrag, aber, wenn sie gut konstruiert sind,
dessen für das Individuum wesentliche Konsequenzen erfassen.

Das Bestimmen des Ertrags stellt sich zwar primär als medizinische Aufgabe dar, doch muß auch der Ökonom daran mitar-
beiten, wenn die Ärzte ihre Ergebnisse in einer Form anbie-
ten, die eine direkte Verwendung in Effizienzanalysen ausschließt.

Als Ertragsmaß können nur erfolgsorientierte Indikatoren
dienen, nicht etwa reine Inputziffern, wie Menge der einge-
setzten Ressourcen, so daß sich die Situation des Patienten
vor und nach der Behandlung vergleichen läßt. Die Differenz
gibt dann einen Anhalt für den Erfolg der verwendeten Methode. Um dabei möglichst viele Aspekte zu berücksichtigen,
sollte der Index nicht zu spezifisch sein. In diesem Fall
wird aber das von *Klarman* (1965:166) aufgeworfene Problem
der multiplen Krankheiten akut, deren Präsenz den Therapieerfolg einer Krankheit verschleiern kann. Obwohl beispielsweise ein Grippeprogramm vollen Erfolg hat, kann sich dieser
durch einen Indikator des Gesundheitszustandes bei solchen

Patienten nicht nachweisen lassen, die an einer weiteren,
schwereren Erkrankung leiden, weil diese den Erfolg der
Grippebehandlung überdeckt. Inwieweit eine Gefahr für die
Ertragsermittlung durch multiple Krankheiten besteht, kann
aber nur der Einzelfall zeigen.

Die Trennung der Ertragskomponenten in tangible (direkte Erträge und Kosteneinsparungen) und in intangible ist insofern willkürlich, als sie jeweils von E r f a s s u n g s -
m e t h o d i k und Art des Projekts abhängt. Erträge von
Programmen mit physischen Erfolgen sind allgemein leichter
festzustellen als psychische. Das nur verbale Berücksichtigen von intangiblen Erträgen bei der Projektauswahl kann
dazu führen, daß Programme mit leicht zu quantifizierenden
Erträgen bevorzugt werden. Deshalb und um den Ergebnissen
von Effizienzanalysen Anerkennung zu verschaffen, muß eine
Erfassungsmethodik verwendet werden, die den überwiegenden
Teil der Programmeffekte in akzeptabler Form meßbar macht.

2.1.1.3 DAS ERMITTELN DER KOSTEN

Das Ermitteln der Kosten eines Gesundheitsprogramms fällt wesentlich leichter als das der Erträge, weil auf der Kosten-
seite meist Marktpreise zur Verfügung stehen, so daß Erfassung und Bewertung im Prinzip vom Markt gelöst werden. Auf-
tretende Schwierigkeiten sind praktischer Natur, da für die
genaue Kostenaufstellung Art und Menge der benötigten Ressourcen sowie deren Preise bekannt sein müssen, wobei sich oft
Zuordnungsprobleme ergeben. Trotz des wesentlich einfacheren
Vorgehens sind einige Punkte zu beachten, deren Vernachläs-
sigung die K o s t e n e r m i t t l u n g verfälschen
kann.

Bei den empirischen Arbeiten steht der Analytiker vor der
Frage, welche Kosten er dem zu untersuchenden Objekt zuord-
nen soll und welche nicht. Eine Antwort hierauf berührt den

Komplex von Grenz- und Durchschnittskosten, der zudem noch
mit dem Problem der Schattenpreise vermischt ist. Denn wie
sollen die allgemein im Gesundheitssektor aufgewendeten Mittel in u.a. den Bereichen:

- Forschung
- Prävention
- Ausbildung des Personals

richtig auf das betrachtete Programm aufgeteilt werden? In
diesen Fällen sind allenfalls die Grenzkosten, nicht aber die
Stückkosten zu errechnen, da die Gemeinkosten häufig nicht
aufgeteilt werden können (*Klarman* 1974:331).

Das alleinige Verwenden von Grenzkosten schafft keine Abhil-
fe, weil damit langfristig die Gesamtkosten nicht gedeckt
sind. Ein akzeptabler Kompromiß besteht darin, dann
G r e n z k o s t e n   zu berechnen, wenn freie Kapazitäten
vorhanden sind und die Produktion ohnehin (aus politischen
Gründen etwa) aufrechterhalten wird (1). In den übrigen Fällen haben die Stückkosten Gültigkeit, wenn auch eine exakte
Zuordnung der *overhead cost* nicht gelingt. Diese Lösung ist
umso plausibler, als in der Praxis Kosten ohnehin fast ausschließlich als Durchschnittsdaten vorliegen.

Für die A l l o k a t i o n s e n t s c h e i d u n g
allerdings muß der Analytiker unbedingt versuchen, Grenzkosten zu erhalten. *Black* (1968:62) weist darauf hin, daß man
klar unterscheiden müsse zwischen Kostenverrechnungen für
administrative Zwecke und zur Entscheidungsfindung, die auf
Marginalkosten basieren müssen. Daß tatsächlich falsche
Allokationsentscheidungen aus dem Verwenden von Stückkosten
resultieren können, zeigt *Grosse* (1972:95) an einem Beispiel,
das hier wiedergegeben wird.

---

(1) Beispielsweise ist das der Fall, wenn für ein Gesund-
    heitsprojekt Vorleistungen aus öffentlichen Arbeits-
    beschaffungsmaßnahmen verwendet werden.

Tabelle 2-1: Kosten und Erträge hypothetischer Gesundheits-
            programme

Kosten $	Verhinderte Todesfälle	
	Programm A	Programm B
5o 000	36o	2oo
loo 000	465	27o

Nach den Zahlenangaben in Tabelle 2-1 ist Programm A effizienter als Programm B und wird deshalb realisiert, wenn nur
die Durchschnittskosten pro verhindertem Todesfall bei $ lo^5
($ 215<$ 37o) zählen. Liegen aber auch Daten für $ 5o ooo
vor, so sieht die Kalkulation anders aus. Die ersten $ 5o ooo
bringen bei Programm A einen Ertrag von 36o, die zweiten aber
nur noch einen von lo5, was unter dem Ertrag der ersten
$ 5o ooo bei Programm B (2oo) liegt. Deshalb ist es besser,
die $ loo ooo auf A und B zu verteilen, so daß sich ein Ge-
samtbetrag von 56o ergibt gegenüber nur 465 bei Programm A.
Voraussetzung ist natürlich die Möglichkeit, beide Programme
in entsprechenden Teilen zu realisieren.

Das Beispiel zeigt die Notwendigkeit der Marginalbetrachtung
für Allokationsentscheidungen und gibt ein Beispiel dafür,
wie der tatsächliche Umfang von Programmen erst durch die
Effizienzanalyse bestimmt wird.

Noch ein weiterer Punkt muß bei der Kostenermittlung beachtet
werden. Das Verwenden unkorrigierter Marktpreise ist nur
dort zulässig, wo diese Preise auch die O p p o r t u n i -
t ä t s k o s t e n widerspiegeln. Hierunter wird der Wert
verstanden, den die für ein Programm beanspruchten Ressourcen
in alternativer Verwendung für die Gesellschaft haben (1).
Ein extremes Beispiel der möglichen Diskrepanz von Marktpreisen und Opportunitätskosten gibt *Mishan* (1975:7o) für den

---

(1) So z.B. *Feldstein* (1964a:117), der dieses Konzept auch
    weiter ausführt.

Fall ungenutzter Ressourcen: Die Opportunitätskosten der Beschäftigung eines Arbeitslosen sind Null (von der Kompensation des Arbeitsleids abgesehen), während Marktkosten in Höhe des Lohnsatzes anfallen. Umgekehrt könnte der Staat höher produktive Ressourcen aus dem privaten Sektor abziehen, die ebenfalls mit ihrem höheren, potentiellen Produkt in der alten Verwendung bewertet werden müßten. Das Opportunitätskosten-Prinzip erklärt gleichzeitig, warum in einer gesamtwirtschaftlichen Analyse Tansfers nicht berücksichtigt werden, denn diese lassen die Gesamtgüterausstattung der Gesellschaft unberührt.

Die im Gesundheitssektor verwendeten Preise dürften selten ein Maß der Opportunitätskosten sein, weil hier starke staatliche Reglementierung und Monopole (Arzneimittel) vorherrschen. Doch lassen sich die relevanten Schattenpreise häufig nicht oder nur mit zu großem Aufwand errechnen (vergl. *McKean* 1968, *Margolis* 1970), so daß bis auf gravierende Fälle wie den Einsatz unterbeschäftigter Ressourcen deshalb doch meist auf die vorhandenen Preise zurückgegriffen werden muß.

2.1.2 EFFIZIENZANALYSE IN PHYSISCHEN EINHEITEN: DIE KOSTENWIRKSAMKEITSANALYSE

2.1.2.1 DAS KONZEPT DER KWA

Mit dem Erfassen von Kosten und Erträgen sind die notwendigen Voraussetzungen für eine K o s t e n - W i r k s a m - k e i t s a n a l y s e   (KWA) gegeben. Nach der Definition von *Niskanen* (1967:18) müßte sich die KWA für Gesundheitsprojekte gut eignen, denn:

> "Cost-Effectiveness analysis is specifically directed
> to problems in which the output cannot be evaluated
> in market prices, but where the inputs can..."

Diese allgemeine Definition wird von den meisten Autoren akzeptiert, doch darüber hinausgehend finden sich in der Literatur verschiedene Konzepte der KWA, so daß man die jeweiligen Ansätze genau betrachten muß, zumal in Deutschland die KWA noch mit der Nutzwertanalyse vermengt wird (*Arnold* 1975). Das in diesem Absatz vorgestellte Konzept stimmt mit *Kazanowski* (1968a) und *Meyke* (1973) überein.

Die KWA ist dazu geeignet, das beste Projekt aus einer Reihe von alternativen Programmen auszuwählen, die alle die gleiche Zielsetzung haben. Ein typisches Beispiel für ein solches Ziel ist die Zerstörung einer Brücke - die KWA wurde im Verteidigungsbereich entwickelt (*Goldman* 1967) - oder die Ausrottung der Cholera als Beispiel aus dem Gesundheitsbereich (*Abel-Smith* 1973). Die Durchführung einer KWA erfordert folgende Schritte:

1. Ziel definieren:
   - Wirksamkeitskriterien aufstellen
   - Maße der Wirksamkeit finden

2. Programme und Kosten definieren

3. Programme an Kriterien messen und auswählen.

Für das Cholerabeispiel bedeuten diese Schritte etwa, die Wirksamkeit der Programme (z.B. Impfungen, verbesserte Hygiene) an Kriterien wie Schnelligkeit und Zuverlässigkeit zu beurteilen. Die Wirksamkeitskriterien müssen kardinal meßbar (quantifizierbar) sein, so daß man entsprechende Größen suchen muß. Für die Schnelligkeit könnte der zur Ausrottung benötigte Zeitraum in Jahren eingesetzt werden und für die Zuverlässigkeit die Zahl der Neuerkrankungen zu einem fixen Zeitpunkt. Die unterschiedliche Erfüllung der W i r k s a m k e i t s k r i t e r i e n stellt man am übersichtlichsten zusammen mit den Kosten in einer Matrix dar, wie es in Tabelle 2-2 für den allgemeinen Fall geschehen ist. Auf diesem Informationsniveau kann der Entscheidungsträger nur dann das beste Programm eindeutig herauslesen, wenn gilt:

$$K_i^p \geq K_i^j \quad \text{und} \quad C^p \leq C^j \quad \text{für alle j und i} \quad (1)$$

d.h., es muß ein Projekt p geben, das alle anderen Alternativen j in allen Kriterien (K_i) übertrifft und auch keine höheren Kosten (C) aufweist. Gibt es keine beste oder schlechteste Alternative, muß der Analytiker die gesamte Matrix dem Entscheidungsträger vorlegen. Dieses Verfahren soll in Anlehnung an *Arnold* (1975) als KWA I bezeichnet werden. Der

Tabelle 2-2: Schema einer Kosten-Wirksamkeitsmatrix

| Programme | Wirksamkeitskriterien | | | | Kosten der Programme |
	K_1	K_2	$K_i \ldots$	K_m	
P_1	W_{11}	W_{12}	$\ldots$	W_{1m}	C_1
P_2	W_{21}	W_{22}			C_2
P_j	W_{31}				C_3
$\vdots$	$\vdots$				$\vdots$
P_n	W_{n1}	$W_{n2} \ldots$		W_{nm}	C_n

Entscheidungsträger muß dann unterschiedliche Wirksamkeiten und Kosten der Programme simultan vergleichen, um zur Auswahl der besten zu kommen, so daß die KWA I den eigentlichen Auswahlprozeß nicht objektiviert und nur wenig Entscheidungshilfe bietet.

---

(1) oder mindestens ein i, wenn für alle anderen i gilt:

$$K_i^p = K_i^j$$

Nach *Hesse* (1975:81) ist die KWA hauptsächlich durch folgende Eigenschaften gekennzeichnet:

1. Nicht die Präferenzen der Betroffenen, sondern die
   der Planer sind bei den Kriterien entscheidend.

2. Eine KWA kann nur den relativen Vorteil eines Projekts im Vergleich zu anderen feststellen, nicht
   jedoch den volkswirtschaftlichen Nutzen.

3. Mit der KWA läßt sich nur ein Vergleich von Projekten gleicher Zieldimension führen.

Trotz dieser Einschränkungen kann die KWA ein brauchbares
Instrument zur Entscheidungsfindung sein, wenngleich auch
nur in dem durch die Restriktionen abgesteckten Rahmen. Eine
Weiterentwicklung der KWA I, die deren Mängel, fehlende
Entscheidungstransparenz und eine unzureichende Entscheidungshilfe, überwinden soll, muß in zwei Richtungen erfolgen: Die unterschiedlichen Wirksamkeitskriterien müssen zu
einem umfassenden Kriterium aggregiert und dann mit den Kosten verglichen werden.

2.1.2.2 DAS BEURTEILEN VERSCHIEDENER WIRKSAMKEITSKRITERIEN

Das Problem besteht darin, daß mehrere Wirksamkeitskriterien
je Programm die Auswahl der besten Alternative erschweren,
wenn es nicht ein in allen Bereichen überlegenes Programm
gibt, weil sonst die Vorteile in einem Kriterium gegen Nachteile in anderen Kriterien abzuwägen sind. Diese Schwierigkeiten entfallen bei nur einer Dimension. Eine solche Vereinfachung läßt sich herbeiführen durch

1. die Aggregation der Kriterien oder
2. die Beschränkung auf nur ein Kriterium

wovon zunächst der 1. Fall betrachtet werden soll.

Ein direktes Addieren der Wirksamkeitswerte W scheidet aus,
weil die W's in unterschiedlichen Dimensionen vorliegen,
die vor einer Aggregation ein 'Gleichnamig machen' erfordern.
Das kann durch Überführen in Nutzengrößen geschehen, indem
der Entscheidungsträger den Wirksamkeitskriterien Gewichte g
so zuordnet, daß

$$\sum_{i}^{m} g_i = 1$$

Das Addieren der durch Multiplikation der Gewichte mit den
Wirksamkeitswerten W erhaltenen Nutzengrößen führt zu einer
Zahl $\bar{W}$, die die Gesamtwirksamkeit des Programms j charakteri-
siert:

$$\bar{W}(P_j) = \sum_{i}^{m} g_i W_{ij}$$

Diese Art der Analyse soll als KWA II bezeichnet werden, wobei es keine Rolle spielt, ob die Nutzenwerte in Einheiten
eines Kriteriums ausgedrückt werden (*Brüngger* 1974:13) oder
allesamt in abstrakte Punktwerte umgerechnet werden, weil
die kritischen Einwände auf alle Modifizierungen zutreffen.
In der KWA II liegt auch der Ansatzpunkt für die Vermischung
mit der Nutzwertanalyse (*Zangemeister* 197o), die mit nicht
messbaren Wirksamkeitsvariablen operiert, während die KWA
auf quantifizierbare Wirksamkeitswerte beschränkt ist (*Acar*
1976). Aber die Kombination von Nutzwertanalyse und KWA erweist sich als völlig ungeeignet (*Hesse* 1975), um das
A g g r e g a t i o n s p r o b l e m verschiedener Dimensionen zu lösen.

Die Gültigkeit der einfachen und eleganten Lösung des Dimen-
sionsproblems in der KWA II hängt aber von zwei kritischen
Voraussetzungen (*Arnold* 1975:428) ab, die hier bisher nicht
beachtet wurden. Die zugeordneten Gewichte g sind konstant,
d.h. sie gelten unabhängig von den zugrundeliegenden Mengen,
was impliziert, daß die Substitutionsrate über den gesamten
Bereich konstant ist. Daraus folgen lineare Indifferenzkurven,

deren Existenz aber zweifelhaft ist (*Gäfgen* 1974:227). Die
zweite Annahme betrifft die Unabhängigkeit der einzelnen Kriterien, ohne die eine Addition der Nutzengrößen nicht zulässig ist, weil sich sonst die Summe von der Addition der Teile
unterscheidet. Die Unabhängigkeitsannahme ist im allgemeinen
sicher nicht gegeben, doch läßt sich nur am Einzelfall die
Größe des Fehlers nachweisen.

Es wäre aber verfehlt, die KWA II weiter auszubauen, weil der
erforderliche Aufwand in keiner Relation zur insgesamt be-
schränkten Leistungsfähigkeit der KWA steht und weil damit
auch ein wesentlicher Vorteil der KWA, die Einfachheit der
Durchführung, verlorengeht.

Ist das Aggregationsproblem aber unlösbar, so bleibt nur die
Beschränkung auf eine einzige Dimension. Die Reduktion der
KWA auf nur eine Ertragsdimension - im folgenden als KWA III
bezeichnet - ist jedoch nur dort möglich, wo der Haupterfolg
eines Projektes an nur einem Kriterium gemessen werden kann.
Gesundheitsprojekte haben aber typischerweise einen mehrdimensionalen Ertrag, so daß die Wirksamkeit nur selten an
einem Kriterium allein ausreichend abzulesen ist.

Bei der Studie von *Klarman* (et al. 1968) über die Behandlung chronischen Nierenversagens reicht jedoch ein Kriterium
aus. Weil der Ausfall der Nieren zum baldigen Tod führt und
im Vergleich dazu alle anderen Effekte unbedeutsam werden,
haben die Autoren die durchschnittlich gewonnenen Lebensjahre bei Dialyse und Transplantation als Wirksamkeitskriterium
gewählt und können damit den Programmerfolg hinreichend beschreiben. In solchen Fällen kann auch die auf   e i n -
d i m e n s i o n a l e   E n t s c h e i d u n g s p r o b -
l e m e   beschränkte KWA III eine Selektionshilfe geben.
Um die KWA aber trotz des Dilemmas der Eindimensionalität
zu einem universell verwendbaren Instrument zu machen, muß
das einzige Vergleichskriterium so erweitert werden, daß es

alle oder die meisten Programmeffekte erfassen kann. Das bedeutet jedoch in der Regel nur, die Aggregationsprobleme bereits in die Konstruktion eines mehrdimensionalen Index vor-
zuverlegen.

2.1.2.3 DER WIRKSAMKEITS-KOSTEN-VERGLEICH

Wie man auch immer die Wirksamkeiten der Projekte bestimmt,
für die Allokationsentscheidung müssen noch die Kosten der
Projekte berücksichtigt werden. Die Kosten sind nur dann zu
vernachlässigen, wenn entweder eine Alternative dominiert,
d.h. höchste Effektivität und geringste Kosten zusammenfal-
len, oder wenn alle Programme zufällig den gleichen Aufwand
erfordern. Ansonsten ist ein direkter K o s t e n -
W i r k s a m k e i t s v e r g l e i c h notwendig, der
nach *Meyke* (1973:131) über den

- *Fixed-Cost Approach* oder den
- *Fixed-Effectiveness Approach*

geführt werden kann. Für die Auswahl der Projekte müssen dabei die Entscheidungsträger entweder ein maximales Kosten-
niveau (*fixed-cost*) oder eine Mindestwirksamkeit (*fixed-
effectiveness*) definieren, so daß - analog zum Fall zufällig
gleicher Kosten oder Erträge - die Auswahl jeweils nur anhand
der Kosten oder Erträge getroffen werden kann. Die Kosten gehen netto, d.h. um eventuell anfallende Erträge vermindert
(*Torrance* et al. 1972:126), in die Rechnung ein. Obwohl beide Verfahren prinzipiell gleichwertig sind, scheint der
Fixed-Effectiveness Approach der KWA besser angepaßt und hat
zudem den Vorteil, daß der Analytiker bei der KWA I Mindest-
niveaus für mehrere Kriterien festlegen kann.

Der Nachteil der fixierten Zielniveaus ist jedoch, daß nicht
weiter unter Programmen differenziert werden kann, die die
Mindestanforderungen erfüllen. Wenn beispielsweise ein Programm A gerade das Mindestniveau erreicht, während ein Pro-

gramm B es weit übertrifft, so wird, falls die Kosten von B
nur minimal höher liegen als von A, A ausgewählt, obwohl
die Durchschnittskosten bei B wesentlich geringer sind. Der
W i r k s a m k e i t s - K o s t e n - Q u o t i e n t
(WKQ) berücksichtigt zwar diese Differenzen, kann aber als
einziges Kriterium ebenfalls nicht verwendet werden, da die
absoluten Erträge unbeachtet bleiben. Der Vergleich von Kosten und Effektivität muß deshalb sowohl mit fixierten Zielniveaus als auch über den WKQ erfolgen. Dies wird an Figur
2-2 verdeutlicht.

Figur 2-2: Projektauswahl mit dem Wirksamkeits-Kosten-
           Quotienten

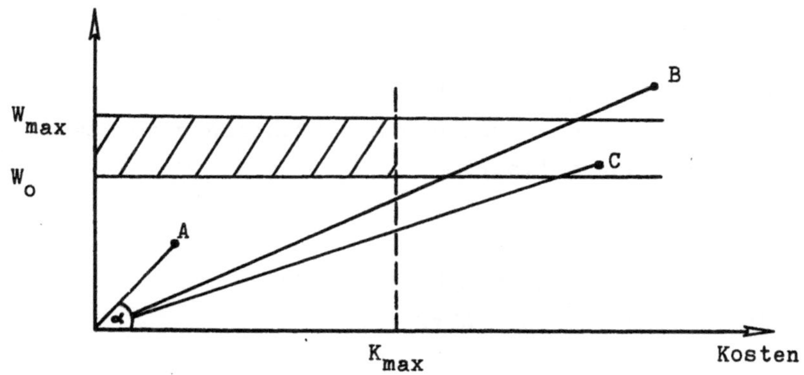

Beurteilt man die alternativen Programme A, B, C, deren Betriebsgröße nicht variabel ist, nur nach ihren WKQ, so fällt
die Entscheidung zugunsten von A, weil dieses Programm den
größten Quotienten besitzt, was sich graphisch in der Größe
des Tangens des Winkels α ausdrückt. Die Wahl von A kann dann
suboptimal sein, wenn das Programm nicht die geplante Mindestwirksamkeit W_o erbringt. Deshalb dürfen nur solche Programme mit dem WKQ ausgewählt werden, die das   f i x i e r -
t e   Z i e l n i v e a u   auch erreichen wie B und C. Unter Umständen ist es auch sinnvoll, für die Effektivität eine
Obergrenze anzugeben (1), wenn ein ausreichender Wirksam-

---

(1) Die Aussage steht im Gegensatz zu der von vielen KWA-
    Theoretikern (z.B. *Meyke* 1973:128) vertretenen '*the
    bigger, the better*' Maxime.

keitsgrad angegeben werden kann (1). Definiert man auch noch
ein Kostenmaximum (K_{max}), so wird die Gefahr einer leeren
Entscheidungsmenge groß, wie der schraffierte Bereich in
Figur 2-2 andeutet. Trotzdem bleibt die Kombination von
WKQ und Zielniveaus die geeignete Methode, mit der KWA das
beste Projekt auszuwählen.

Die Diskussion der KWA hat gezeigt, daß die Aggregation mehrerer Wirksamkeitskriterien (KWA II) nicht befriedigend gelöst ist und das bloße Nebeneinanderstellen der Kriterien
(KWA I) in der Regel nicht ausreicht. Wenn im folgenden deshalb von KWA gesprochen wird, so wird darunter die KWA III
verstanden, weil die KWA in dieser Ausprägung mit der oben
beschriebenen Auswahltechnik methodisch einwandfrei ist.
Allerdings verliert die KWA damit für Gesundheitsprojekte,
die überwiegend bedeutende mehrdimensionale Erträge aufweisen, an Relevanz, wenn nicht die Konstruktion eines umfassenden Ertragsmaßes gelingt.

2.1.3 Effizienzanalyse in Geldeinheiten: Die Nutzen-Kosten-Analyse

In diesem Abschnitt wird ein Überblick über die Nutzen-
Kosten-Analyse (NKA) gegeben, der sich auf die wesentlichen
Punkte beschränkt, da die allgemeine Konzeption der NKA in
der Literatur hinreichend dokumentiert ist (2). Eingehender
werden nur solche Punkte erörtert, die für die Anwendung
der NKA auf gesundheitspolitische Fragestellungen bedeutsam
sind.

Die Durchführung einer NKA folgt dem Schema (Figur 2-1),
das in seinen wesentlichen Aspekten bereits im Zusammenhang
mit der KWA diskutiert wurde. Weil die NKA vom Ansatz her
umfassender als die KWA ist, muß versucht werden, alle Pro-

---

(1) So braucht z.B. zur Ausrottung einer Infektionskrank-
    heit die Bevölkerung nicht zu loo % geimpft zu sein.

(2) *Andel* (1977) enthält extensive Literaturhinweise.

jektwirkungen in die Analyse einzubeziehen. Das setzt die
Existenz einer Einheit voraus, in der alle Erträge und Kosten kommensurabel dargestellt und zu einem Ausdruck des
Projektnutzens aggregiert werden können. In der NKA ist diese Größe das Einkommen, ausgedrückt in Geldeinheiten, mit
dem alle realen Programmeffekte bewertet werden. Bewerten
bedeutet deshalb in der NKA, die einer Gütermenge n u t -
z e n ä q u i v a l e n t e E i n k o m m e n s ä n d e -
r u n g zu bestimmen, was die Übernahme der individuellen Präferenzen impliziert.

Warum gerade Geldeinheiten für die Bewertung gut geeignet
sind, läßt sich an Figur 2-3 verdeutlichen. Ein Individuum
kann den aus dem Konsum verschiedenartigster Güter resultierenden Nutzen auf seiner individuellen Nutzenskala
mindestens ordinal abbilden und somit Güterkombinationen
vergleichbar machen, um das optimale Güterbündel auszuwählen. Für die NKA ist der direkte Zugriff auf die Nutzenwerte U^j nicht möglich, weil sie nur für das Individuum j
definiert sind, so daß dafür keine Maßeinheit existiert.
Deshalb wird ein Gut G ausgewählt, für das gilt

$$G^j = G^j(U'^j(X^k)) \qquad \text{für alle } j, k.$$

Das impliziert, daß jedes Individuum j in der Lage ist, den
Grenznutzen der Menge X des Gutes k in Einheiten von G anzugeben (Figur 2-3). Diese Transformation setzt voraus, daß
G in jeder Nutzenfunktion enthalten ist, so daß G zweckmäßig als Geld definiert wird. Denn Geld als "abstrakte
Kaufkraft" (*Andel* 1977:486) genügt dieser Bedingung und
hat den zusätzlichen Vorteil, daß die Erträge direkt mit
dem meist ebenfalls in Geld bewerteten Ressourcenverbrauch
des Projekts vergleichbar sind.

Figur 2-3: Bewertung von Gütern in Geldeinheiten

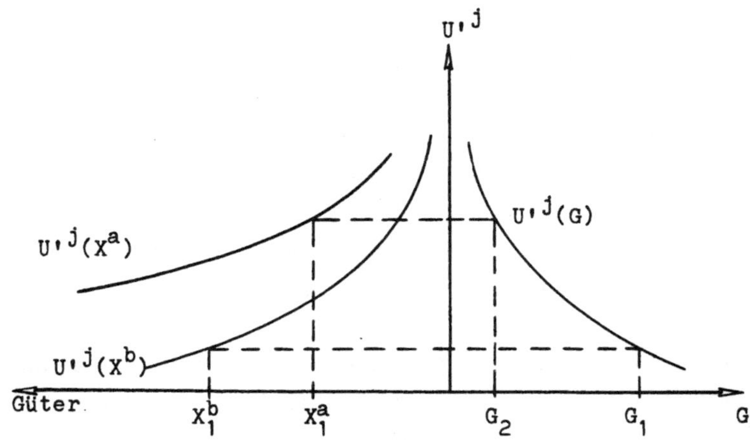

Der Vorteil dieses Vorgehens ist, daß damit die Grenznutzen
verschiedener Güter- und/oder Mengenkombinationen in derselben meßbaren Größe zusammengefaßt werden. Allerdings ist
nicht zu erwarten, daß die Transformation von Grenznutzen
in Geldeinheiten für alle Individuen übereinstimmt, weil
u.a. Einkommen und Vermögen nicht identisch sind. Unterstellt man Personen mit hohen Einkommen und/oder großem Vermögen geringeren Grenznutzen des Geldes als vergleichsweise
armen, so bedeutet der Gewinn desselben absoluten Geldbe-
trages bei jeder Gruppe einen unterschiedlichen Nutzenzu-
wachs.

Die hieraus resultierenden Wirkungen auf die personelle
E i n k o m m e n s v e r t e i l u n g werden in der
traditionellen NKA nicht berücksichtigt, weil für die Aggregation das u.a. von *Mishan* (1975) vertretene *Hicks-Kaldor-
Kriterium* gilt. Danach werden Kosten und Erträge als potentielle Einkommensänderungen bewertet und unter der Annahme
addiert, daß die allgemeine Wohlfahrt zunimmt, wenn die Gewinne einer Maßnahme mindestens ausreichen, die Verlierer
zu entschädigen. Welche Gruppe vom Projekt profitiert und

welche verliert, wird nicht in der Kalkulation berücksichtigt, obwohl das Verwenden von Verteilungsgewichten dazu
prinzipiell die Möglichkeit bietet (*Harberger* 1978).

Nach *Andel* (1977:486) beruht die B e w e r t u n g   i n
d e r   N K A   auf folgenden drei Prämissen:

1. Die individuellen Präferenzen werden als Basis der
   Bewertung verwendet

2. Die Präferenzen können über das Einkommen quantifiziert werden und

3. Die Einkommensänderungen werden unkorrigiert, also
   ohne auf Verteilungsaspekte zu achten, addiert.

Die letzte Aussage gilt jedoch nur für die interpersonelle,
nicht aber die intertemporale Verteilung, weil durch die Diskontierung die Verteilung des Nettonutzens auf die Generationen gewichtet wird.

Für die Aussagekraft einer NKA sind Quantifizierung und Bewertung der Erträge entscheidend, wobei allerdings die Bewertungsprobleme ohne ausreichend gute Quantifizierung unlösbar
werden. Das einfachste Bewertungsverfahren, die Übernahme
von Marktpreisen, ist bei Gesundheitsprojekten weitgehend unmöglich, so daß mit dem Anspruch der NKA, möglichst alle Effekte in vergleichbaren Einheiten, speziell Geld, zu erfassen, der Analyseaufwand gegenüber der KWA erheblich zunimmt.

Die für die NKA notwendige Mehrarbeit erlaubt dafür aber
auch fundierte und weitgehendere Aussagen über die analysierten Projekte. Die NKA verfügt über eine wohlfahrtstheoretische Basis und stellt somit ein in der ökonomischen Theorie
begründetes Entscheidungsinstrument dar, während die KWA ein
technokratisches Werkzeug ist, dem entsprechende Grundlagen
fehlen. Eine theoretische Basis bedeutet zwar keinen Vorteil
per se, doch führt sie bei der NKA dazu, daß die Projekte
an den individuellen Präferenzen gemessen werden, wogegen

die KWA auf dem *'the bigger, the better'* Prinzip aufbaut.
Daraus folgt der Vorteil der NKA, den absoluten Nettonutzen
eines Programmes anzugeben, so daß auch die Analyse nur eines
Vorhabens möglich ist. Außerdem kann grundsätzlich die optimale
Betriebsgröße eines Objektes errechnet werden. Mit der KWA
kann man dagegen nur das vergleichsweise beste unter mindestens zwei Projekten auswählen, ohne sicher zu sein, ob dieses volkswirtschaftlich gerechtfertigt ist. Weiter kann die
NKA Entscheidungshilfe für die Selektion von Programmen völlig verschiedenen Inhalts geben, wie etwa bei der Wahl zwischen einer Verkehrsinvestition und einem Gesundheitsprogramm. Damit ist der Grundstein gelegt zu einer globalen Effizienzanalyse aller öffentlichen Investitionen, die jedoch
im politischen Prozeß keine Relevanz hat, wie die Erfahrungen mit dem PPBS in den USA zeigen (*Carlson* 197o).

Als Fazit des V e r g l e i c h s der beiden Effizienzanalysen, KWA und NKA, läßt sich konstatieren, daß die NKA
die bessere Methode ist, da sie die eindeutig höhere Aussagekraft besitzt. Die KWA hat dort ihren Platz, wo aus poli-
tisch-administrativen Gründen die Selektion auf mehrere in
Umfang und Inhalt kompatible Projekte reduziert ist. Damit
beide Arten der Effizienzanalyse aber eine wirkliche Entscheidungshilfe bieten, muß ein Instrument entwickelt werden, das die umfassende Messung von Gesundheitsänderungen
gestattet. Dieses Outputmaß muß gerade für die Verwendung
in einer NKA möglichst das Gesamtspektrum von Gesundheits-
auswirkungen abdecken, weil sonst nur verbal zu berücksich-
tigende, intangible Aspekte im Übermaß vorliegen und dann
die NKA keine ausreichende Hilfe zu einer rationalen Allokationsentscheidung leisten kann.

2.2   MESSUNG DER ERTRÄGE VON GESUNDHEITSPROGRAMMEN

2.2.1   ERFASSUNG DURCH AD HOC MASSE

2.2.1.1 DER ANWENDUNGSBEREICH VON INDIKATOREN

Messen bedeutet ganz allgemein den Vergleich mit einer Maßeinheit. Bevor also die Erträge eines Gesundheitsprogrammes
gemessen werden können, müssen erst Maßeinheiten für die Erträge eingeführt werden, was traditionell Indikatoren und
Indices (1) sind. Die potentiellen   E r t r a g s m a ß e
lassen sich in vier Klassen einteilen:

	Indikator	Index
intermediär	I	III
final	II	IV

Intermediäre Indikatoren und Indices (I,III) sind technischer Natur und messen nur einen exakt definierten Ausschnitt
aus dem Gesamtleistungsbereich einer Gesundheitsmaßnahme
(z.B. Anzahl postoperativer Infektionen), so daß diese Maße
nur Zwischenprodukte erfassen. Dagegen wird über finale Mas-
se (II,IV) versucht, das Endprodukt einer Maßnahme zu erfassen, also beispielsweise die wiederhergestellte Gesundheit
über die Änderung der Lebenserwartung. Zunächst sollen die
Indikatoren (I,II) näher betrachtet werden.

Ein   I n d i k a t o r   ist im eigentlichen Sinne kein Ertragsmaß, sondern nur ein relativ leicht meßbares Kriterium,
das den eigentlichen Ertrag anzeigen soll, wo dieser nicht
direkt meßbar ist. Indikatoren sind notwendig, wenn der *Output* eines Produktionsprozesses in einem mehrdimensionalen
Spektrum vorliegt (Gesundheit, Bildung) und der eigentliche

---

(1) Indices sind nach allgemeinem Sprachgebrauch (*Lerner*
    1973:1) mehrdimensionale Indikatoren, also auch Kombi-
    nationen von Indikatoren.

Ertrag unklar bleibt. Jeder Indikator steht deshalb unter dem
Vorbehalt mangelnder Validität, d.h. es ist zweifelhaft, ob
er das mißt, was er zu messen vorgibt. Das erklärt die Vielzahl der intermediären Indikatoren, weil für finale Indikatoren die Kausalität von Behandlung und Wirkung geklärt sein
muß. Zudem erfassen Indikatoren nur eine Dimension, so daß
eine Ertragsmessung damit notwendigerweise unvollständig ist.

Medizinische Indikatoren haben nach *Culyer* (1972:24) folgende drei Funktionen:

- Informationsfunktion
- Forschungsfunktion und
- Allokationsfunktion.

Informationsaufgaben erfüllen Indikatoren, indem sie in kom-
primierter Form eine Aussage über den Gesundheitszustand
einer Bevölkerung oder Region im Vergleich zulassen und damit die Notwendigkeit besserer Versorgung aufzeigen. In
der medizinischen Forschung helfen Indikatoren, den Nutzen
verschiedener Behandlungsformen festzustellen, und geben
Anhaltspunkte zur Aufteilung der Ressourcen im Gesundheitssektor. Für die vorliegende Arbeit ist zwar nur die letzte
Funktion von Interesse, doch sind die Verwendungszwecke
nicht klar voneinander abzugrenzen. Außerdem zeigt dieser
Überblick, warum eine ganze Reihe von Indikatoren sich für
Effizienzanalysen als unbrauchbar erweist.

Damit ein Indikator seine Funktion erfüllt, sollte er die
im folgenden genannten E i g e n s c h a f t e n besitzen, über die in der Literatur weitgehende Einigkeit
herrscht (*Goldsmith* 1972, *Sheps* 1955). Wie schon angedeutet,
muß ein Indikator valide sein. Allerdings ist es oftmals
schwierig, diese Eigenschaft nachzuweisen, da ein Vergleichskriterium fehlt. Dann muß die Wahl des Indikators theoretisch
begründet werden, was ohnehin ein exakteres Vorgehen ist,
als *ad hoc* Indikatoren zu verwenden, nur weil für diese problemlos Daten zur Verfügung stehen. Weiter sollten Indikatoren

zuverlässig sein, also bei wiederholten Messungen stets dasselbe Ergebnis bringen. Dies Kriterium ist fast immer erfüllt, wenn Indikatoren auf objektiven Daten basieren. Schließlich wird noch Sensitivität als wichtige Eigenschaft von Indikatoren gefordert, was bedeutet, daß das Meßinstrument auch geringe Änderungen im zu messenden Phänomen anzeigen muß. Die Lebenserwartung beispielsweise ist kein sensitiver Indikator, da sie qualitative Gesundheitsänderungen, etwa Schmerzfreiheit, nicht reflektiert.

Um einen Überblick über die Vielzahl der möglichen oder auch nur verwendeten Indikatoren zu geben, ist es sinnvoll, diese nach der K l a s s i f i k a t i o n von *Donabedian* (1966:168) aufzuteilen.

1. Struktur-Indikatoren

Hierunter fallen Indikatoren, die die Verfügbarkeit von Gesundheitseinrichtungen angeben wie etwa Arztzahl oder Krankenhausbetten pro Tausend Einwohner, Wartezeiten für nicht lebensgefährliche Behandlungen und ähnliches. Der Nachweis, daß Strukturindikatoren ein Maß für den Ertrag von Gesundheitsinvestitionen sind, dürfte schwer zu führen sein.

2. Prozeß-Indikatoren

Ebenso wie die Struktur- gehören auch die Prozeß-Indikatoren zu den intermediären (I), weil sie nur den Umfang der erbrachten medizinischen Leistungen beschreiben, nicht aber deren Ergebnis. Beispiele für Prozeßindikatoren sind: Arztbesuche pro Person, Medikamentenverbrauch, Anzahl von Operationen etc. Alle diese Indikatoren hängen sicherlich mit dem Gesundheitszustand einer Bevölkerung zusammen, nur fehlt meist die Kausalität, so daß auch diese Indikatoren nicht als Ertragsmaß dienen können.

3. *Output*-Indikatoren

Die Indikatoren sollen den Effekt von Gesundheitsmaßnahmen auf die Gesundheit der Betroffenen direkt angeben, etwa mit Hilfe von Größen wie: Säuglingssterb-
lichkeit, Lebenserwartung bei Geburt und mit 5o Jahren oder wie dem krankheitsbedingten Verlust an Ar-
beitstagen. Obwohl solche finale Indikatoren in die
richtige Richtung weisen, indem hier der Erfolg einer
Maßnahme am Patienten gemessen wird, sind doch auch
die Mängel noch unübersehbar. Denn selbst der umfas-
sendste finale Indikator, die Lebenserwartung, reagiert,
selbst wenn sie disaggregiert wird, nicht oder unzureichend auf Änderungen, beispielsweise der Morbidität,
von anderen Dimensionen, die subjektiv Gesundheit kon-
stituieren, ganz abgesehen. Die Ursache hierfür liegt
in der Eindimensionalität der Indikatoren, die deshalb
ungeeignet sind, den Ertrag von Gesundheitsprogrammen
adäquat wiederzugeben.

2.2.1.2 MEHRDIMENSIONALE ERTRAGSMESSUNG MIT INDICES

Der Vorteil von Indices besteht in der Zusammenfassung mehrerer Aspekte von Gesundheit zu einem Maß. Die Eindimensionalität der Indikatoren ist damit zwar aufgehoben, doch treten
neue Probleme auf, wie die Wahl der geeigneten Komponenten
für den   I n d e x   und ihre Gewichtung.

Moriyama (1968:593) und *Chen* und Mitarbeiter (1975:72) entwickelten   K r i t e r i e n ,   die ein Index erfüllen soll.
Diese Postulate geben einen Einblick in Probleme und Möglichkeiten von Indices und sollen deshalb hier auszugsweise
wiedergegeben und kurz erläutert werden.

1. Der Index soll eine Wohlfahrtsveränderung anzeigen

Diese Forderung impliziert finale Indices, weil nur das
Endprodukt, also die gebesserte oder verschlechterte
Gesundheit, das Wohlergehen der Betroffenen beeinflussen. Gleichzeitig wird damit notwendig, die einzelnen
Komponenten des Index nach ihrem Nutzen für das individuelle Wohlergehen zu gewichten, was einen neuen Aspekt
in die ansonsten wertfreie Indikatordiskussion einführt.

2. Der Index soll aus klar definierten Komponenten bestehen

Die Komponenten müssen für sich genommen sinnvoll sein
und sollen einen unabhängigen Beitrag zum Indexwert leisten. Diese Eigenschaft ist nur schwer zu garantieren,
da die Komponenten auch möglichst das relevante Ertrags-
spektrum abdecken sollen, so daß ein *Trade-off* zwischen
den Forderungen nach Unabhängigkeit und Vollständigkeit
existiert, der nur zu einem Kompromiß führen kann.

3. Der Index soll sensitiv sein und aus vorhandenen oder
leicht abzuleitenden Daten bestehen

Beide Forderungen sind mehr technischer Natur, aber für
die Anwendung des Meßinstruments eminent wichtig, weil
der beste Index wertlos ist, wenn er aufgrund kaum er-
füllbarer Datenansprüche nicht verwendet werden kann.

4. Der Index soll aus theoretisch zu rechtfertigenden Annahmen bestehen, die auch intuitiv einsichtig sind

Eine theoretische Basis für den Index und seine Komponenten muß angestrebt werden, um das komplexe Phänomen
Gesundheit hinreichend gut zu erfassen. Denn *Ad-hoc-Indi-
ces* bergen die Gefahr in sich, etwas Anderes als das be-

absichtigte zu messen, weil die Möglichkeit zu exakter
Validitätsprüfung fehlt (1). Intuitive Einsichtigkeit
der Annahmen ist vor allem für das Akzeptieren des Index
bei Laien notwendig, wodurch dessen Verbreitung und Anwendung gefördert wird.

In der medizinischen Literatur herrscht kein Mangel an Indices, wenngleich solche, die auch nur einige der angeführten
Kriterien erfüllen, selten sind, wie die folgenden Beispiele
praktisch verwendeter Indices zeigen.

Indices mit Hilfe der Faktorenanalyse aus einer mehr oder
weniger wahllosen Menge von Indikatoren zu bilden, hat keine
befriedigenden Ergebnisse erbracht. *Lawton* und Mitarbeiter
(1967) verwendeten 3o Indikatoren, um daraus gemeinsame Strukturen abzuleiten, die als Komponenten eines Gesundheitsindex
dienen sollten. Aber Faktorladungen und erklärte Varianzen
sind niedrig, so daß sie selbst von diesem Vorgehen abrücken.
Auch andere Faktorenanalysen (z.B. im Sammelband von *Berg*
1973) führen nicht weiter, da diese Ansätze völlig theorie-
los sind. *Kisch* und Mitarbeiter (1969) bauen ihren Index aus
4 Komponenten auf, die sie durch Befragen erheben: Krankenhausaufenthalt im letzten Jahr, Medikamenteneinnahme im
letzten Jahr sowie akute und chronische Krankheiten ebenfalls
während des letzten Jahres. Die Antworten gewichten die Autoren nach einem willkürlichen Punkteschlüssel und addieren
die Zahlen dann zu einem Indexwert für die Gesundheit des
Befragten. Kritisch zu fragen bleibt bei diesem Index, warum
die Lebenserwartung nicht berücksichtigt wird, die Auswahl
der erfragten Krankheiten nicht begründet wird und die Gewichtung schließlich willkürlich geschieht.

---

(1) Das einzig mögliche Verfahren der 'Construct Validity'
    (*Nunnally* 1967) setzt aber gerade wieder die theoreti-
    sche Ableitung voraus.

Auf vorhandene Statistiken stützt sich dagegen *Chiang* (1965)
bei seinem mathematischen Ansatz. Er verwendet als Indikatoren die Häufigkeit von Krankheiten, deren Dauer sowie die
Sterberate pro Jahr, um daraus den durchschnittlichen Jahres-
anteil zu konstruieren, in dem die Individuen gesund (d.h.
weder krank noch tot) sind. Dieser Index ist nicht sensitiv,
denn da *Chiang* mit empirischen Daten arbeitet, kann er Krankheit nur so definieren, wie die wenig differenzierten Daten
es erlauben. Dasselbe Konzept wie bei *Chiang* steht hinter
dem Index von *Sullivan* (1971), der aber das Vorgehen vereinfacht. Er verknüpft Mortalität und Morbidität, indem er von
der Lebenserwartung die Jahre subtrahiert, in denen das Individuum durchschnittlich krank ist. So errechnet er für
einen weißen, männlichen US-Bürger eine krankheitsfreie Lebenserwartung von 62,5 Jahren (Gesamtlebenserwartung von 67,8
minus Krankheitserwartung von 5,3 Jahren). Der Vorschlag ist
einfach, aber wiederum fehlt die Sensitivität, weil Krankheit
nicht als Kontinuum gesehen wird. Denn für seinen Index muß
Sullivan die Bevölkerung dichotom in krank oder gesund klassifizieren, so daß keine weitere Differenzierung mehr möglich
ist.

Bereits diese kurze Ü b e r s i c h t   ü b e r   G e -
s u n d h e i t s i n d i c e s   sollte klargemacht haben,
daß deren Hauptdefizit in der unzureichenden Erfassung von
Morbidität besteht. Der Grund hierfür liegt im Mißachten der
Forderung 4, der theoretischen Ableitung, so daß die Maße für
Krankheit nur *ad hoc*, meist nach Datenverfügbarkeit, gewählt
werden. Ein solches Vorgehen provoziert dann zu Recht Urteile, wie das von *Goldsmith* (1972:217):

> "The problem of measuring something, assumming it is
> health and therefore, calling it health, is not unusual
> with health state indicators."

Ein korrektes Ertragsmaß kann deshalb nur aus einer Theorie
des Gesundheits-Krankheits-Prozesses abgeleitet werden.

2.2.2 THEORETISCH FUNDIERTE ERTRAGSMESSUNG

2.2.2.1 GESUNDHEIT ALS SOZIALE FUNKTIONSFÄHIGKEIT

Gesundheit nur als biologisches Phänomen zu sehen, wie es in
der Medizin häufig geschieht, bedeutet eine unzulässige Beschränkung, da ein biologisch optimal funktionierender Orga-
nismus zwar wichtig ist, seinen eigentlichen Wert aber erst
durch die damit ermöglichten Aktivitäten erhält. Krankheit
schränkt die Möglichkeiten zur Selbstentfaltung ein, so daß
die Heilung und damit das Endprodukt von Gesundheitsmaßnahmen
in der Beseitigung dieser Einschränkungen besteht. Von diesem Grundgedanken ausgehend, ist es sinnvoll, das   s o -
z i o l o g i s c h e   K o n z e p t   v o n   G e s u n d -
h e i t   zu betrachten. Soziologen sehen Krankheit als von
sozialen Normen abweichendes Verhalten und Gesundheit als kon-
formes Verhalten (1). Der Grad der Konformität läßt sich daran ablesen, inwieweit das Individuum seine Rollen (2) ausfüllen kann. Da sich die Individuen bezüglich ihrer Rollen
unterscheiden, kann es keine einheitliche, absolute Definition geben, sondern nur eine relative. Was als Krankheit angesehen wird, differiert demzufolge zwischen Rollen, zwischen
Personen, insofern sie verschiedene Rollen erfüllen, und zwischen Gesellschaften, weil andere Kulturen auch andere Wert-
systeme besitzen. Während ein Berufsfußballer durch eine Zer-
rung im Bein 'krank' wird, beeinträchtigt dasselbe Symptom
einen Schreibtischarbeiter kaum. Figur 2-4 verdeutlicht die
Vorstellung von einem Gesundheits-Krankheits-Kontinuum, auf
dem sich wegen fließender Übergänge kein Punkt angeben läßt,

---

(1) Diese Darstellung beruht auf den Arbeiten von *Parsons*
    (1951, 1958) und *Twaddle* (1974).

(2) *Twaddle* (1974:29) definiert Rolle so: 'Role refers to
    the behavioral expectations held by others for the in-
    dividual in question, as determined by general cultural
    norms relative to proper behavior and particular social
    identities held by the individuals in question.'

Figur 2-4: Das Gesundheits-Krankheits-Kontinuum (1)

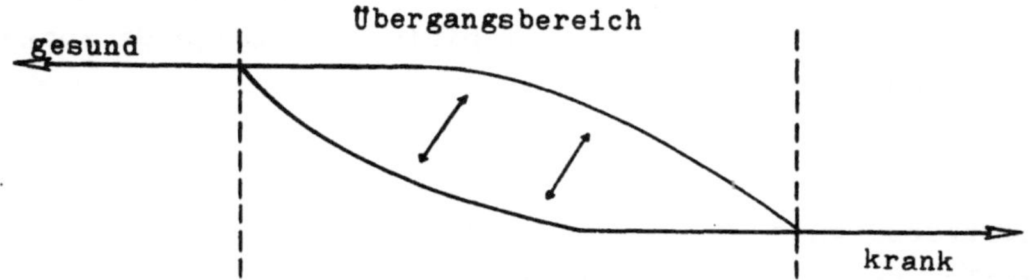

der allgemein den Übergang von Gesundheit in Krankheit mar-
kiert. Wegen der rollenspezifischen Abhängigkeit muß ein
gewisses Spektrum als Gesundheit akzeptiert werden, das
durch das Ausmaß an Rollenerfüllung definiert ist.

Das so beschriebene soziologische Konzept von Gesundheit kann
allerdings in der vorliegenden Form nicht zu Effizienzanalysen verwendet werden, weil die Operationalität fehlt. Denn
erstens ist die Definition zu breit, wie folgende Überlegung zeigt: Wenn ein Erwachsener nicht arbeitet, also seine
Rolle nicht erfüllt, so kann das verschiedene Ursachen haben, wie Arbeitsunlust, mangelnde Ausbildung, Diskriminierung
oder auch Krankheit. Alle Fälle zeigen abweichendes soziales
Verhalten, so daß eine Abgrenzung notwendig wird, um nur die
Krankheit im engeren Sinne zu erfassen. Deshalb wird   R o l -
l e n a b w e i c h u n g   nur dort als Krankheit definiert,
wo deren Ursache in biologischen Fehlfunktionen zu suchen
ist (*Reynolds* et al. 1974:272).

Die Operationalisierung erfordert noch eine Modifizierung
des Rollenkonzepts, weil sich mit der Vielzahl der Rollen
nur schwer arbeiten läßt. Deshalb werden die Rollen zu größeren Bereichen - F u n k t i o n e n   genannt - aggregiert,
deren Ausfall ebenso wie mangelnde Rollenerfüllung als abweichendes Verhalten nachweisbar ist. Die Auswahl dieser Funk-

---

(1) Die Zeichnung ist *Twaddle* (1974:31) entnommen.

tionen, die die wichtigsten Lebensbereiche umfassen sollen,
geschieht in gewissem Maße willkürlich, so daß verschiedene
Funktionen als relevant angesehen werden können. *Slater* und
Mitarbeiter (1974:3o6) haben beispielsweise folgende Funktionen ausgewählt:

- Arbeit
- Selbstversorgung
- soziale und Freizeit-Aktivitäten

Mit Hilfe des Begriffs der Funktion läßt sich jetzt angeben,
was in dieser Arbeit unter K r a n k h e i t verstanden
werden soll (1):

> Krankheit ist die auf biologischen Ursachen beruhen-
> de Einschränkung einer oder mehrerer gesellschaft-
> lich allgemein akzeptierter Funktionen, die nach Al-
> ter, Geschlecht und normativer sozialer Rolle für
> das Individuum wesentliche Bestandteile seines Le-
> bens sind.

Um mit dem Konzept der Funktionen den Output von Gesundheitsmaßnahmen messen zu können, werden die Funktionen in Stufen
unterteilt, so daß eine durch verbale Beschreibungen abge-
stufte Skala der Funktionsfähigkeit entsteht, anhand derer
jederzeit der Gesundheitszustand eines Patienten abzulesen
ist. Funktionsfähigkeit zeigt sich definitionsgemäß nur im
Verhalten, d.h. Funktionen gelten nur dann als vorhanden, wenn
sie beobachtet werden können, was die praktische Erfassung
vereinfacht, da der Nachweis potentieller Funktionen schwierig ist.

Für die Anwendung hat es Vorteile, aus den verschiedenen Funktionen mit ihren Abstufungen eine einzige Funktionsniveau-
skala zu konstruieren, da die isolierte Betrachtung der Komponenten wegen divergierender Einzelbefunde kein abschlies-
sendes Urteil über den Gesundheitszustand erlaubt. Die Funk-
tionsniveauskala muß außerdem bewertet werden, um dem unterschiedlichen Nutzen der Funktionsniveaus Rechnung zu tragen.

---

(1) Diese Definition stammt, leicht abgeändert, von *Slater*
    et al. (1974:3o5).

Der   V o r t e i l   des hier in Grundzügen entwickelten
E r f a s s u n g s s c h e m a s   für medizinische Leistungen liegt darin, daß tatsächlich des Endprodukt und damit
der finale Charakter von Gesundheit erfaßt wird und daß bei
entsprechender Ausgestaltung das Schema umfassend ist, also
auch Schmerzen, psychische Probleme u.ä. registriert. In der
Anwendung begegnet dieses Konzept häufig Schwierigkeiten,
wenn die Medizin nicht die erforderlichen Daten liefern kann,
weil Ärzte den Erfolg ihrer Therapie überwiegend an intermediären Kriterien und nicht am Endprodukt messen (1) und -
zumindestens teilweise - andere Methoden auch ablehnen (*Brook/
Appel* 1973:1328). Ein scheinbarer Nachteil zeigt sich bei
multiplen Krankheiten, wo das Beseitigen eines Leidens die
Funktionsfähigkeit des Patienten nicht verbessert, weil die
anderen Erkrankungen fortbestehen. In diesen Fällen wird der
Ertrag eines Programms jedoch nicht unterschätzt, sondern es
liegt - *per definitionem* - kein meßbarer Ertrag vor. Tatsächlich eignet sich das Konzept der Funktionsfähigkeit aber nicht
zur Evaluierung von Präventivprogrammen, worauf *Akpom* und Mitarbeiter (1973:128) hinweisen. Denn wenn die Betroffenen eines
erfolgreichen Vorsorgeprogramms ihren Zustand vorher und nach-
her beurteilen, wird sich kein Unterschied ergeben. Allenfalls
wenn Fachleute den normalen Verlauf der verhinderten Erkrankung anhand der Funktionsniveaus beschreiben, werden auch die
potentiellen Erträge solcher Programme nachgewiesen.

Trotz dieser Mängel bietet das Konzept der Funktionsfähigkeit die in der Praxis einzige Möglichkeit, Gesundheitsänderungen mit einem theoretisch fundierten Schema zu messen, so
daß die Arbeit an diesem Ansatz fortgesetzt werden sollte.

---

(1) Vielleicht können sie auch nicht anders, wie die Bemer-
    kung von *Grogono/Woodgate* (1971:1o24) vermuten läßt:
    'We (as physicians; der Autor) have no method of measu-
    ring a patient's health before and after treatment.'

2.2.2.2 OPERATIONALE KONZEPTE DER FUNKTIONSFÄHIGKEIT

Es existiert eine Reihe von Gesundheitsindices, die, obwohl
nicht nach dem vorgestellten Konzept der Funktionsfähigkeit
abgeleitet, doch brauchbare Elemente eines solchen Index
enthalten und deshalb eine Betrachtung lohnen.

Von allen F u n k t i o n s i n d i c e s sind in der
Praxis die ADL-Indices (*Activities of Daily Living*) am wei-
testen verbreitet, wovon es dann auch eine Vielzahl verschiedener Ansätze (1) gibt. Die Skalen sind meist zu dem
Zweck aufgestellt worden, den Zustand von alten und gebrech-
lichen Patienten objektiv zu erheben, um sie in die ihnen
angemessene Versorgungsform (z.B. Hauspflege oder Pflege-
heim) zu bringen. Der Erfolg der ADL-Skalen, die allerdings
nur eine Beurteilung der Selbstversorgungsfähigkeit zulassen,
kommt nicht überraschend; denn ein Verlust dieser eng begrenzten Funktionen ist leicht und objektiv festzustellen. *Gauger*
und Mitarbeiter (1964) haben einen umfangreichen ADL-Index
entwickelt, der durch die differenzierte Ausarbeitung der
einzelnen Funktionsstufen auffällt. Jede der 10 Funktionen,
z.B. Essen, Ankleiden, Baden, ist in 7 Stufen unterteilt, die
das Spektrum von völliger Selbständigkeit bis zu völliger Abhängigkeit beschreiben und denen bestimmte Versorgungsformen
zugeordnet sind. Anhand dieser Checkliste kann das Pflege-
personal die Selbstversorgungsfähigkeit der Patienten beurteilen, notwendige Maßnahmen ergreifen und auch die Entwicklung der Patienten über die Zeit festhalten. Für einen umfassenden Funktionsindex bieten die ADL-Indices den Vorteil,
daß hier Funktionen und Abstufungen bereits ausgearbeitet
und empirisch überprüft vorliegen, die nur übernommen zu werden brauchen.

---

(1) *Skinner/Yett* (1973:74) nennen in einer tabellarischen
    Übersicht allein 14 verschiedene ADL-Indices.

Einen Schritt weiter als die ADL-Indices gehen *Grogono/
Woodgate* (1971), die ebenfalls lo Funktionen unterscheiden,
die jedoch mehr als nur die Selbstversorgung einschließen:

- Arbeit
- Erholung
- physische Leiden
- psychische Leiden
- Kommunikation

- Schlafen
- Abhängigkeit von anderen
- Essen
- Ausscheidung
- sexuelle Aktivität

Der Patient erhält für volle Funktionsfähigkeit in jeder
Funktion einen Punkt, für verminderte nur einen halben und
für völligen Funktionsverlust keinen Punkt. Nach Addition
der Punkte und Division durch lo bezeichnet dann ein Wert
von eins ein gesundes Individuum, während Werte kleiner
eins unterschiedlich schlechte Gesundheit anzeigen. Aber
auch dieser Vorschlag ist nicht mit den aufgestellten Kriterien kompatibel, da erstens die Differenzierung innerhalb
der Funktionen nicht ausreicht und zweitens die fehlende
Gewichtung eine Beurteilung der Wohlfahrtseffekte der Funk-
tionseinschränkungen ausschließt.

Ebenfalls das gesamte Spektrum der Gesundheit mit Funktionen abzudecken, versuchen *Gilson* (1975) und Mitarbeiter mit
dem *Sickness Impact Profile* (SIP). Da die Beschreibungen
der Funktionsstufen sehr detailliert sind, kann das SIP besonders gut zur Befragung von Bevölkerungsstichproben eingesetzt werden.

Die bisher beste Operationalisierung des Konzepts der Funktionsfähigkeit stammt von *Fanshel/Bush* (197o) und den darauf aufbauenden Arbeiten am *Health Index Project* (z.B.
Patrick et al. 1973a). Grundlage des Index sind drei Funktionen, die ihrerseits aus 4 oder 5 Stufen bestehen und die
derart zu Funktionsniveaus (FN) kombiniert werden, daß jedes FN eine Stufe aus jeder Funktion enthält. Weil jedem Individuum zu jedem Zeitpunkt nur ein FN zugeordnet werden
kann und alle FN nach ihrer Schwere gewichtet sind, lassen
sich über den Wechsel der FN Gesundheitsänderungen messen.

Dieser zuletzt vorgestellte Index besitzt die wenigsten konzeptionellen Mängel, so daß er als Basis für die weitere
Entwicklung genommen wird. Denn für die Anwendung eines solchen Index in Effizienzanalysen bleiben noch wichtige Fragen offen, die im Zusammenhang mit der Ausarbeitung eines Er-
tragsmodells in Teil 3 behandelt werden.

2.2.3   DAS ERHEBEN DER DATEN ÜBER DEN FUNKTIONSZUSTAND

2.2.3.1 BEFRAGUNG EINES PATIENTENQUERSCHNITTS

Nachdem mit den Funktionsniveaus ein akzeptables Ertragsmaß gefunden ist, bleibt noch zu klären, wie mit diesem Instrument der *Output* von Gesundheitsprogrammen gemessen werden kann. Im Prinzip handelt es sich dabei um eine medizinische Fragestellung, doch da Ärzte die Funktionsniveaus in
der Regel nicht kennen und daher auch nicht verwenden, müssen die Möglichkeiten der Anwendung mit in die Überlegungen
einbezogen werden. Die folgende Diskussion beschränkt sich
auf die FN, da alle sonstigen Methoden als ungeeignet verwor-
fen wurden. Darüberhinaus bestehen in der Anwendung der Er-
tragsmaße auch keine sehr großen Unterschiede, so daß die
Erörterungen weitgehend auf die anderen Indikatoren mit zutreffen.

Das Erheben von Funktionsniveaudaten schließt den Rückgriff
auf vorhandene Statistiken und Untersuchungen als einzige
Quelle aus, weil dieser Index spezifische Daten verlangt,
so daß die Daten jeweils speziell erhoben werden müssen. Dabei kommt der verwendeten Methode große Bedeutung zu, denn
das Vorgehen (1) kann das Ergebnis stark beeinflussen (*Brooks/
Appel* 1973).

---

(1) *Gustafson* (1968) erläutert und vergleicht mehrere
    Schätzmethoden.

Figur 2-5 gibt eine Übersicht über Möglichkeiten, den Erfolg
medizinischer Programme an der Funktionsfähigkeit zu messen.
Für alle aufgeführten Methoden gilt, daß die erhaltenen Werte umso genauer sind, je mehr das zu untersuchende Programm
bereits praktiziert wird, also je mehr Erfahrung in der medizinischen Forschung darüber existiert. Von der Zuverlässigkeit der Daten her betrachtet, sind die als empirische Untersuchungen bezeichneten Methoden den Schätzungen überlegen.

Bei der Querschnittsanalyse (I) muß die betrachtete Therapie schon in größerem Rahmen durchgeführt worden sein, sonst
sind keine validen Ergebnisse zu erwarten, weil hierzu Patienten, deren Adressen man von Ärzten und Krankenhäusern er-
fahren kann, in verschiedenen Krankheitszuständen per Fragebogen befragt werden. Die Idee ist, daß in einer Zufallsstichprobe von Patienten alle Krankheitsstadien vertreten
sind, also neu erkrankte, solche Patienten, die die Behandlung abgebrochen haben, unbehandelte und auch solche, die er-
folgreich das zu evaluierende Programm durchlaufen haben.

Figur 2-5: Methoden der Ertragsmessung über Funktionsniveaus

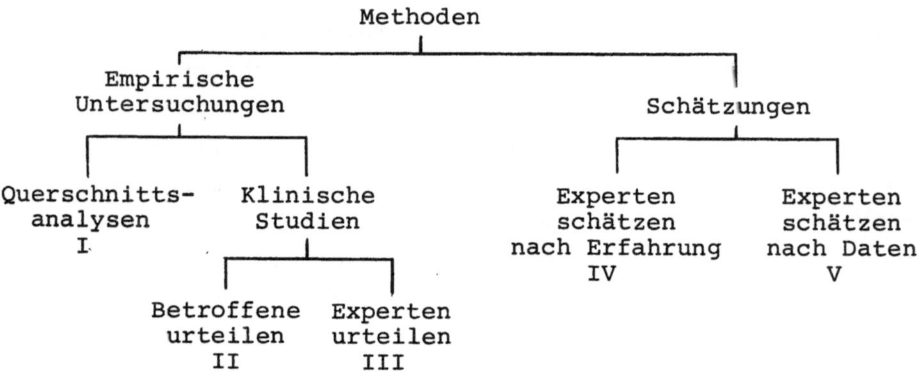

Im ersten Teil des Fragebogens werden diese Angaben erhoben,
und anschließend muß der Patient seinen Zustand über ein
Funktionsniveau einschätzen. Im Idealfall werden so Kranke

mit allen relevanten Krankheitsformen erfaßt und der Behandlungserfolg des Programmes ist in allen Stadien als Veränderung des Funktionsniveauindex (FNI) nachzuweisen.

Das Verwenden von Fragebögen zur Ermittlung des Gesundheitszustandes der Bevölkerung ist ein möglicher Ansatz, wie die
Erfahrungen mit dem *National Health Interview Survey* in den
USA zeigen (U.S. Dept. of Commerce 1973), der nur den Nachteil relativ hoher Kosten hat. Die Zielgruppe (Patienten) zu
befragen, ist das richtige Vorgehen, da diese am ehesten ihre
Funktionsfähigkeit einschätzen können. Diese Aussage wird auch
nicht durch Untersuchungen relativiert, die zeigen, daß
S e l b s t e i n s c h ä t z u n g der Kranken und ärzt-
liches Urteil teilweise erheblich differieren (*Maddox* 1964,
Bergner et al. 1976a). Wenn der Patient den FNI verstanden hat
und urteilsfähig ist, so sollten seine Urteile beim FNI zählen. Anders bei den Fragen zum Stadium der Erkrankung, wo Fehl-
urteile der Betroffenen die Analyse wertlos machen können.
Diese Gefahr läßt sich nur durch Auswahl der Befragten nach
klinischen Kriterien oder - wo diese fehlen - durch vorheri-
ge ärztliche Untersuchung ausschalten, womit die Querschnittsanalyse aber sehr aufwendig wird. Weiter schließt mangelnde
Urteilsfähigkeit der Befragten eine Selbsteinschätzung über
Fragebogen aus. Diese kann vor allem bei psychischen Erkrankungen bestehen, aber auch dort, wo Krankheiten zu einem Stig-
ma führen, wie bei Geschlechtskrankheiten. Die Kranken ver-
drängen dann ihre Symptome, wie *Kaluza* (1967) an Epileptikern
festgestellt hat. In diesem Fall könnte der Interviewer auf
Familienangehörige, Freunde etc. ausweichen, jedoch hat er
keine Möglichkeit, die alternativ zu Befragenden nach dem
Grad ihrer Kenntnis über den Patienten auszuwählen, so daß
die Daten sehr unzuverlässig sein können und damit dieser
Ausweg ausscheidet.

2.2.3.2 KLINISCHE STUDIEN UND SCHÄTZUNGEN

Ein Teil der im vorigen Absatz geschilderten Probleme entfällt bei den klinischen Versuchen (II und III), die zudem
den Vorteil besitzen, die verläßlichsten Aussagen zu liefern,
wenn sie als doppelter Blindversuch (1) durchgeführt werden.
Als k l i n i s c h e S t u d i e n werden hier Längs-
schnittanalysen mit Kontrollgruppen verstanden, die sich
als geeignetes Instrument in der medizinischen Forschung erwiesen haben. Da der Aufwand hierfür jedoch zeitlich wie
finanziell über dem von Querschnittsanalysen vergleichbarer
Größe liegen dürfte, besteht die Gefahr zu kleiner und un-
repräsentativer Stichproben. So argumentieren *Bush* und Mitarbeiter (1975b), daß die Durchführung von *randomized trials*
selten möglich ist und, wenn doch, solche Kompromisse hinsichtlich der methodischen Exaktheit erfordern, die den gan-
zen Aufwand hierfür als nicht lohnend erscheinen lassen. Zur
Frage, ob Ärzte oder Betroffene selbst die Einstufung in dem
FNI übernehmen sollen, gilt das zu I Gesagte: Wenn die Erkrankung nicht die Urteilsfähigkeit der Patienten herabsetzt,
sollten sie sich selbst einstufen. Denn das Gesundheitsprogramm soll schließlich ihnen dienen, so daß auch ihre (Konsumenten)Präferenzen über die Verwirklichung dieses Zieles entscheiden sollen und nicht die der (Produzenten)Ärzte. Beim
Vergleich der beiden Einstufungen mit dem FNI wäre allerdings
interessant, ob die Korrelation auch nur o,49 wie beim SIP
beträgt (*Bergner* et al. 1976a:65). Denn schätzen Ärzte ihre
Patienten mit dem FNI fast ebenso ein, wie diese sich selbst,
so könnte man immer auf die Mediziner zurückgreifen, was die
Durchführung einfacher und billiger machte.

Schätzungen führen gegenüber empirischen Untersuchungen zu
'weichen', d.h. nicht fundierten Daten. Deshalb sollte man
Expertenbefragungen nur als letztes Mittel der Datenerhebung
ansehen und dabei jede Gelegenheit nutzen, die Ergebnisse zu
verbessern. Schätzungen, die ausschließlich auf Erfahrungen
von Experten beruhen, erbringen so unzuverlässige Ergebnisse,

---

(1) Weder Versuchsleiter noch Patienten wissen, wer welche
    Therapie erhält.

daß diese Methode (IV) überhaupt nicht verwendet werden sollte. *Brook/Appel* (1973:1327) nennen ein Beispiel für den möglichen Fehlerbereich dieses Vorgehens: Ärzte schätzten, daß
von 75 mit einer bestimmten Therapie behandelten Patienten
danach nur 25 weiter die Symptome zeigen würden. Tatsächlich
waren es jedoch 46! Wenn Behandlungserfolge durch Expertenschätzungen nur mit einer solch großen Fehlertoleranz zu erheben sind, muß auf dieses Instrument und notfalls auch auf
die Effizienzanalyse ganz verzichtet werden.

E x p e r t e n s c h ä t z u n g e n   über den Erfolg eines
Gesundheitsprogramms mit dem FNI können allenfalls dann akzeptabel sein, wenn den Urteilen Verlaufsstudien oder andere
statistische Unterlagen zugrunde liegen (Methode V). Die Experten haben in einem solchen Fall nur die Aufgabe, die Daten
aus den medizinischen Erfolgskategorien in den FNI zu überführen. Müssen Prognosen über den langfristigen Erfolg einer
Behandlung gestellt werden, so ist zu prüfen, ob sich diese
Schätzungen nicht exakter über ein *Markov* Modell erhalten lassen (vergl. Kap. 3.4).

Inwieweit Gruppenentscheidungstechniken die Resultate von
Expertenschätzungen verbessern, ist noch nicht abschließend
zu beurteilen. *Bush* und Mitarbeiter (1973) haben eine solche
Technik bei der Anwendung eines FNI benutzt, *Bush* und Mitarbeiter (1972) dagegen bei vergleichbarer Fragestellung darauf
verzichtet. *Van de Ven/Delbecq* (1971) arbeiten die einschlä-
gige Literatur auf und gelangen zu dem Schluß, daß die optimale Strategie für Gruppenentscheidungen so aussieht:

1. Niederschreiben der Schätzwerte ohne Diskussion
2. Diskussion der im 1. Schritt erhaltenen Daten
3. Individuelles Niederschreiben der endgültigen
   Schätzwerte ohne Diskussion

Dieser Empfehlung entspricht etwa auch die   D e l p h i -
M e t h o d e   (*Dalkey* 1969), die durch den *feed-back* von
Ergebnissen der vorangegangenen Schätzrunde, meistens Median

und Spannweite, eine einheitliche Beurteilungsbasis unter den
Teilnehmern erzeugen soll, ohne die wirklichen Unterschiede
zu verwischen. Gelingt dies tatsächlich, bedeutet die Verwendung solcher Techniken (1) einen Gewinn an Präzision bei
geschätzten Daten.

Zusammenfassend betrachtet sind alle vorgestellten Methoden
der Ertragsmessung - von Methode IV abgesehen - geeignet, den
Ertrag eines Gesundheitsprogrammes mit dem FNI zu messen,
wenngleich auch mit graduellen Unterschieden. Welche Methode
schließlich verwendet wird, hängt deshalb von den vorhandenen Mitteln und der Art des Programmes ab.

2.3   BEWERTUNG VON ERTRÄGEN AUS GESUNDHEITSPROGRAMMEN

2.3.1   BEWERTUNG UNTER PRODUKTIONSASPEKTEN

2.3.1.1 DER HUMANKAPITALANSATZ

Das in der Gesundheitsökonomik am meisten verbreitete Bewer-
tungs- und teilweise auch Erfassungskonzept ist der Produktivitätsansatz, der leicht durchgeführt werden kann, da die
notwendigen statistischen Daten weitgehend vorhanden sind.
Krankheiten bewirken ab einer gewissen Schwelle teilweise
oder völlige Arbeitsunfähigkeit, die sich in entsprechend
reduzierter Produktion niederschlägt. Produktionsausfall
läßt sich aber - von praktischen Problemen abgesehen - einfach und objektiv feststellen und hat auch eine allgemein-
verständliche Bedeutung, so daß die weitgehende Verwendung
dieses Konzepts durchaus zu erklären ist, umso mehr als auch
noch Erfassung und Bewertung gekoppelt sind. Denn wenn Mor-
biditätsstatistiken verlorene Arbeitstage enthalten, so ist
damit indirekt auch die Bewertung vorgegeben.

---

(1) *Milholland* und Mitarbeiter (1973) zeigen die Anwendung
    auf eine medizinische Fragestellung

Der Mensch wird im Produktivitätsansatz auf die Rolle eines
Produktionsfaktors reduziert (1), so daß sämtliche Gesundheitsmaßnahmen nur Investitionen in die Arbeitskraft darstellen, die sich über erhöhte oder fortgesetzte Produktion
amortisieren müssen. Deshalb wird dieser Ansatz auch als
H u m a n k a p i t a l a n s a t z bezeichnet, auf den
dann mit Einschränkungen die Investitionstheorie Anwendung
findet (*Mushkin* 1962).

Als Maß der krankheitsbedingten Produktionseinbuße haben
sich die Verfechter dieser Methode auf den Verdienst (der
korrekt um die eingesparten Kosten vermindert werden muß)
geeinigt, obwohl auch Studien das Sozialprodukt je Arbeitnehmer verwenden (*Reynolds* 1956). Das ist jedoch nicht korrekt, da ein Teil des Produkts dem Faktor Kapital zugerechnet
werden muß, so daß eher der Verdienst als Näherungsgröße für
das Grenzprodukt der Arbeit gelten kann.

Mushkin/Collings (1959) unterscheiden drei Wirkungen schlechter Gesundheit auf die Arbeitskapazität:

- Minderung der Produktivität
- teilweiser Arbeitsausfall
- permanenter Arbeitsausfall

Der erste Aspekt, etwa krankheitsbedingtes, langsameres Arbeiten, ist nur schwer festzustellen und wird deshalb meist
nicht oder nur mit dem zweiten Aspekt, der anhand der versäum-
ten Arbeitstage objektiv zu ermitteln ist, zusammen berücksichtigt. Die ausgefallene Arbeitszeit mit dem Lohnsatz multipliziert, gibt den Schaden der den Ausfall verursachenden

---

(1) Die Idee, Krankheit und Tod nach dem verursachten Pro-
    duktionsausfall zu bewerten, findet sich schon (logi-
    scherweise) bei den Sklavenhaltern des Altertums (vergl.
    zur Geschichte *Dublin/Lotka* 1946, Chap. 2).

Krankheit an. Analog wird bei Todesfällen verfahren, wo der
diskontierte ausstehende Lebensverdienst zum Zeitpunkt des
Todes das konsistente Maß ist. Über den zur Berechnung der

**Figur 2-6: Typisches diskontiertes Lebensverdienstprofil:
Gegenwartswert für ausgewählte Altersgruppen
bei 4 % Diskontsatz (*Rice/Cooper* 1967)**

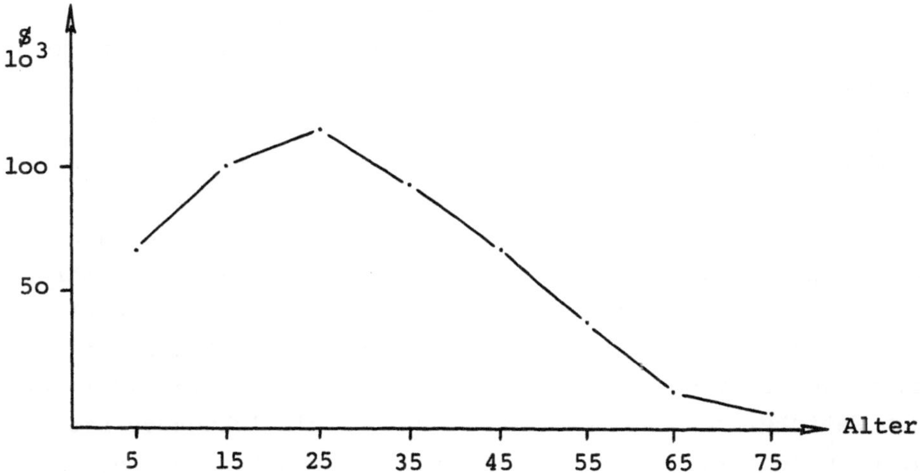

Gegenwartswerte zu verwendenden Zinssatz herrscht keine Einigkeit, so daß *Rice/Cooper* (1967), die Tabellen für den Wert
eines Lebens aufstellen, mit verschiedenen Zinssätzen (2 bis
8 %) arbeiten. *Klarman* (1965) perfektioniert solche Kalku-
lationen, indem er den geschätzten Produktivitätszuwachs im
Diskontsatz berücksichtigt. Der Wert eines Lebens ist im
Humankapitalansatz vom Lebensalter abhängig, wie Figur 2-6
zeigt: Das Leben eines etwa 25-Jährigen ist am wertvollsten,
da dessen noch ausstehender Lebensverdienst zu 4 % diskontiert ca. 13o ooo $ beträgt. Mit zunehmendem Alter sinkt der
zu erwartende Lebensverdienst stark ab, so daß das Leben
eines 75-Jährigen nur noch 7 ooo $ 'wert' ist.

Einige Autoren (*Dawson* 1967, *Weisbrod* 1971) ziehen vom potentiellen Verdienst des Gestorbenen dessen (geschätzten)
Konsum mit der Begründung ab, daß die Gesellschaft nicht nur
einen Produzenten, sondern auch einen Konsumenten verliert.
Dies wird damit begründet, daß für die Gesellschaft ein Wohl-
standsverlust durch den Tod eines ihrer Mitglieder nur in
Höhe von dessen Nettobeitrag, d.h. Verdienst minus Konsum,
anfällt. Den gesamten Verdienstausfall als Verlust zu rechnen, bedeutete somit eine Überschätzung des volkswirtschaftlichen Schadens. Die Argumentation mit dem Nettoprinzip impliziert den Ausschluß des betroffenen Individuums aus der
Kalkulation, die somit *ex post*, d.h. aus Sicht der Überle-
benden (*Dowie* 197o), erfolgt, denn aus der Perspektive des
Betroffenen muß sein Konsum mit als Verlust gezählt werden.
Allerdings nehmen auch die konsequentesten Verfechter des
Humankapitalansatzes keinen   K o n s u m a b z u g   mehr
vor (*Cooper/Rice* 1976:36), da dessen Folgen gesellschaftlichen Grundwerten widersprechen. Die Gesellschaft zieht beispielsweise einen Vorteil aus dem Tod von Rentnern, weil deren Nettobeitrag negativ ist, so daß es ein lohnendes Programm wäre, die medizinische Versorgung von Rentnern einzu-
stellen.

Schwierigkeiten ergeben sich im Humankapitalansatz ganz allgemein mit den   ' U n p r o d u k t i v e n ' , d.h. Personen, die kein Arbeitsentgelt beziehen. Zu den Unproduktiven, deren Ausfall keinen am Markt nachweisbaren Verlust bedeutet, gehören 3 Gruppen:

- Hausfrauen
- Rentner
- Arbeitslose

deren Leben nach dem Verdienstprinzip unzureichend erfaßt
wird. Puristen des Ansatzes (*Fein* 1958, *Mushkin/Collings*
1959) weisen Hausfrauen denn auch keinen Wert zu, während
die meisten anderen Autoren den Wert von Hausfrauenarbeit und
damit Hausfrauenleben über Opportunitäts- oder Ersatzkosten

(potentieller Verdienst der Hausfrauen am Arbeitsmarkt oder
Kosten einer Haushälterin) bemessen wollen. Rentner werden
nicht speziell berücksichtigt, so daß die diskriminierenden
Effekte, indem einem Rentner nur der Bruchteil des Wertes
eines Jüngeren zugewiesen wird, unkorrigiert bleiben. Bei den
Arbeitslosen weichen die Autoren von Humankapitalansätzen
erstmals vom Prinzip der realen Produktionseinbuße ab und
unterstellen aus praktischen Gründen Vollbeschäftigung, weil
sonst Verluste durch Todesfälle nicht von Arbeitslosigkeit
zu unterscheiden wären (*Cooper/Rice* 1976:24).

Die Anwendungen des Produktivitätsansatzes zur Bewertung von
Erträgen aus Gesundheitsprojekten sind unüberschaubar (1)
und dominieren so in der Literatur, daß selbst Ökonomen, die
die Probleme erkennen, fast resignierend den Ansatz, soweit
es geht, verbessern wollen (*Akehurst/Culyer* 1974), anstatt
einen korrekten Ansatz zu entwickeln.

2.3.1.2 MÄNGEL DES HUMANKAPITALANSATZES

Als Hauptvorteil des Humankapitalansatzes gilt, daß sich
die Bewertung an objektiven Daten orientiert, d.h. daß nur
der tatsächliche volkswirtschaftliche Schaden durch Todesfälle erfaßt wird. Dieser Vorteil besteht aber nicht mehr,
wenn mit dem Verdienst gerechnet wird, wie dies fast ausschließlich geschieht. Denn korrekt muß der P r o d u k -
t i o n s a u s f a l l über das Grenzprodukt der Arbeit
ermittelt werden, das aber in der Regel vom Verdienst ab-
weicht, weil Löhne und Gehälter auch noch andere Faktoren
wie Alter, Geschlecht, Stärke der Gewerkschaften u.ä. reflektieren. Doch selbst, wenn diese Einflüsse genügend korrigiert
wären, bliebe zweifelhaft, ob der durchschnittliche Verdienst-

---

(1) *Brüngger* (1974:15) gibt eine - unvollständige - Über-
    sicht. Vergl. auch *Kocher* (1976).

ausfall, der allein mit den vorhandenen Daten errechnet werden kann, ausreichend dem marginalen Produktionsausfall entspricht. Außerdem kann die durch den Ausfall eines Mitar-
beiters verursachte Produktionseinbuße weit über dessen Verdienst hinausgehen, wenn limitationale Produktionsverhält-
nisse vorliegen, so daß andere Produktionsfaktoren ganz oder
teilweise mitausfallen (*Brüngger* 1974:19). Obwohl ohne empirische Untersuchungen über die Größe der Differenzen nur
spekuliert werden kann, zeigen diese Überlegungen doch, daß
mit dem Humankapitalansatz nur ein hypothetischer Produk-
tionsverlust festgestellt werden kann, anstelle der vorgegebenen Messung des realen ökonomischen Schadens.

Wenn aber der Vorteil der objektiven Bewertung nur bedingt
gilt, so wiegen die unerwünschten Konsequenzen des Ansatzes
um so schwerer, die aus der Bewertung von Leben nach dem
noch ausstehenden Lebensverdienst folgen. Denn ob die Höher-
bewertung von Personen mittleren Alters gegen Kinder und
Rentner und von Männern gegenüber Frauen die gesellschaftlichen Präferenzen wiederspiegelt, muß bezweifelt werden. Der
höhere Wert, der Besserverdienenden zukommt, kann die Allokationsentscheidung zugunsten von Programmen verändern, von
denen hauptsächlich Wohlhabende profitieren, so daß regres-
sive Verteilungswirkungen zu erwarten sind. Eine solche Konstellation kann zum Beispiel eintreten beim Vergleich von
Programmen zur Verbesserung der Luft- oder Straßenverkehrs-
sicherheit. Denn der Nutzen-Kosten-Quotient weist das erste
Programm möglicherweise allein deshalb als effizienter aus,
weil unter den Flugreisenden relativ mehr gutverdienende Männer mittleren Alters sind als unter den Autobenutzern.

Schließlich sind nicht nur die praktischen Resultate des
Humankapitalansatzes unbefriedigend, sondern das Vorgehen
ist auch nicht mit der NKA konsistent, deren Bewertungskon-
zept auf den individuellen Präferenzen basiert (*Mishan* 1975).
Im Humankapitalansatz kommen aber individuelle Präferenzen
nicht explizit vor, und den Gegenwartswert des Lebensver-

dienstes als Näherung für den   s u b j e k t i v e n   W e r t
d e s   L e b e n s   zu verwenden, ist dubios, denn warum
sollte gerade diese von vielen Zufällen determinierte Summe
die subjektive Lebenseinschätzung quantifizieren? Daß sich
ein in Lebensgefahr befindender Mensch maximal (von Vermögen
und Transfers abgesehen) diesen Betrag für seine Rettung auf-
wenden kann, impliziert keinesfalls, daß er sein Leben auch
damit bewertet. Im Gegenteil weist *Conley* (1976) modelltheore-
tisch nach, daß der subjektive Wert des Lebens größer als der
diskontierte Verdienst ist, und *Acton* (1975:75) zeigt dies auch
empirisch über Befragungen, über die er einen um 5o % höheren
Betrag als mit dem Humankapitalansatz erhält. Überhaupt ist es
ein Nachteil, daß in diesem Ansatz der 'Wert' eines Lebens explizit angegeben werden muß, weil solche exponierten Wertfragen
immer Kritik herausfordern.

Die fehlende theoretische Basis, die zur Bewertung nur der
vordergründigen und leicht zugänglichen Aspekte von Gesundheit
führt, macht den Produktivitätsansatz untauglich zur Erfassung
und Bewertung von Gesundheitsleistungen. Denn für Bewertungs-
fragen ist das Verwenden der individuellen Präferenzen unumgänglich.

2.3.2   ERMITTLUNG DER ZAHLUNGSBEREITSCHAFT

2.3.2.1 DIE NUTZENÄQUIVALENTEN EINKOMMENSÄNDERUNGEN

Nachdem sich die im vorigen Abschnitt vorgestellten pragma-
tischen Bewertungsansätze als ungeeignet erwiesen haben, muß
auf das in 2.1.3 vorgeschlagene Konzept, nutzenäquivalente Einkommensänderungen für Gesundheitsänderungen zu bestimmen, zurückgegriffen werden. Vor dem Suchen nach geeigneten empirischen Verfahren soll jedoch die Darlegung der theoretischen
Basis stehen, um am korrekten Maß den Fehler gegenüber empirischen Methoden abschätzen zu können.

Wohlfahrtstheorie und NKA (*Mishan* 1975) verwenden als inter-
personell vergleichbare Nutzengrößen die auf *Marshall* zurück-
gehende Theorie der K o n s u m e n t e n r e n t e , die
hauptsächlich *Hicks* (1956) verbessert und ausgebaut hat. Er hat
vier Maße abgeleitet, von denen allerdings im Normalfall nur
die in Figur 2-7 eingezeichneten relevant sind, um den Effekt

Figur 2-7: Wohlfahrtseffekte einer Preissenkung

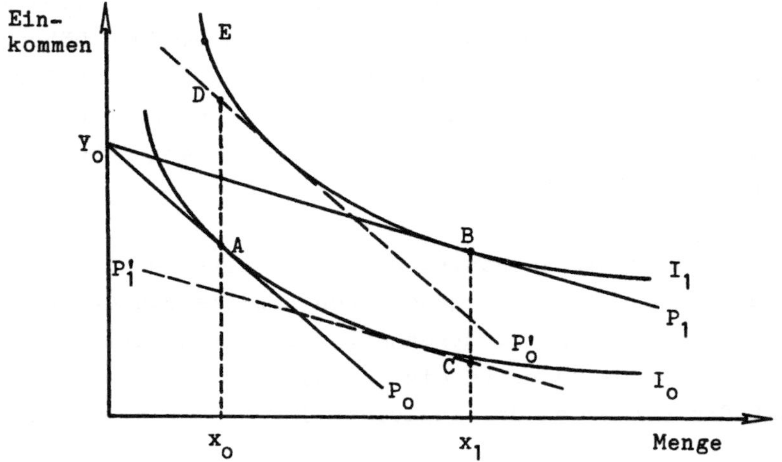

einer Wohlfahrtsänderung in Einkommensgrößen zu überführen.
Figur 2-7 zeigt die Auswirkungen einer Preissenkung von P_0
auf P_1 auf einen Konsumenten, durch die sich dessen Konsum-
gleichgewicht von A nach B verändert. Da P_1 mit I_1 eine höher
liegende Indifferenzkurve als P_0 mit I_0 tangiert, bewirkt die
Preissenkung eine Wohlfahrtssteigerung beim Konsumenten, deren Einkommensäquivalent *Hicks* (1956:99) mit zwei verschiedenen Größen erfaßt. Den Betrag BC nennt *Hicks* Compensating
Variation (CV). Ein Konsument kann eben dieses BC an Einkommen maximal aufgeben, wenn er nach der Preisänderung sein ur-
sprüngliches Nutzenniveau beibehalten will, weil dann die
Parallele zu P_1 immer noch I_0 tangiert. Dagegen ist die
Equivalent Variation (EV) der vom Konsumenten mindestens ge-
forderte Einkommensausgleich, um beim alten Preis das neue

Nutzenniveau I_1 erreichen zu können. Denn mit einem Einkommen von Y_o + AD kommt er auch mit den alten Preisen auf das Wohlfahrtsniveau I_1. Anders interpretiert erlauben die *Hicks'*-schen Kompensationsmaße also, den Wert der Mengenänderung x_1 - x_o in Einkommensgrößen anzugeben.

Ob die EV oder die CV das 'richtige' m o m e t ä r e
Ä q u i v a l e n t für Nutzenänderungen ist, bleibt in der Literatur kontrovers. Für normale Güter gilt bei Preissenkungen stets CV < EV, wobei aber über die Größe der Differenz allgemein nichts ausgesagt werden kann. *Mishan* (1975,1976) und *Akehurst/Culyer* (1974) verteidigen die CV, weil damit die Bewertung auf Basis des (potentiellen) *Pareto* Kriteriums geschieht und EV und CV in der Regel zu denselben Entscheidungen führen, während andere Autoren (*Silberberg* 1972, *Foster/Neuburger* 1974) nur die EV akzeptieren (1). Sie argumentieren, daß in der NKA nur hypothetische Einkommensänderungen betrachtet werden, wofür die EV das korrekte Maß ist, wohingegen die CV nur bei realen Kompensationen zulässig ist.

Hause (1975) sieht den Nachteil der CV darin, daß sie bei mehr als zwei Alternativen möglicherweise keine eindeutigen Aussagen mehr liefert. So ergeben sich dann verschiedene CV's, wenn außer B auch noch E in Figur 2-7 mit A zu vergleichen ist, obwohl B und E auf derselben Indifferenzkurve liegen, so daß zwischen tatsächlich indifferenten Alternativen fälschlicherweise differenziert wird. Die Ursache dafür ist, daß die CV jede Alternative mit anderen Preisen erfaßt, weshalb nominell gleiche Einkommensänderungen real verschieden sind. Da hinter der Messung der EV stets die ursprünglichen, unveränderten relativen Preise stehen, wird nach *Hause* (1975:1151) durch die EV eine monoton steigende Funktion f so geschaffen, daß f(U(x)) = Y; mit Y als Einkommen. Damit gilt eindeutig:

$$\triangle\ Y = f(U(x_1)) - f(U(x_o))$$

---

1) *Dorfmann* (1969:258) bezeichnet die EV als *willingness to pay*.

Die esoterisch erscheinende Unterscheidung zwischen EV und
CV ist notwendig, weil beim Erfragen der maximalen Zahlungsbereitschaft (MZB) die Formulierungen für die EV und CV unterschiedlich sind. Beispielsweise kann man, um die MZB für
eine Preissenkung zu ermitteln, das Individuum entweder fragen, welche Summe es maximal zahlt, um zu den gesenkten Preisen kaufen zu dürfen, oder welchen Betrag es mindestens bekommen müßte, um auf diese Möglichkeit zu verzichten. Im ersten Fall erhält man als Antwort die CV und im zweiten die
EV. Da die Antworten auf diese Fragen aber nicht gleich ausfallen (1), muß deshalb zwischen beiden Kompensationen unterschieden werden.

Noch ein weiteres Argument spricht für die Benutzung der EV
als MZB. Grundlage der Nutzen-Kosten-Analyse ist das potentielle *Pareto* Kriterium, nach dem ein Projekt dann realisiert werden sollte, wenn die gesamte MZB der vom Projekt
begünstigten Personen mindestens ausreicht, die Benachteilig-
ten entschädigen zu können. Da die K o m p e n s a t i o -
n e n   aber nicht gezahlt werden, ist es deshalb richtiger,
auch nur die potentielle MZB zu verwenden. Als solche kann
man die EV betrachten, weil dabei immer im *ex-ante* Zustand
(vor der Preisänderung) kompensiert wird: Bei einer Preiser-
höhung ist die EV der vom Konsumenten zu zahlende Betrag
und bei einer Preissenkung der ihm zu zahlende Betrag, damit
er in der Ausgangssituation bleibt, so daß der Konsument nie
zu den neuen Preisen kaufen muß oder darf. Für tatsächlich
gezahlte Kompensationen ist dagegen die CV das richtige Maß,
weil hierbei stets von der *ex-post* Situation ausgegangen wird.

2.3.2.2   ZAHLUNGSBEREITSCHAFT UND MARKTNACHFRAGEKURVEN

Das wichtigste Bindeglied zwischen dem theoretischen Konzept
der Kompensationen und ihrer praktischen Verwendbarkeit sind
die *Hicks*'schen   k o m p e n s i e r t e n   N a c h f r a -

---

(1) Außer, wenn im Sonderfall die Einkommenselastizität der
    Nachfrage Null ist.

g e k u r v e n (KN). Die KN kann man gedanklich so ableiten, daß man den Konsumenten nach seiner maximalen Zahlungsbereitschaft für die erste Einheit fragt, ihn diesen Preis
entrichten läßt, nach der zweiten Einheit fragt usw. Der An-
bieter verhält sich hier als perfekt preisdiskriminierender
Monopolist, der dem Konsumenten keine Renten läßt, weshalb
eine Bewegung auf der KN auch keine Nutzenänderung verursacht. Die so abgeleitete Kurve bezeichnet *Andel* (1977:487)
auch als marginale (maximale) Zahlungsbereitschaft, die
nicht mit der normalen Nachfragekurve (N) verwechselt werden

Figur 2-8: Normale (N) und Kompensierte Nachfragekurve (KN)

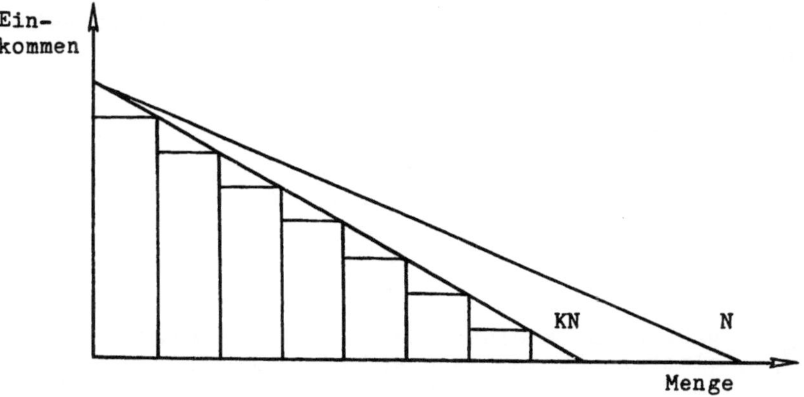

darf, weil bei N die Konsumenten zu einem Preis beliebige
Mengen kaufen können und somit für inframarginale Einheiten
weniger als ihren maximalen Preis zahlen müssen. Das bewirkt einen Einkommenseffekt (erhöhtes Realeinkommen), der
sich in erhöhter Nachfrage (N liegt in Figur 2-8 über KN)
niederschlägt, während die MZB den Einkommenseffekt kompensiert und nur den Substitutionseffekt reflektiert, so daß
die Fläche unter KN genau das gesuchte monetäre Äquivalent
EV oder CV ist (1). Existiert aber kein Einkommenseffekt,

---

(1) In Analogie zu den beiden Kompensationen CV und EV gibt
    es auch zwei KN, wobei die in 2-8 dargestellte Kurve
    auf Basis der CV abgeleitet ist, während die nicht ein-
    gezeichnete KN auf Basis der EV rechts von N liegen
    müßte, so daß CV<N < EV. Vergl. *Mishan* (1975:428).

so fallen alle Kurven zusammen, und auch alle Kompensationen
sind identisch (*Currie* et al. 1971:75o). In diesem Fall kann
die Bewertung durch gewöhnliche Nachfragekurven (N) erfolgen,
die aus Marktdaten abgeleitet werden können.

Für die praktische Bewertung ist das Vorliegen einer Einkommenselastizität von Null somit wesentlich, zumal sich dies
auch noch als eine hinreichende Bedingung für die Übereinstimmung von Marktnachfragekurven und aggregierten KN erweist
(*Currie* et al. 1971:753). Doch selbst, wenn die restriktive
Annahme eines nicht vorhandenen   E i n k o m m e n s e f -
f e k t e s , was gleichbedeutend ist mit einer Einkommenselastizität von Null, nicht gilt, kann man mit empirischen
(unkompensierten) Nachfragekurven arbeiten. *Willig* (1976:
589) gibt folgende Ungleichung für den zu erwartenden Fehlerbereich:

$$\frac{\underline{e}\,|A|}{2\,M} \le \frac{CV - A}{|A|} \le \frac{\bar{e}\,|A|}{2\,M}$$

wobei

$\bar{e}$ und $\underline{e}$:   größte und kleinste Werte der Einkommenselastizität in bezug auf die Nachfrage
im relevanten Bereich

A :   Fläche unter der unkompensierten Nachfragekurve N

M :   Einkommen des Konsumenten

Aus der Gleichung wird deutlich, daß CV = A, wenn e und/oder
A gleich Null sind, d.h. für eine befriedigende Übereinstim-
mung reicht es aus, wenn e|A| klein im Verhältnis zu 2 M
sind. Da empirisch gemessene Werte von e nahe eins liegen
(*Willig* 1976:59o), muß A nur wesentlich kleiner als 2 M
sein, was inhaltlich bedeutet, daß das betrachtete Gut nur
einen geringen Anteil an der gesamten Einkommensverwendung
hat. Mit realistischen Werten wird der Fehler, der aus

der Substitution von A gegen CV resultiert, fast unbedeutend,
wie *Willig*(1976:59o) an einem Beispiel demonstriert: Wenn
$A/M = 0,05$ und $\bar{e} = \underline{e} = 0,8$, dann beträgt der Fehler nur 2 %.

Für alle praktischen Zwecke ist damit das Verwenden von empirischen Nachfragekurven anstelle von kompensierten zum Ermitteln der MZB zulässig, zumal in Zweifelsfällen die Fehler-
größe kontrolliert werden kann.

2.3.2.3 ABLEITUNG DER MZB AUS OFFENBARTEM VERHALTEN

Marktnachfragekurven sind ein theoretisches Instrument und
lassen sich dementsprechend nicht am Markt beobachten, sondern müssen aus den empirisch feststellbaren Preis-Mengen
Daten mit ökonometrischen Verfahren geschätzt werden. Doch
gerade bei den Daten liegt das Problem: Das Gesundheits-
system ist nicht marktwirtschaftlich organisiert, so daß
die eventuell dort vorhandenen   P r e i s e   keinen Aufschluß über die MZB geben können. Deshalb ist das Ermitteln
von Marktnachfragekurven nicht möglich.

Je weniger der Ertrag aus Gesundheitsprojekten hinreichend
erfaßt werden kann, desto geringer sind auch die Möglichkeiten, punktuelle Informationen über die MZB durch Preise
vergleichbarer Leistungen im Marktsektor zu erhalten. Preise und MZB sind ohnehin nicht gleichzusetzen. Denn selbst,
wenn man davon absieht, Schattenpreise, das sind um den Effekt von Marktunvollkommenheiten bereinigte Preise (*McKean*
1968), zu benutzen, bleibt zu fragen, inwieweit ein Preis
eine Aussage über die MZB erlaubt. Weil die Fläche unter
der Nachfragekurve ein Maß für die MZB darstellt, kann ein
Preis, wie in Figur 2-9 gezeigt, nur die Untergrenze der
MZB markieren: Das Rechteck OPCX ist in jedem Fall kleiner
als OAB, wobei die Differenz von der Gestalt der Nachfragekurve abhängt.

In der Literatur finden sich einige Versuche, den Wert von
verhinderten Todesfällen aus Marktergebnissen zu schätzen.

Thaler/Rosen (1) gehen von L o h n d i f f e r e n z e n
am Arbeitsmarkt für Tätigkeiten aus, die unterschiedliches
Risiko für Verletzungen und tödliche Unfälle beinhalten,

Figur 2-9: Preis als Näherung der MZB

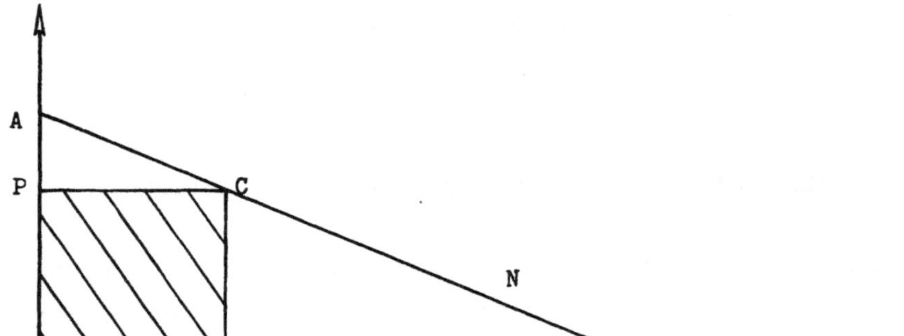

und leiten daraus für den Wert eines Lebens einen Betrag
von $ 2oo.ooo ab. Mit einem vergleichbaren Ansatz erhält
Viscusi (1978) marginale Werte zwischen $ lo.ooo und
$ 1.ooo.ooo pro Leben.

Wie man allgemein solche Daten, die aus beobachtetem Verhalten (*revealed preferences*) der Individuen stammen, interpretiert, läßt sich am besten an einem Beispiel verdeutlichen. Angenommen, der Lohn in Betrieben, die PVC produzieren, liege pro Arbeiter und Jahr um DM 3oo über dem Lohn
für vergleichbare Arbeit in anderen Betrieben, weil PVC
unheilbare Leberkarzinome hervorruft. Weiter sei angenommen, daß die in der PVC-Produktion Beschäftigten deshalb
ein um o,ool höheres Sterberisiko pro Jahr als ihre Kolle-
gen haben, so daß - vereinfacht ausgedrückt - von 1.ooo
Arbeitern pro Jahr aufgrund der gefährlichen Arbeitsbedin-
gungen einer stirbt. Für die Übernahme des kollektiven
Risikos werden pro Tausend Beschäftigte 3oo.ooo DM im Jahr
gezahlt, weshalb diese Summe auch gleichzeitig als Wert
eines Lebens betrachtet werden kann.

---

(1) Zitiert nach *Zeckhauser* (1975:429).

Von Datenproblemen abgesehen, setzt dieser Vorschlag voraus,
daß auf dem Arbeitsmarkt Konkurrenz herrscht, so daß die
sich des objektiven Risikos bewußten Arbeitssuchenden genau
den Lohnzuschlag erhalten, der ihre gefährlicheren Arbeits-
bedingungen nach eigener Einschätzung kompensiert. Da diese
Bedingungen kaum erfüllt sein dürften, ist das Ableiten
des Lebenswertes aus Lohndifferenzen nicht zu empfehlen.
Ähnliche Interpretationsprobleme tauchen auch bei Ansätzen
auf, aus Kosten individueller Präventivmaßnahmen, wie Si-
cherheitsgurte auf den Mindestwert eines Lebens zu schlies-
sen. Bei allen derartigen Versuchen ist die Gefahr groß,
daß eine nicht vorhandene Kausalität, wie zwischen Preis
(und 'Benutzungskosten') eines Sicherheitsgurtes und dem
subjektiven Lebenswert, postuliert wird, die zur Fehldeu-
tung von Marktdaten führt.

Andere Autoren haben, anstatt auf Marktpreise zu rekurrie-
ren, die Entscheidungen der Gerichte in Fällen von Haft-
pflichtschäden betrachtet. So fand *Hellmuth* (1966) heraus,
daß K o m p e n s a t i o n e n   f ü r   B e r u f s -
u n f ä h i g k e i t   große Varianzen aufweisen, die sich
nicht allein durch medizinische Faktoren erklären lassen.
Neben solchen praktischen Unzulänglichkeiten ist der Versuch, Entscheidungen der Rechtsprechung als MZB zu verwenden, rein empirisch, da die theoretische Begründung fehlt.
Im übrigen gehen die Urteile in Schadenersatzprozessen
häufig vom Produktivwert des Geschädigten aus (*Miller* 1959,
Doherty et al. 1976), so daß dann einfacher direkt der
Produktivitätsansatz gewählt werden kann.

Ein dritter Ansatz besteht darin,   i m p l i z i t e
g e s e l l s c h a f t l i c h e   W e r t e   als MZB
anzusehen. Viele öffentliche Programme implizieren einen
bestimmten Wert für menschliches Leben, woraus sich jedoch
keine eindeutigen Zahlen gewinnen lassen, denn die Beträge
schwanken über einen weiten Bereich. So nennt *Bailey* (1968)
das Beispiel, daß die Anforderungen an die Panzerung ameri-

kanischer Bomber im 2. Weltkrieg einen Wert von mehreren
Millionen Dollar bedeuteten, während moderne Kampfflugzeuge
fast ohne Armierung gebaut werden (1). Die enorme Streuung
in den impliziten Werten deutet darauf hin, daß die Entscheidungen für die Projekte nicht im Hinblick auf die
lebensrettenden Aspekte getroffen werden.

Die Liste der unzulänglichen Methoden, die MZB aus beobacht-
barem Verhalten abzuleiten, ließe sich noch fortsetzen,
doch ist auch so offensichtlich, daß diese Ansätze in die
falsche Richtung führen. Denn der Rückgriff auf Marktgrös-
sen ist theoretisch inkonsistent, weil doch gerade das Marktversagen zur Durchführung einer NKA zwingt (*Hesse* 1975:5o1),
so daß sich Marktergebnisse schon von der Konzeption der
NKA her nicht zur Bewertung eignen. Deshalb muß die MZB direkt
erfragt werden (2).

2.3.2.4 ERFRAGEN DER MZB

Das direkte Befragen der Individuen zur Ermittlung der MZB
hat theoretisch den Vorteil, unmittelbar und genau die gewünschten Angaben zu erhalten. Kritiker dieses Vorgehens
weisen aber auf zwei Punkte hin, die diesen Vorteil einschränken können. Denn zur Durchführung ist man gezwungen,
hypothetische Fragen zu stellen, d.h. die Befragten mit
einem Sachverhalt zu konfrontieren, den sie noch nie oder
nicht in dieser Formulierung überdacht haben und der ihnen
u.U. irrelevant erscheint. Nach *Fromm* (1968:174) geben

---

(1) Das Beispiel ist anfechtbar, weil die Konstrukteure
    heute bewußt auf Panzerung verzichten, um durch grös-
    sere Geschwindigkeit die Chancen des Piloten zu erhöhen.

(2) Diese theoretische Einsicht scheint sich auch in der
    Praxis durchzusetzen, vergl. die Studie von *Jordan*
    (1978) über Umweltschäden.

Personen in solchen Situationen unbedachte Auskünfte, die
dann nicht die korrekte MZB reflektieren. Diese Fehlerquel-
le läßt sich reduzieren, indem man die Fragen möglichst
konkret formuliert und in einen dem Befragten bekannten Zusammenhang stellt (*Acton* 1975:3o).

Der andere Einwand gegen B e f r a g u n g e n ist die
Möglichkeit strategischen Verhaltens, wobei die Befragten
ihre wahren Präferenzen verhüllen, wenn sie dadurch Vorteile für sich zu erreichen glauben. So wäre anzunehmen, daß
Personen, die nach ihrer geäußerten MZB auch erhöhte Steuern
für das gewünschte Projekt zahlen müssen, eine wesentlich
geringere MZB angeben, wenn sie sicher sind, daß das Projekt
auch ohne ihren Beitrag realisiert wird. Umgekehrt könnten
Personen ihre Präferenzen für ein Objekt übertreiben, falls
die Projektkosten sie nicht oder nur zu einem geringen Teil
belasten. *Bohm* (1972) hat diese These in einem Experiment
überprüft und kommt zu dem Schluß, daß das Ausmaß strategischen Verhaltens in der Literatur überschätzt wird. Für empirische Untersuchungen ist es nach seinen Ergebnissen ausreichend mitzuteilen, daß über die Kostenaufteilungsregel
erst später entschieden wird, weil dann die Befragten am
ehesten ihre wahren Präferenzen äußern. Denn dann herrscht
bei den Befragten Unsicherheit darüber, wie hoch der auf
sie entfallende Kostenanteil sein wird, so daß sie den Vorteil einer Präferenzverhüllung nicht mehr abschätzen können.

Das direkte Erfragen der MZB für Gesundheitseffekte setzt
voraus, daß diese Erträge adäquat quantifiziert sind, weil
ohne allgemeine Maßeinheit - wie die Funktionsniveaus - für
jedes Krankheitsbild detaillierte und in der Regel verwirrende Beschreibungen vorgelegt werden müßten. Ohne ein solches
Maß bleibt nur wieder die Bewertung von verhinderten Todesfällen, da hier über den physischen Ertrag kein Zweifel besteht. Nun ist das Fragen nach der MZB für das eigene Leben offensichtlich nicht sinnvoll, so daß hier anders verfahren werden muß. Deshalb schlägt *Needleman* (1976) vor, die
MZB der Angehörigen zu verwenden.

Andere Autoren machen den Vorschlag, statt die Verhinderung
einzelner Todesfälle zu bewerten, den darin zum Ausdruck
kommenden Ertrag in die durchschnittliche   R e d u k t i o n
d e r   S t e r b e w a h r s c h e i n l i c h k e i t
pro Individuum der Risikogruppe zu transformieren. Wenn beispielsweise durch eine neue Operationstechnik nur noch einer
statt wie früher zwei von loo Operierten sterben, so fragt
man nicht mehr nach der MZB für ein Leben, sondern nach der
MZB jedes Betroffenen für die Reduktion von o,o2 auf o,ol.
Diese Formulierung hat auch vom Konzept her den Vorteil, dem
Problem besser angemessen zu sein, weil die von den alternativen Projekten direkt Begünstigten, d.h. nicht Gestorbenen, ohnehin anonym bleiben.

Jones-Lee (1976) hat diese Idee in einem *Choice under
Uncertainty* Rahmen zu einem Modell ausgebaut und zur Illu-
stration dafür auch Werte erhoben, aber *Acton* (1973) ist
bislang der einzige dem Verfasser bekannte Autor, der die
MZB für Änderungen der Sterbewahrscheinlichkeit empirisch
ermittelt und in einer NKA verwendet hat.

Die Probleme dieses theoretisch korrekten Vorgehens (1)
liegen in der Praxis, weil die betrachteten Risikoänderungen häufig sehr gering sind und weil überhaupt fraglich
ist, ob die Befragten Wahrscheinlichkeiten vernünftig interpretieren können. Die Vertreter des Ansatzes sehen das Problem und bemühen sich, in den Fragen die Wahrscheinlichkeiten zu verdeutlichen. So benutzt *Acton* in seiner Umfrage
Säulen unterschiedlicher Höhe, deren Längen den in den Fragen vorkommenden Wahrscheinlichkeiten entsprechen. *Schelling*
(1968) schlägt dagegen eine zweistufige Befragung vor, um
die MZB für geringe Risikoänderungen zu erhalten. Er erläutert seinen Vorschlag an folgendem Beispiel: Eine Person

---

(1) *Broome* (1978) äußert allerdings Kritik an diesem
    Vorgehen.

soll ihre MZB für eine Reduktion des Sterberisikos um o,ool
über einen fixierten Zeitraum angeben. Da sie diesen Wert
nicht erfassen kann, wird zuerst nach der Reduktion um o,1
gefragt, wofür die Person ein Fünftel ihres Einkommens aufgeben will. Um jetzt auf die MZB für das o,ol-fache zu kommen, fragt man, was sie zu zahlen bereit wäre, um sich gegen ein Risiko von o,ol für den Verlust von einem Fünftel
ihres Einkommens zu versichern. Dieser letzte Betrag ist
dann die gesuchte MZB für die Reduktion um o,ool. Analog
kann für andere Daten verfahren werden.

Aber weder illustrative Graphiken noch äußerst ausgefeilte
Befragungsprozeduren können verhindern, daß die Validität
einer solchen   R i s i k o - M Z B   ungesichert bleibt,
wenn weiterhin Wahrscheinlichkeiten verwendet werden. Einen
Ausweg bietet das Überführen der Wahrscheinlichkeiten in
eine verlängerte Lebenserwartung (1), die für die meisten
Befragten ein eher verständliches Konzept ist als die ab-
strakten Wahrscheinlichkeiten. Da die Angabe der Lebenserwartung, die definiert ist als durchschnittliche Restlebenszeit
in einem bestimmten Lebensalter, nur eine andere Präsenta-
tion der Ergebnisse darstellt, ergibt sich außer der größeren Verständlichkeit keine Änderung gegenüber der Arbeit mit
Wahrscheinlichkeiten. Insbesondere sind, wenn die Ertrags-
daten eine Aufschlüsselung zulassen, altersspezifische Werte beim Sterberisiko ebenso wie bei der Lebenserwartung zu
verwenden.

Als Fazit des Bewertungskapitels kann festgehalten werden,
daß die MZB das korrekte Bewertungsinstrument für die Erträge ist, die MZB aber nicht in beobachtbaren Marktgrößen
vorliegt und daß sie deshalb von den Betroffenen erfragt
werden muß. Möglichkeit und Erfolg der Befragungen hängen
direkt von der Qualität des verwendeten Ertragsmaßes ab, das
damit zum Kernproblem jeder Effizienzanalyse im Gesundheitswesen wird.

---

(1) Die technischen Details der Umrechnung können in der Literatur nachgelesen werden, z.B. bei *Flaskämper* (1962).

TEIL 3: ENTWICKLUNG UND ANWENDUNG DER GESUNDHEITS-STATUS-ANALYSE

Ausgehend von den in Kapitel 2.2 entwickelten Funktionsniveaus wird in Teil 3 ein geschlossenes Konzept der Gesundheitsmessung durch Gesundheitsstatus dargestellt:
die Gesundheitsstatus-Analyse. Kapitel 3.1 gibt einen
Überblick über den Gesundheitsstatus, seine Vorteile, An-
wendungsmöglichkeiten und Schwachstellen. Die daran anschließenden Kapitel 3.2 bis 3.4 behandeln dann eingehender die notwendigen Schritte der Messung, Bewertung und
Errechnung, um mit dem Konzept des Gesundheitsstatus Gesundheitsänderungen quantitativ zu erfassen. Da am Ende
der Kapitel jeweils die diskutierten Methoden auf das Epilepsieprogramm angewendet werden, bietet der Teil 3 gleichzeitig eine Gesundheitsstatus-Analyse des Ambulanzprogramms.

3.1 Ein operationales Konzept der Gesundheitsmessung

3.1.1 Die Bestandteile des Gesundheitsstatus

3.1.1.1 Funktionsniveaus und Bewertung

Der Gesundheitsstatus bietet die Möglichkeit, die Gesundheit
von Personen und Gruppen zu quantifizieren und dadurch den
Erfolg von Gesundheitsprogrammen festzustellen. Für die Aufstellung des Gesundheitsstatus werden die drei Komponenten

- Funktionsniveau   (FN)
- Funktionsniveauwert (FNW)
- Prognose

benötigt, die in diesem Abschnitt übersichtsartig dargestellt und in den drei folgenden Kapiteln ausführlicher behandelt werden.

F u n k t i o n s n i v e a u s (FN) sind in Kapitel 2.2
schon kurz vorgestellt und dort als Kombination von Funktionen definiert worden. Diese Kombinationen müssen so beschaf-
fen sein, daß sie die Fähigkeit zur normativen Rollenerfüllung anzeigen und daß jeder Person zu jedem Zeitpunkt nur
ein FN zugeordnet werden kann, das deren Gesundheitszustand
ausreichend beschreibt (1).

Die FN sind objektive Zustandsbeschreibungen, so daß in ihnen die unterschiedliche Bedeutung von Funktionsverlusten
für die Betroffenen nicht zum Ausdruck kommt. Implizit werden damit alle FN als gleich gut oder schlecht betrachtet,
obwohl ein Patient einen Schnupfen wahrscheinlich als weniger schlimm als eine Blinddarmentzündung empfindet. Die Konsequenz der impliziten Gleichbewertung aller FN ist, daß
ein Gesundheitsprogramm, das den Kranken den Wechsel in ein

____

(1) In 3.2 sind diese Forderungen näher definiert.

von ihnen besser eingeschätztes FN ermöglicht, keinen über
Funktionsniveaus meßbaren Ertrag hat. Um dieses Problem zu
lösen, müssen die FN durch Bewertung differenziert werden.

Die Bewertung erfolgt über den Nutzen, den die Individuen
den FN beimessen. Nutzen wird hier als Grad der Wünschbar-
keit von Alternativen in Entscheidungssituationen verstanden, der sich an der Entscheidung für oder gegen eine Alternative beobachten läßt. Bewerten bedeutet also, quantitativ
festzustellen, für wie wünschenswert die Individuen jedes
FN im Vergleich zu einer Basis (z.B. 'Tod') halten und somit
kardinale Nutzenmessung.

Der relative Nutzen der FN wird als F u n k t i o n s -
n i v e a u w e r t (FNW) bezeichnet. Mit Hilfe der FNW
ist es möglich, die Funktionsniveaus auf einer Skala nach
ihrem Nutzen zu ordnen und anhand dieser Skala Erträge von
Gesundheitsprogrammen zu messen. Eine Anwendung liegt beispielsweise darin, den durchschnittlichen FNW einer Bevöl-
kerungsgruppe periodisch zu ermitteln, um damit den Gesundheitszustand der Bevölkerung im Zeitablauf feststellen zu
können.

Wie gezeigt wurde, ist die Bewertung der FN für die Entwicklung einer Ertragsanalyse unabdingbar, obwohl mit der kardinalen Nutzenmessung erhebliche Probleme verbunden sind. Die
FN nur ordinal zu bewerten (d.h. nur die Rangfolge, nicht
aber den relativen Abstand festzulegen) reicht aber nicht
aus, weil dies keine Aussage über die Präferenzintensität
gestattet (1). Damit werden aber Effizienzanalysen unmöglich,
weil die Entscheidungstheorie von der Quantifizierbarkeit
des Nutzens ausgehen muß (*Krelle* 1968:79).

---

(1) Nach dem *Arrow*'schen Unmöglichkeitstheorem ist es aus-
    geschlossen, individuelle Rangordnungen zu einer Grup-
    penentscheidung zu aggregieren, ohne Präferenzen zu ver-
    gleichen, was kardinale Nutzenmessung impliziert (*Keeny/
    Raiffa* 1976:524).

Dieser Sachverhalt läßt sich beispielhaft an Tabelle 3-1
verdeutlichen, die die Bewertung von 3 Projekten A, B, C

Tabelle 3-1: Vergleich von ordinaler und kardinaler
            Bewertung

	(a) ordinal			(b) kardinal		
	A	B	C	A	B	C
I	1.P	2.P	3.P	9	1	O
II	3.P	1.P	2.P	1	5	4
II	2.P	1.P	3.P	3	6	1
Total	2.P	1.P	3.P	13	12	5

durch 3 Personen I, II, III zeigt. Im Fall (a) der o r -
d i n a l e n   B e w e r t u n g   erhält das individuell
beste Projekt den 1. Platz, das nächstbeste den 2. usw. Die
Präferenzen werden so aggregiert, daß sich die Rangfolge
nach der Zahl der ersten Plätze bestimmt, während die übrigen Plazierungen nur in Pattsituationen zählen. Danach ist B
das beste Projekt, aber es besteht keine Möglichkeit, den
Abstand zum nächstbesten Projekt anzugeben. Im Beispiel 3-1
(b) können die Individuen ihre Präferenzen differenzierter
ausdrücken, indem sie lo Punkte auf die Alternativen verteilen. Mit dieser Bewertung kehrt sich das Resultat von (a)
um, denn nun wird Alternative A vorgezogen, und auch der relative Abstand zu den anderen Projekten liegt vor. Die unterschiedlichen Entscheidungen beruhen darauf, daß ein kardi-
nales Maß die Stärke der Präferenz (d.h. den Abstand zwischen
den Alternativen) auszudrücken erlaubt, die Differenzen der
Rangplätze beim ordinalen Maß dagegen als gleich betrachtet
werden. Zudem erlaubt allein das kardinale Messen den Mar-
ginalkostenvergleich, der zur optimalen Allokationsentschei-

dung notwendig ist. Es muß deshalb versucht werden, den Nutzen der FN kardinal zu erfassen (*Bush* et al. 1972:52).

Um die Datenerhebung nicht noch zusätzlich zu erschweren,
werden die FNW zweckmäßig mit Methoden bestimmt, die nur Intervallskalen anstelle von anspruchsvolleren Verhältnisskalen
liefern. Da diese Bewertungen dann nur bis auf eine lineare
Transformation eindeutig sind, könnten sie bei einigen Ent-
scheidungsregeln von der Wahl der Transformation abhängen
(*Lipscomb/Scheffler* 1974:15). Diese Schwierigkeit wird ver-
mieden, indem man die FNW so normiert, daß sie zwischen null
und eins liegen. Daraus folgen auch noch Vorteile für die
Ertragsmessung, wie im nächsten Abschnitt gezeigt wird.

3.1.1.2 PROBLEME DER BEWERTUNG

Vor dem Bestimmen der FN-Werte ist die Frage zu klären, wes-
sen Präferenzen dazu benutzt werden sollen. Falls die Untersuchung im Rahmen eines bestimmten Programms erfolgt, so gibt
es Betroffene und nicht Betroffene. Die vom Programm Betroffenen, d.h. die Erkrankten, haben den Vorteil, einige oder
alle der erfragten Funktionsniveaus aus eigener Erfahrung
zu kennen. Wenn die Patienten aber an akuten Krankheitszuständen leiden, werden die Nutzen der besseren FN vermutlich
überschätzt. Dennoch empfiehlt *Acton* (1) das Befragen der
potentiell Begünstigten, während die meisten anderen Autoren
die Präferenzen der Gesamtbevölkerung verwenden wollen (2),
weil mit den Präferenzen der Zielgruppe ein unverhältnis-
mäßig hoher Anteil der Ressourcen auf das spezielle Programm
verwendet würde, die Gesamtbevölkerung aber die Ressourcen
stellen muß (3).

---

(1) In der Diskussion des PKU-Programms in *Berg* (1973:2o7).

(2) Da nach der subjektivistischen Wertlehre nur bekannte Ob-
    jekte einen Wert besitzen (*G. Hesse* 1975:5o4), können die
    Präferenzen der Allgemeinheit auch nur zu allgemein be-
    kannten Objekten ermittelt werden. Befragte Personengrup-
    pen und Art der Definition bedingen sich gegenseitig.

(3) Bei starken externen Konsumeffekten kann dies aber ge-
    rechtfertigt sein.

Daher scheint es sinnvoller, eine Zufallsstichprobe der Gesamtbevölkerung nach ihren Präferenzen zu befragen, wie unter anderen *Bush* und Mitarbeiter (1972:52) vorschlagen. Denn für gesamtwirtschaftliche Allokationsentscheidungen sollten die g e s e l l s c h a f t l i c h e n F N - W e r t e verwendet werden, die nach dem individualistischen Freiheitsbegriff auf den Präferenzen aller Gesellschaftsmitglieder basieren müssen. Deshalb sind auch Versuche, die Wertungen von Repräsentanten (Politiker, Bürokraten) zu erfragen (*Feldstein* 197o:149, *Fanshel/Bush* 197o:1o31), nur dann zu tolerieren, wenn die finanziellen Restriktionen eine Stichprobe nicht erlauben. *Torrance* (1971) verwendet die Bewertungen von Ärzten u.a. mit der Begründung, daß diese aufgrund ihrer Ausbildung die FN am besten einschätzen könnten. Das Argument ist ernstzunehmen, wenn die FN in medizinischen Kategorien beschrieben sind, was aber dem Konzept der FN widerspricht. Bei korrekter, allgemein verständlicher Definition der FN entfällt dieses Argument deshalb. Zudem tendieren Ärzte nach *Wyler* (1968) dazu, leichte Krankheiten in den Auswirkungen auf den Patienten zu unter- und schwere zu überschätzen und auch Funktionseinbußen anders zu beurteilen (*Berg* et al. 1976).

Mit der Entscheidung, die Präferenzen der Gesamtbevölkerung für die Bewertung zu verwenden, ist auch die Frage nach der Art der zu erfragenden Präferenzen vorbestimmt. *Harsanyi* (1955) unterscheidet zwischen ethischen und subjektiven Präferenzen, wobei erstere solche sind, die der einzelne als nicht direkt Betroffener äußert, während die subjektiven Präferenzen seinen Nutzen als unmittelbar Betroffenen wiedergeben. Auf die Wichtigkeit dieser Unterscheidung deutet ein Ergebnis aus der Untersuchung von *Berg* (1973a:124) hin: Die Befragten bewerteten den Zustand Bettlägerigkeit für ihre Person mit o,25, bei anderen dagegen nur mit o,33, also als nicht schlimm, da der beste Wert 1 war. Daher sollte bei der Gewichtung versucht werden, die e t h i s c h e n P r ä - f e r e n z e n einer Stichprobe aus der Gesamtbevölkerung zu ermitteln (*Stanley* 1974).

Um den Nutzen der Funktionsniveaus möglichst exakt zu erfas-
sen, muß der Einfluß von i n t e r v e n i e r e n d e n
V a r i a b l e n weitgehend ausgeschlossen werden.
Torrance (1972:12o) nennt

- finanzielle Überlegungen
- Art der Prognose und
- Dauer der FN

als Faktoren, die die FN-Werte beeinflussen, ohne diese Annahmen allerdings zu testen. Einen möglichen Effekt der ersten beiden Größen kann man durch entsprechende Frageformu-
lierungen zu neutralisieren versuchen, beispielsweise indem
man Lohnfortzahlung und vollen Krankenversicherungsschutz
unterstellt und außerdem gleiche Übergangswahrscheinlichkeiten von jedem FN auf jedes andere FN. Für einen starken
Einfluß der Dauer eines FN auf dessen Bewertung existieren
empirische Hinweise. *Torrance* (1971:9o) findet in einem Test
seine Hypothese bestätigt, daß der Nutzen der FN mit der
Zeit abnimmt. Dasselbe Resultat zeigen auch die Daten aus
Tabelle 3-2, die aber nur auf wenigen Beobachtungen basieren (1). Interessant ist an diesen Daten, daß der Nutzen
nicht für alle FN in etwa gleich von der kurzen zur langen
Periode sinkt, sondern daß auch ein Niveaueffekt wirkt, der
die Rangordnung verändert. Ein Schema ist dabei nicht zu
erkennen, außer daß die schlechtesten FN in der Bewertung
prozentual am meisten einbüßen und die besten am wenigsten.
Damit ist es nicht möglich, von den FN-Werten für einen bestimmten Zeitraum durch einen prozentualen oder absoluten
Aufschlag oder Abschlag die FN-Werte für eine andere Periode
zu erhalten. Die FN-Werte müssen jeweils einzeln für die
relevanten Zeiträume ermittelt werden.

---

(1) Dieser Unterschied läßt sich auch an den Daten der in
    Absatz 3.3.2.4 beschriebenen Umfrage zeigen: für 162
    Wertepaare ergibt sich ein t-Wert der Differenzen
    (doppelter t-Test für abhängige Stichproben) von $\hat{t}=14,4$,
    der hochsignifikant ist und die Hypothese auf einer
    breiteren Datenbasis ebenfalls stützt.

Tabelle 3-2: Der Einfluß der Zeit auf die Bewertung von Funktionsniveaus; Mittelwerte von 13 Personen (1)

Funktions-niveaus	Funktionsniveauwerte		Prozentuale Differenz
	unter 3 Wochen	über 3 Wochen	
Unwohlsein	o,96	o,89	- 7,3
Wohlbefinden	o,95	o,89	- 6,3
Hospital I	o,66	o,46	- 3o,3
Bettruhe	o,65	o,47	- 27,7
Behinderung	o,62	o,5o	- 19,3
Beeinträchtigung	o,62	o,53	- 14,5
Hospital II	o,22	o,11	- 5o,5
Koma	o,15	o,o3	- 8o,o
Total	o,60	o,49	- 18,3

Vor diesem Hintergrund ist es unverständlich, wenn die Autoren der meisten Funktionsskalen die FN-Werte als zeitunabhängig betrachten und *Bush* und Mitarbeiter (1972:65) noch die Vorteile dieses falschen Vorgehens betonen. Neben *Torrance* (1972/1976a) weist nur noch *Whitmore* (1973) auf die Unzulässigkeit dieser Vereinfachung hin, obwohl die Bewertung der FN wegen der kardinalen Nutzenmessung bereits genug methodische Fragen aufwirft.

3.1.1.3 DER DYNAMISCHE GESUNDHEITSASPEKT: DIE PROGNOSE

Die Funktionsniveaus erlauben nur, den Gesundheitszustand zu einem Zeitpunkt zu beurteilen. Dieser statische Ansatz reicht für bestimmte Zwecke aus, wenn etwa wiederholte Messungen im Zeitablauf erfolgen, gibt aber isoliert kein zutreffendes Bild vom Gesundheitszustand, weil der dynamische Aspekt fehlt. Denn Gesundheit umfaßt nicht nur den gegenwärtigen Zustand, sondern auch die absehbare Entwicklung, die Prognose des Krankheitsverlaufs. Daß die P r o g - n o s e ein konstitutiver Bestandteil von Gesundheit ist,

---

(1) Die Daten stammen aus einer Pilotstudie. Der Fragebogen und die Erläuterungen sind im Anhang A wiedergegeben.

zeigt folgende Überlegung: Wenn zwei Personen dieselbe Funktionseinbuße haben, z.B. Bettlägerigkeit, so sind sie dennoch nicht gleich gesund, wenn der eine ein Magengeschwür, der andere aber ein Karzinom hat, weil ihre Prognosen divergieren. Der korrekte Ansatz zur Gesundheitsmessung führt deshalb über den Gesundheitsstatus, der Funktionsniveaus und Prognose kombiniert.

Werden Prognosen bei der Beurteilung von Gesundheitsprogrammen nicht berücksichtigt, so können paradoxe Ergebnisse folgen (*Chen* et al. 1975:79). Der mit den FN gemessene Gesundheitszustand einer Bevölkerung kann sich verschlechtern, wenn die Lebenserwartung steigt, weil mit höherem Lebensalter auch meist die Funktionsfähigkeit abnimmt. Diese nicht akzeptable Schlußfolgerung bei Verwendung der FN kommt dadurch zustande, daß die FN die Qualitäts-, nicht aber Quantitätskomponente, die Lebensdauer, von Gesundheit berücksichtigen. Außerdem werden ohne Prognose weder positive noch negative Langzeiteffekte erfaßt, die jedoch häufig bedeutenden Umfang haben. Die Autoren der HIP-Funktionsskala (*Gilson* et al. 1975:131o) wenden sich dennoch gegen das Einbeziehen von Prognosen, weil die Prognosen zu unsicher seien. Betrachtet man nur den Einzelfall, ist diese Kritik sicher gerechtfertigt, doch in Gruppen von 1oo.ooo Personen läßt sich ein Krankheitsverlauf mit hinreichender Genauigkeit vorhersagen, da es hier um den typischen Verlauf geht.

Für die weitere Verwendung wird Prognose als die im Zeitablauf wahrscheinlichste Abfolge von Funktionsniveaus definiert. Welches FN in der nächsten Periode erreicht wird, hängt von den Übergangswahrscheinlichkeiten p_{ij} ab, von FN_i in FN_j zu kommen. In Figur 3-1 ist ein solcher Prozeß schematisch dargestellt, wobei nur 3 FN angenommen sind. Aufgrund der eingezeichneten Ü b e r g a n g s w a h r - s c h e i n l i c h k e i t e n verteilen sich die angenommenen 1oo Personen gemäß den Zahlen in den Kreisen im

Figur 3-1: Prognose als Reihe von Übergangswahrschein-
           lichkeiten

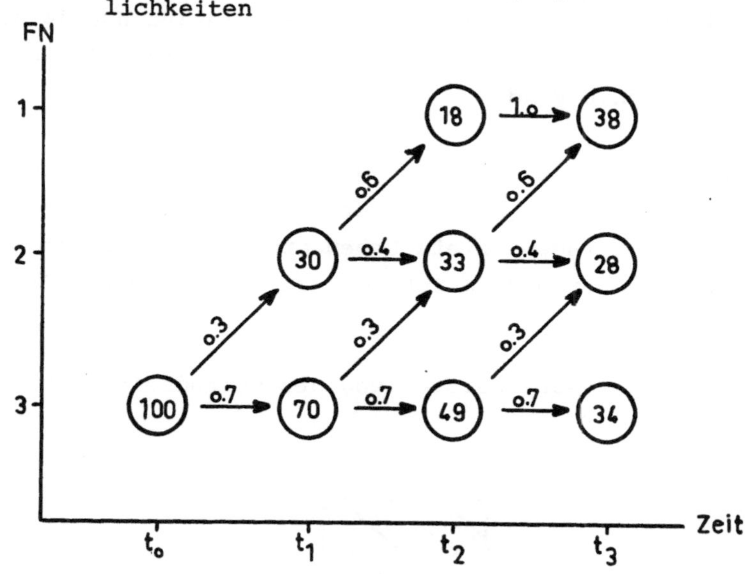

Zeitablauf auf die FN (1). Wenn wie in der Zeichnung angenommen, die p_{ij} nur von Funktionsniveaus der vorherigen
Periode (t-1) und nicht weiter zurückliegender Perioden abhängen, läßt sich diese Abfolge als ein Markov-Prozeß beschreiben, der unter Umständen konvergiert und dann die
langfristige Verteilung der Patienten zeigt.

Ein Satz von Übergangswahrscheinlichkeiten kann nicht für
die Gesamtbevölkerung gelten, sondern es müssen für nach
demographischen Merkmalen aufgeteilte Zellen, sogenannte
Module, gesondert Wahrscheinlichkeiten erhoben werden,
weil Prognosen u.a. alters- und geschlechtsspezifisch sind.
Bei den Prognosen handelt es sich im eigentlichen Sinne
nicht um Vorhersagen, sondern um aus der Vergangenheit pro-
jizierte Entwicklungen, ähnlich den Tafeln der Lebenserwartung, die aufgrund der gegenwärtigen Sterblichkeit die Lebenserwartung von anderen Jahrgängen beschreiben (*Chen* et

---

(1) Wendet man die Prognose auf eine Gruppe an, so kann
    man die p_{ij} plastisch als Anzahl von Personen pro FN
    und Zeitpunkt interpretieren.

al. 1975:8o). Daraus folgt für das Erheben der Übergangswahrscheinlichkeiten, daß die Daten als relative Häufigkeiten des Auftretens der einzelnen FN aus epidemiologischen
Studien zu gewinnen sind.

Mit der Verbindung von FN und Prognose sind die Voraussetzungen geschaffen, den Gesundheitsstatus operational zu definieren als qualitätsgewichtete Lebenserwartung, die als Produkt von Lebensdauer und Gewicht der darin zu erwartenden

Figur 3-2: Schematische Darstellung des Gesundheitsstatus

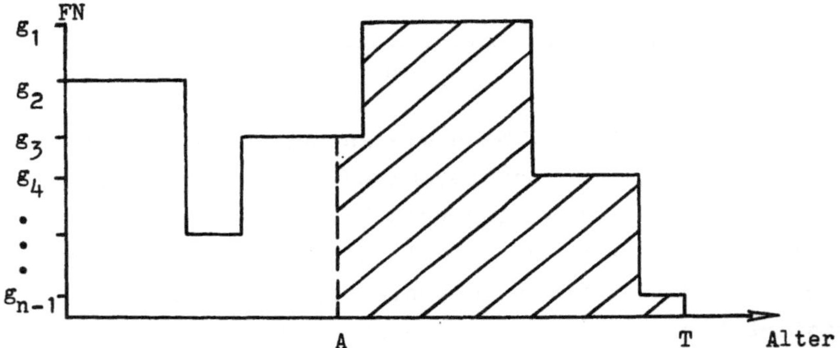

FN errechnet wird. Der schraffierte Bereich (1) in Figur
3-2 kennzeichnet den Gesundheitsstatus Q im Zeitpunkt A,
der kleiner als das Ideal $g_1 \cdot (T-A)$ ist, weil in der Restlebenszeit Funktionseinbußen zu erwarten sind. Mit dem so
definierten Konzept des Gesundheitszustandes können jetzt
die Erträge von Gesundheitsprogrammen bestimmt werden.

-----

(1) Der Verlauf in Figur 3-2 ist willkürlich und berück-
    sichtigt keine Zeitpräferenzaspekte.

3.1.2 ERTRAGSMESSUNG ÜBER GESUNDHEITSSTATUS: DIE GESUNDHEITSSTATUSANALYSE

3.1.2.1 DIE QUALITÄTSGEWICHTETE LEBENSERWARTUNG ALS MASSEINHEIT

Mit dem Gesundheitsstatus gelingt die Verknüpfung von Mortalitäts- und Morbiditätsaspekten, die als die Quantitäts- und die Qualitätskomponente von Gesundheit aufgefaßt werden können. Das angemessene Outputmaß ist deshalb die qualitätsgewichtete Lebenserwartung, weil hierin sowohl eine reduzierte Sterblichkeit als auch eine geringere Krankheitshäufigkeit (verbesserter Funktionsstatus) zum Ausdruck kommen.

Formal läßt sich der G e s u n d h e i t s s t a t u s Q des Individuums k so darstellen:

$$Q_k = \sum_t \sum_i P_{itk} \cdot g_{it} \qquad (3,1)$$

wobei:

p =   Übergangswahrscheinlichkeit
g =   Funktionsniveauwert
i =   Funktionsniveau
t =   Intervall
k =   Modul oder Person

Für das durch (3,1) definierte Q müssen die g für 'Tod' = 0 und 'Volle Funktion' = 1 gesetzt werden, damit ein Zuwachs von Q auch eine Verbesserung ausdrückt. Die Intervalle t können je nach Daten Tage, Wochen, Jahre oder längere Perioden umfassen, jedoch sinkt mit zunehmender Intervallänge die Genauigkeit der Messung, wenn für ein Intervall wegen Erhebungsproblemen nur ein FN gilt. Für empirische Arbeiten wird es zweckmäßig sein, gleichlange Perioden zu verwenden, so daß - gleiche Werte für jede Periode vorausgesetzt - die

Summation über t durch die Multiplikation mit der Gesamt-
periodenzahl ersetzt werden kann. Den Zeithorizont kann man
entweder nach der unterschiedlichen Lebenserwartung fest-
setzen, oder man kann für alle Module ein gleiches Standardleben einsetzen.

Das Standardleben (T_s) einzuführen, hat einige Vorteile gegenüber alters- und geschlechtsspezifischen Lebenserwartun-
gen (*Fanshel/Bush* 197o:1o36). Zuerst ist es für die Ertragsmessung notwendig, eine Normlebensdauer anzusetzen, um daran zu beurteilen, ob eine Person verfrüht gestorben ist. Damit kann der etwas unklare und wertbeladene Begriff der
'geretteten' Leben zugunsten eines Zuwachses an Funktionszeit
aufgegeben werden. Ein konstantes Standardleben von z.B.
8o Jahren, das weniger als 4,3 % der Bevölkerung erreichen
(*Stat. Jahrbuch* 1978:73), für alle Module anzunehmen, bringt
eine wesentliche Rechenarbeitsersparnis. Der Hauptvorteil
liegt aber darin, daß nicht wie bei der Lebenserwartung die
jüngeren Personen gegenüber älteren benachteiligt werden,
weil z.B. 15-Jährige eine Lebenserwartung von ca. 59 Jahren
haben, 75-Jährige desselben Jahrgangs dagegen noch fast
8 Jahre Lebenserwartung (*Stat. Jahrbuch* 1978:73). Implizit
erhalten die Älteren damit ein höheres Gewicht in der Rechnung.

Für das weitere Vorgehen wird die Periodenlänge auf ein
Jahr festgelegt und die FN-Werte ebenfalls für diesen Zeitraum definiert, so daß sich (3,1) vereinfacht zu:

$$Q_k = \sum_t \sum_i P_{itk} \cdot g_i \qquad (3,2)$$

mit t als Jahresintervall. Mit dieser Vereinfachung kann
gleichzeitig ein Maß für den Gesundheitsstatus definiert
werden: das F u n k t i o n s j a h r . Denn Q ist nach
(3,2) die Summe der qualitätsbewerteten Restlebenszeit in
Jahren, die nur im Idealfall mit den Lebensjahren übereinstimmt, in der Regel aber darunter liegt. Ein Funktionsjahr

ist deshalb das Äquivalent zu einem Jahr optimaler Funktionsfähigkeit, das je nach FN mehrere Lebensjahre betragen kann, so daß z.B. 3 Jahre Bettlägerigkeit einem Funktionsjahr entsprechen können.

Die Lebens- und damit auch die Funktionsjahre sind in der
Formulierung (3,2) nicht diskontiert, was impliziert, daß
für ein Individuum zu einem beliebigen Zeitpunkt alle künf-
tigen Lebensjahre, ungeachtet ihres zeitlichen Abstandes
vom Beurteilenden, denselben Nutzen haben. *Torrance* (1972)
und *Bush* und Mitarbeiter (1973) halten diese Annahme für
falsch und diskontieren deshalb. Entsprechend modifiziert
lautet dann Gleichung (3,2):

$$Q_k = \sum_t \frac{\sum_i p_{itk} \cdot g_i}{(1+r)^t} \qquad (3,3)$$

Die Wahl des konkreten Diskontsatzes r bleibt aber fragwürdig, solange hierzu weder eine Theorie noch empirische
Untersuchungen vorliegen. Ob Formulierung (3,3) überhaupt
dem Gesundheitsstatus angemessener ist, wird am Ende des
Kapitels im Zusammenhang erörtert.

3.1.2.2 DER ERTRAG EINES GESUNDHEITSPROGRAMMES

Über die Funktionsjahre läßt sich die Gesundheit von Per-
sonen exakt messen, so daß auch durch Gesundheitsmaßnahmen
bewirkte Änderungen im Gesundheitszustand feststellbar sind.
Wenn Q_k^* den Gesundheitsstatus von k mit Realisation eines
Programmes bezeichnet, und Q_k den ohne Programm, so ist der
Programmertrag als Differenz anzugeben:

$$\Delta Q_k = Q_k^* - Q_k \qquad (3,4)$$

Ein Beispiel dazu zeigt Figur 3-3, wo die schraffierte Fläche den P r o g r a m m e r t r a g in Funktionsjahren bezeichnet. Im *Status quo,* d.h. ohne Programm,

kann eine Person k eine Restlebenszeit von T-A erwarten. Ein
Gesundheitsprogramm verbessert jetzt die Situation von k so,
daß die Lebenserwartung auf T* ansteigt und sich außerdem der
Funktionsstatus über die gesamte Zeit erhöht. Deshalb liegt die
Fläche ΔQ_k oberhalb und rechts von Q_k.

Figur 3-3: Gesundheitsstatus mit und ohne Programm

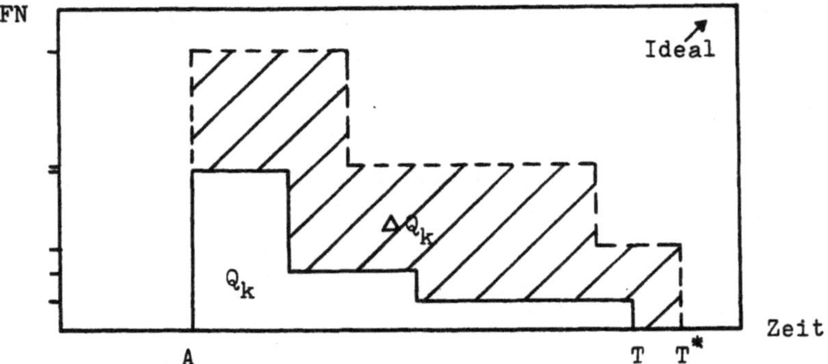

Um den Gesamtertrag eines Gesundheitsprojekts zu erhalten, muß
die Zielbevölkerung nach Risikofaktoren in Module aufgeteilt
werden, die gleiche Prognose erwarten lassen. Der Gesundheitsstatus des Moduls k ist das Produkt aus dem durchschnittlichen
Gesundheitsstatus eines Modulmitgliedes und der Modulbesetzung n:

$$\bar{Q}_k = n_k Q_k \qquad (3,5)$$

Der Effekt eines Gesundheitsprogramms läßt sich dann als Summe
der Funktionsjahränderungen der einzelnen Module angeben:

$$Y = n_1(Q_1^*-Q_1) + n_2(Q_2^*-Q_2) + \ldots n_m(Q_m^*-Q_m) \qquad (3,6)$$

Das Ermitteln von Y stellt den wichtigsten Schritt in einer
Effizienzanalyse gesundheitspolitischer Maßnahmen dar, weil damit eine quantitative und umfassende Outputmessung vorliegt.
Diese Methode der Ertragsmessung wird im folgenden als G e -
s u n d h e i t s s t a t u s - A n a l y s e (GSA) bezeichnet.

Wenn Y als Grundlage für eine NKA verwendet werden soll, muß
es zuvor bewertet werden, was besondere Fragen aufwirft, die
in Teil 4 diskutiert werden. Andererseits ist aber auch eine

KWA auf Basis von Y sinnvoll, da die Funktionsjahre das eine
Hauptproblem der KWA, die Eindimensionalität, aufgrund ihres
umfassenden Ansatzes überwinden. Zwar kann auch die Verbindung
von KWA und GSA, die in Analogie Kosten-Gesundheitsstatus-
Analyse (KGA) heißen soll, weiterhin Entscheidungshilfe nur
bei der Auswahl von mehreren Projekten sein, dafür existieren hierzu aber auch Optimierungsansätze. *Torrance* (1972:127)
beschreibt einen *Cost-effectiveness-ranking* Algorithmus, der
auf linearer Programmierung beruht, und *Chen/Bush* (1976) prä-
sentieren einen Ansatz mit *dichotomer* Programmierung.

Die Erträge von Gesundheitsprojekten mit Funktionsjahren zu
quantifizieren, bringt auf der konzeptionellen Ebene drei Vorteile:

1. Die Funktionsjahre sind umfassend, weil sie Mortalität
   und Morbidität erfassen und Gesundheit als Endprodukt
   (besseres und/oder längeres Leben) messen anstatt als
   Vorprodukt (1).

2. Die Funktionsjahre sind sensitiv, da im Prinzip beliebig
   kleine Änderungen in Lebensdauer und Funktionsstatus erfaßt werden können.

3. Die Funktionsjahre sind verständlich, da dieses Outputmaß intuitiv deutlich wird und somit der Programmertrag in
   seiner Bedeutung leichter verstanden wird.

---

(1) Dieser Vorteil ist nicht unumstritten. So argumentiert
    Jones (1977), daß es in einem Land mit hoher Morbidität
    der Bevölkerung wichtiger sein kann, den Gesundheits-
    zustand zu verbessern, als die Lebenserwartung zu erhöhen.
    In der GSA wird aber unterstellt, daß Mortalität und Mor-
    bidität substitutiv sind.

Inwieweit die theoretischen Vorteile der Gesundheitsstatus
aber für die Praxis gelten, läßt sich am besten anhand der
bereits damit durchgeführten Studien beurteilen.

3.1.2.3 ANWENDUNGEN DER GESUNDHEITSSTATUS-ANALYSE

Funktionsniveaus und Gesundheitsstatus können nicht nur für
Effizienzanalysen verwendet werden, sondern auch zur Beschreibung der Gesundheit von Bevölkerungsgruppen. Diese
Möglichkeit wird aber nicht weiter betrachtet, weil im Rahmen dieser Arbeit nur die Methoden der Erfolgskontrolle
interessieren. Obwohl das Konzept der Gesundheitsstatus
allgemeiner ist, sind alle damit durchgeführten Studien
der Form nach Kosten-Wirksamkeits-Analysen. Bei der Bespre-
chung der Effizienzstudien wird die bei der GSA benutzte
Terminologie weiterverwendet, was zulässig ist, weil die
Studien alle ein gemeinsames Konzept haben.

Die erste Untersuchung, die bereits die grundlegenden Elemente der Kosten-Gesundheitsstatus-Analyse (KGA) enthält,
stammt von *Torrance* (1971) und ist eine Pilotuntersuchung
zur besten Versorgung chronischen Nierenversagens. *Torrance*
(1971) legt den Schwerpunkt seiner Arbeit auf den Vergleich
der Gewichtungsmethoden, verwendet dazu 7 krankheitsspezifische
FN und befragt 11 Ärzte. Aus seiner Pilotstudie folgert er,
daß seine Methode zuverlässig und durchführbar ist, obgleich
er nur 11 Personen befragt, die zudem noch Ärzte sind.

Im Gegensatz zu *Torrance* verwenden *Bush/Fanshel/Chen* (1972)
in ihrer Untersuchung eines TBC-Programms das volle Instrumentarium der KGA. Zur Beurteilung von TBC-Früherkennungs-
verfahren bilden sie 5o Module, eine Skala mit 5 FN und
6 Krankheitsformen und stellen ein Computerprogramm auf, ohne das eine solche differenzierte Ertragsrechnung unmöglich
wäre. Die Erträge werden in Funktionsjahren angegeben, wobei
Experten die Prognosen der Krankheitsformen schätzen. Die

FN-Werte bestimmen die Autoren allerdings nicht korrekt, sondern verwenden willkürliche Daten, um damit die Sensitivität
der Resultate in bezug auf die Gewichte zu demonstrieren.
Insgesamt ist die Studie in der Durchführung sehr aufwendig,
weil damit die praktische Relevanz des von den Autoren entwickelten Konzepts gezeigt werden soll.

Fast die gleichen Autoren (*Bush/Chen/Patrick* 1973) haben ihr
Konzept noch an einer weiteren Krankheit erprobt. Bei der
Auswahl der effizienten Methode, *Phenylketorruria* (PKU),
eine Erbkrankheit, möglichst früh zu erkennen, liegt der
Schwerpunkt auf der methodisch richtigen Analyse und nicht
auf exakt durchgerechneten Erträgen. Die Nutzen der 15 FN
bestimmen einmal Studenten und dann noch Gesundheitsexper-
ten, die auch die Prognosen schätzen müssen, wobei eine
Gruppenentscheidungstechnik verwendet wird. Ansonsten geht
diese Studie nicht über die TBC-Untersuchung hinaus und
nutzt damit nicht alle in der KGA enthaltenen Möglichkeiten
aus.

Interessant ist die als Buch erschienene Studie von *Wein-
stein/Stason* (1976), die die Vorteile der Hypertoniebekäm-
pfung darstellt, weil hier 'Außenseiter' die KGA anwenden.
Denn die Autoren haben nicht an der Entwicklung der KGA mit-
gearbeitet, wie die Verfasser der zuvor genannten Untersuchungen, was die Deutung zuläßt, daß die GSA sich durchzusetzen beginnt. Gut an der Hypertoniestudie ist vor allem
der weitgehende Verzicht auf Expertenschätzungen und die
Ausführlichkeit in der Durchführung.

Alle Studien zeigen, daß die Verwendung der GSA in empirischen Untersuchungen durchaus möglich ist und auch zu sinn-
vollen Ergebnissen führt. In keinem Fall traten Probleme
auf, die Zweifel an der Operationalität des Konzepts für
Effizienzanalysen aufkommen ließen. Allerdings haben sich die
vorgestellten Studien weitgehend auf ein Minimalkonzept ge-

stützt und nur solche Krankheiten zum Gegenstand gehabt, wo
der Schwerpunkt der Erträge bei der höheren Lebenserwartung
lag. Lediglich deshalb war es möglich, mit den wenig ausge-
bauten Funktionsskalen auszukommen. Das häufige Ermitteln
der Übergangswahrscheinlichkeiten durch Schätzungen ist ebenfalls ein Mangel, der aber nicht auf die GSA zurückgeht, da
einfach die medizinischen Daten über den Behandlungserfolg
fehlten.

Die insgesamt zufriedenstellende Bilanz der praktischen Anwendung der GSA stellt aber gleichzeitig die Frage, ob dies
vielleicht nur am Übergehen der kritischen Punkte des Ver-
fahrens liegt. Wenn die bislang nicht oder unzulänglich
theoretisch gelösten Punkte stringent formuliert werden, mag
damit auch die Operationalität verloren gehen. Gerade weil
die GSA beginnt, sich auch bei Praktikern durchzusetzen, ist
es unumgänglich, die schwachen Stellen des Konzepts aufzu-
decken und - wenn möglich - zu verbessern.

3.1.3   KRITISCHE STELLEN IM KONZEPT DER GESUNDHEITS-STATUSANALYSE

3.1.3.1 ÜBERSICHT ÜBER DIE PROBLEMKREISE

Die kritischen Stellen im Konzept der GSA lassen sich unter-
teilen in:

- Prinzipielle Fragen und
- Probleme der Nutzenaggregation.

Die prinzipiellen Fragen sind als solche nicht allgemein
verbindlich zu entscheiden, da hinter ihnen Werturteile
stehen. Dennoch lohnt auch eine Diskussion dieser Fragen,
um aufzuzeigen, welche Aspekte der GSA diesem Problembereich
angehören, und um abzuklären, inwieweit die verschiedenen
Standpunkte das Konzept der GSA beeinflussen.

Eine erste prinzipielle Frage wurde bereits im Zusammenhang
mit den Überlegungen zur Bewertung der FN angesprochen. Die
Frage, welche Personengruppe die FN gewichten sollte, ist
von Bedeutung, weil die beiden in Betracht kommenden Gruppen,
Ärzte (Produzenten) oder Laien (Konsumenten von Gesundheitsleistungen), die Schwere von Krankheiten unterschiedlich
einschätzen (*Berg* et al. 1976). In Übereinstimmung mit der
traditionellen ökonomischen Theorie, die Konsumentensouveränität postuliert, und den in Absatz 3.1.1.2 gemachten Ausführungen sollte eine Bevölkerungsstichprobe die Bewertung
vornehmen.

Eine andere prinzipielle Frage ist, ob man Personen nach ihrem Alter und/oder ihrem Gesundheitszustand diskriminieren
oder begünstigen soll. Dieses Problem beinhaltet V e r -
t e i l u n g s a s p e k t e , weil dabei zu entscheiden
ist, ob beispielsweise einer Gesundheitsstatusänderung von
älteren Personen weniger Gewicht in der Aggregation gegeben
werden soll als jüngeren. Es gibt empirische Belege dafür,
daß die Bevölkerung tatsächlich solch inhuman erscheinende
Differenzierung macht. So fand *Acton* (1973:85) heraus, daß
77 % von 91 Befragten lieber das Leben von einer jüngeren
Person als von zwei älteren gerettet sehen wollten. Zu einem
ähnlichen Resultat kommt *Berg* (1973a:124) hinsichtlich der
Funktionsfähigkeit: Von 211 Befragten wollten 82 % eher
einen Arbeitsfähigen retten als zwei bettlägerige Patienten.

Dennoch sollte eine exogene Bewertung (durch Entscheidungsträger oder Analytiker) unterbleiben, weil die Gleichheit
aller Leben ein gesellschaftlicher Grundwert ist. Daneben
sprechen auch praktische Gründe für die Gleichheitsforde-
rung, da von einer Diskussion über die 'gerechte' (d.h. gesellschaftlich gewollte) Verteilung von Gesundheit im politischen Prozeß nicht viel zu erwarten ist, wie die uner-
giebige Debatte um die gerechte Einkommensverteilung zeigt.
Anstatt also zu fragen, ob etwa eine Verbesserung im Gesundheitsstatus eines jüngeren Menschen weniger Gewicht er-

halten soll als die gleiche Verbesserung bei einem alten
Menschen, werden beide Verbesserungen in der GSA als gleichwertig betrachtet. Grundsätzlich ist aber der Einbau solcher Verteilungsaspekte in die GSA möglich.

Die mit der A g g r e g a t i o n verbundenen Schwierigkeiten lassen sich am leichtesten anhand einer von
Klarman (1974:338) aufgeworfenen Frage illustrieren: Ist
eine Lebensverlängerung um lo Jahre bei einer Person gleichwertig mit einer Verlängerung um 1 Jahr bei lo Personen?
Das vorgestellte Konzept der GSA impliziert genau dies (1),
denn dort wird der Nutzen eines FN bestimmt und mit der
wahrscheinlichen Dauer und der Zahl der Betroffenen multipliziert, ohne zu berücksichtigen, bei wem und in welchem
Ausmaß sich der Gesundheitsstatus ändert. Die Gültigkeit
dieses Vorgehens setzt voraus, daß die folgenden drei Bedingungen erfüllt sind, die aus der Aufspaltung der erwähnten Frage resultieren:

1. Es ist unerheblich, wen die Änderungen im Gesundheitsstatus betreffen,

2. Die Addition der Einzelnutzen verschiedener
   Personen ist zulässig,

3. Die unterschiedslose Addition von Funktionsjahren ist zulässig.

Die erste Annahme bedarf nach den vorangegangenen Überlegungen keiner weiteren Diskussion, während die Möglichkeiten der interpersonellen Nutzenaddition (Annahme 2) genauer
zu betrachten sind. Auch hinter der 3. Annahme steht das
Problem der Nutzenaddition, weil - wie noch zu zeigen ist -
Funktionsjahre ebenfalls Nutzengrößen sind. Denn nur, wenn

---

(1) Bei Verwendung zeitabhängiger FN-Werte gilt die Aus-
    sage nur bedingt.

das Individuum eine Änderung um ein Funktionsjahr stets
gleich beurteilt (Annahme 3), gilt die Proportionalitätshypothese, daß der Nutzen von lo Jahren gleich dem Nutzen
von lo mal 1 Jahr ist (1).

Die Gültigkeit der A d d i t i v i t ä t s - resp.
Proportionalitätsannahme erweist sich damit als Grundprob-
lem der GSA, so daß es zweckmäßig ist, vor der Überprüfung
der Annahmen 2 und 3 die Voraussetzungen der Additivität
zu untersuchen.

3.1.3.2 ADDITIVITÄT VON NUTZEN UND INTERPERSONELLE AGGREGATION IN DER GSA

Additivität von Nutzen bedeutet formal, daß der Gesamt-
nutzen der Argumente x_i gleich der Summe der Einzelnutzen
$U_i(x_i)$ ist:

$$U(x_1, x_2 \ldots x_n) = U_1(x_1) + U_2(x_2) + \ldots U_n(x_n)$$

Anders formuliert heißt dies, das Aggregat läßt sich als
Summe seiner Komponenten darstellen. Die Gültigkeit dieser Aussage bedingt die Unabhängigkeit der Summanden, denn
wenn beispielsweise x_1 und x_2 komplementäre Güter sind,
gilt:

$$U(x_1, x_2) > U_1(x_1) + U_2(x_2)$$

weil der isolierte Konsum von x_1 und x_2 nur geringere Bedürfnisbefriedigung verschafft.

Die Annahme der Unabhängigkeit ist restriktiv, und es lassen sich leicht Situationen konstruieren, wo die Bedingung
nicht erfüllt ist. *Fishburn* (1967:436) nennt zwei Voraussetzungen, die für die Additivität konstitutiv sind, wenn

---

(1) *Zeckhauser/Shepard* (1976:12) z.B. machen diese Annahme
    ohne Begründung.

bei Befragungen eine additive Präferenzstruktur festgestellt
werden soll: Der Bewertende muß konsistente Aussagen über
jedes Argument x_i machen können, während die übrigen als
konstant betrachtet werden, und der Nutzen von x_i darf
nicht vom Niveau der konstant gehaltenen Argumente abhängen.
Das heißt, wenn (1)

$$U(x_1,\bar{x}_2) > U(x_3,\bar{x}_4)$$

dann muß ebenso für jedes a, b (a,b ≥ O) gelten:

$$U(x_1,a\bar{x}_2) > U(x_3,b\bar{x}_4)$$

Aufgrund dieser Voraussetzungen werden dann am ehesten
additive Nutzenkomponenten zu erwarten sein, wenn nur wenige Argumente zu bewerten sind, die möglichst verschiedenen Bereichen entstammen, oder wie *Krelle* (1968:75) es ausdrückt:"Wenn man die Argumente der Nutzenfunktion zu großen
Aggregaten zusammenfaßt, die möglichst wenig miteinander
zu tun haben oder sich, wie die Chancen in einem Entscheidungsprozeß bei Unsicherheit, gar gegenseitig ausschließen."

Die leichte Anwendbarkeit des   a d d i t i v e n   M o -
d e l l s hat zu dessen weiter Verbreitung geführt, wobei
allerdings nicht immer die restriktiven Voraussetzungen genügend beachtet werden. *Edwards/Tversky* (1967:256) raten,
auch bei nicht erfülltem Unabhängigkeitspostulat das Modell
anzuwenden, weil bislang keine operationalen Modelle für
interdependente Strukturen existieren und viele abhängige
Strukturen über additive Modelle gut anzunähern sind. So
bleibt vor Verwenden eines additiven Modells zu prüfen, ob
dessen Voraussetzungen erfüllt sind und - wenn nicht - ob
die unter der Additivitätshypothese erhaltenen Näherungswerte ausreichen.

---

(1) Der Querstrich kennzeichnet die konstant gehaltenen
    Argumente

Dazu kann eine von *Altherr* und Mitarbeitern (1978) beschriebene, auf *Keeny/Raiffa* (1976) basierende, Methode verwendet
werden, die die Additivität individueller Präferenzstruktu-
ren durch den Vergleich von Komponentenpaaren überprüft.
Die Vielzahl der Vergleiche und die eventuell erforderlichen Korrekturen schränken die Operationalität dieses Tests
aber ein, weil dafür Versuchspersonen mit guter Auffassungs-
gabe und genügend Zeit und Personal zur Verfügung stehen
müssen. Deshalb muß im Rahmen dieser Arbeit auf einen entsprechenden Test verzichtet werden, so daß den theoretischen
Überlegungen erhöhte Bedeutung zukommt.

Welche Konsequenzen folgen aus der Darstellung der Bedingungen für die   i n t e r p e r s o n e l l e   Nutzenaggregation in der GSA? Die Einzelnutzen dürfen addiert werden,
wenn sie voneinander unabhängig sind, d.h. jede Person muß
den Nutzen einer Funktionsänderung unabhängig vom Funktionsstatus anderer Personen bestimmen. Inhaltlich bedeutet dies,
Mitleid und andere Formen des *Altruismus* dürfen keinen Effekt
auf die Einschätzung des eigenen Gesundheitsstatus haben.
Da dem Individuum die anderen Betroffenen in der Regel un-
bekannt sind, kann diese Annahme gemacht werden, weil die
meisten Personen sich nur von der Situation bei Bekannten
beeinflussen lassen, so daß die Addition der Einzelnutzen
über Personen zulässig sein sollte.

In der GSA wird der Ertrag aber in der Form berechnet, daß
die durchschnittliche Änderung in Funktionsjahren mit der
Zahl der Betroffenen multipliziert wird. Sofern man keine
identischen Nutzenfunktionen unterstellt, weicht das so erhaltene Aggregat von der Addition der Einzelwerte in der Regel ab. Durch diese spezielle Form der Aggregation wird die
soziale Bedeutung aller individuellen Nutzenintervalle
gleichgesetzt, so daß die eigentlichen Additivitätsprobleme
bei der Ermittlung des Durchschnittsnutzens auftreten.

3.1.3.3 DIE ADDITION VON FUNKTIONSJAHREN: DER NIVEAU-EFFEKT

Neben der interpersonellen Nutzenaddition erfordert das Konzept der GSA auch die Summation über Funktionsjahre, die ebenfalls Nutzengrößen sind. Denn Funktionsjahre sind das Produkt aus einem Zeitintervall in Jahren und dem gewogenen arithmetischen Mittel der für diesen Zeitraum zutreffenden FN-Gewichte und somit nichts anderes, als das, was *Gäfgen* (1974:316) P e r i o d e n n u t z e n nennt. Damit bezeichnet er das Produkt aus Nutzenintensität und Dauer, das bei der GSA dem Produkt aus Bewertung (Nutzen) der FN und der damit verlebten Zeit entspricht. Weil Funktionsjahre also ebenfalls Nutzengrößen sind, unterliegt ihre Aggregation den Annahmen des additiven Modells.

In der GSA sind alle Funktionsjahre gleich, da die Funktionsjahre, von der Verwendung zeitabhängiger Bewertung abgesehen, immer mit den gleichen Funktionsniveauwerten errechnet werden. Das bedeutet z.B., daß 2 Lebensjahre, in einem mit o,5 gewichteten FN verbracht, immer einem Funktionsjahr entsprechen, obwohl die Bewertung möglicherweise von anderen Faktoren abhängt und deshalb variabel sein muß. Die Gleichheit der Funktionsjahre ist nur dann gegeben, wenn die folgenden beiden Fragen verneint werden können:

1. Existiert ein Niveaueffekt, der unterschiedliche FN-Werte erfordert?

2. Ist der Grenznutzen von Lebensverlängerungen unterschiedlich?

Die erste Frage wird in diesem Absatz, und die zweite im nächsten Absatz erörtert.

Ein Niveaueffekt besteht dann, wenn das Erreichen eines gewissen Niveaus einer Einflußgröße die zuvor geltenden Präfe-

renzen stark verändert, wie es z.B. bei Beziehern von hohen
Einkommen im Vergleich zu Personen mit geringerem Einkommen zu beobachten ist. Im Zusammenhang der FN könnte zumindest bei folgenden drei Faktoren ein solcher Niveaueffekt
auftreten:

- Dauer der FN
- Alter der Betroffenen
- Funktionszustand
  (Krankheit)

Daß die Dauer eines FN dessen Einschätzung beeinflußt, ist
bereits gezeigt worden und durch Einführen zeitabhängiger
Gewichte auch in der GSA berücksichtigt worden. Beim Alter
wäre ein ähnlicher Effekt denkbar, wenn ältere Patienten
starke Funktionsverluste geringer als jüngere bewerteten;
doch stützen empirische Ergebnisse (*Kaplan* et al. 1976:492)
diese Hypothese nicht. Dagegen erscheint beim Funktionszustand ein   N i v e a u e f f e k t   als sehr wahrscheinlich, denn sonst müßte ein Patient ein Jahr Krankheit nach
lo Jahren Gesundheit als gleichwertig mit 1 Jahr Gesundheit
nach lo Jahren Krankheit empfinden. Zumindest in solchen
extremen Fällen sollte ein Niveaueffekt existieren, der für
beide Situationen verschiedene Funktionsniveauwerte notwendig macht, obwohl zu dieser Frage noch keine empirischen
Befunde vorliegen.

Wirkt dieser Effekt auch in den meisten übrigen Fällen, so
muß die GSA um FN-Werte erweitert werden, die nach vorangegangenen und wahrscheinlich folgenden FN differenziert sind.
Um das vorliegende Konzept der GSA aber in diesem Punkt end-
gültig verwerfen zu können, müßte man die ungefähre Größe
des Fehlers gegenüber dem korrekten Vorgehen bestimmen. Denn
die undifferenzierte Addition kann approximativ richtig sein,
weil Extrembeispiele wie das geschilderte selten sind und
weil sich gegenläufige Effekte (Über- und Unterschätzungen)

ausgleichen könnten. *Torrance* (1976c:365) argumentiert, daß
die Patienten schnell vergessen und deshalb nur das unmittelbar vergangene FN berücksichtigen.

Solange diese Aspekte nicht durch quantitative Untersuchungen geklärt sind, sollte die GSA weiter in der kritisierten
Form durchgeführt werden, weil der mutmaßliche Fehler unbe-
kannt ist, der Zuwachs an Komplexität durch eine Änderung
aber erheblich ist. In jedem Fall stellt aber die Annahme
der Unabhängigkeit der Funktionsjahre voneinander eine kritische Stelle der GSA dar.

3.1.3.4 DIE ADDITION VON FUNKTIONSJAHREN: DIE INTERTEMPORALE BEWERTUNG

Neben der Diskussion der Niveaueffekte bleibt noch zu fragen, ob das ungewichtete Addieren der Funktionsjahre zulässig ist, obwohl die Nutzen in unterschiedlicher zeitlicher
Distanz vom Individuum anfallen. Ertrag bedeutet in der GSA
Zuwachs an gesunder resp. dazu äquivalenter Lebenszeit, die
durchaus einen s i n k e n d e n G r e n z n u t z e n
haben kann, wie es bei vielen anderen Gütern der Fall ist.
Von pathologischen Ausnahmen (Selbstmördern) abgesehen, hat
zusätzliche Lebenszeit einen positiven Nutzen ($U' > 0$), wobei aber die 2. Ableitung nicht so eindeutig ist. *Torrance*
(1976c) und *Whitmore* (1976) gehen davon aus, daß die meisten Personen hinsichtlich zusätzlicher Lebenszeit *risiko-
averses* Verhalten zeigen.

Daraus kann auf fallenden Grenznutzen ($U'' < 0$) geschlossen
werden, wie die folgende Überlegung zeigt. R i s i k o -
a v e r s i o n   liegt dann vor, wenn stets gilt:

$$U(t_2) > pU(t_3) + (1-p)U(t_1) \qquad (3,7)$$

wobei p so gewählt ist, daß $t_2 = p \cdot t_3 + (1-p)t_1$ und $t_1 <$
$t_2 < t_3$ ist, wie in Figur 3-4 dargestellt. Personen werden
dann als r i s i k o a v e r s   bezeichnet, wenn sie stets

die sichere Alternative der unsicheren mit demselben Erwar-
tungswert vorziehen. Solches Verhalten impliziert sinken-

Figur 3-4: Nutzen aus zusätzlicher Lebenszeit

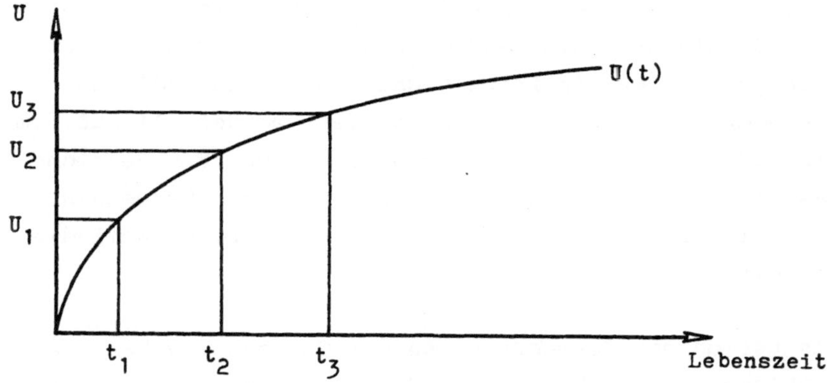

den Grenznutzen, wie an Figur 3-4 gezeigt werden kann. Wenn
man p = o,5 setzt, gilt

$$t_2 = o,5t_3 + o,5t_1$$

$$2t_2 = t_3 + t_1$$

so daß t_2 die Hälfte von $t_3 + t_1$ ist. Unter Benutzen von
(3,7) wird daraus

$$2U(t_2) > U(t_3) + U(t_1)$$

Beide Ausdrücke zusammen definieren eine Nutzenfunktion mit
fallendem Grenznutzen, weil der Nutzen von $2t_2$ größer ist
als $t_3 + t_1$, die Lebenszeiten aber genau gleich sind. Im
Gegensatz dazu wäre bei einer linearen Nutzenfunktion (U''
= o)

$$2U(t_2) = U(t_3) + U(t_1)$$

so daß die Proportionalitätshypothese wie in der GSA angenommen Gültigkeit hätte.

Diese Annahmen des Risikoverhaltens gelten aber nur vom
selben Zeitpunkt aus und langfristig, während kurzfristig -
etwa bei bevorstehendem Tod - durchaus risikofreudiges Verhalten existieren kann. An empirischen Studien zum sinkenden Grenznutzen von zusätzlicher Lebenszeit gibt es allein
das mehr informelle Resultat von *Whitmore* (1976:386), der
bei 21 von 27 Befragten fallende Grenznutzen feststellen
konnte. Für die GSA folgt aus diesen Überlegungen, daß die
Funktionsjahre über ein Leben nicht einfach zu addieren
sind, sondern daß der Ertrag diskontiert werden (1) muß, um
dem sinkenden Grenznutzen Rechnung zu tragen. Ein Verzicht
auf das Diskontieren kann auch nicht durch das Verwenden
zeitlich differenzierter FNW ausgeglichen werden, weil diese
nur den Niveaueffekt kompensieren.

Die Diskussion der Schwachstellen der GSA hat ergeben, daß
die Probleme bei der kardinalen Nutzenmessung und insbesondere der Aggregation der Nutzengrößen liegen. Diese Schwierigkeiten sind nicht zu umgehen, da eine verbesserte Effizienzanalyse im Gesundheitssektor auf kardinaler Nutzenmessung aufbauen muß, wie *Brüngger* (1974) nachgewiesen hat.

Die interpersonale Addition wurde für die GSA als zulässig
erkannt, während die intertemporale Addition nur zulässig
ist, wenn diskontiert wird und zeitabhängige Bewertungen
verwendet werden. Allerdings bestehen keine Anhaltspunkte
dafür, wie hoch die Zeitpräferenzrate anzusetzen ist. Die
Unabhängigkeitsannahme bei den Funktionsjahren ist kritisch,
wird aber dennoch, solange keine widersprechenden empirischen Daten vorliegen, unterstellt, um das einfache Konzept
der GSA zu erhalten. Insgesamt erweist sich das vorgestellte Konzept der GSA als in Punkten noch nicht ausgereift, aber
als ansonsten so guter Ansatz zur Beurteilung der Effizienz

-----

(1) *Weinstein/Stason* (1977:72o) begründen das Diskontieren
    pragmatischer: Die heute für 2 Projekte aufgewendeten
    Kosten, deren Erträge in einem zusätzlichen Lebensjahr
    in lo oder 15 Jahren bestehen, sind nicht zu vergleichen,
    weil die Opportunitätskosten divergieren. Diskontiert man
    jedoch die Lebensjahre, so sind die Projekte über die
    Kosten vergleichbar.

von Gesundheitsprojekten, daß er der Lösung praktischer Probleme dienen kann. Diese Aussage gilt insbesondere im Vergleich zu den möglichen Alternativen, die nicht annähernd gleichgute Ergebnisse vorweisen können.

3.2   AUFSTELLEN DER FUNKTIONSNIVEAUS

3.2.1   EXISTIERENDE FUNKTIONSNIVEAUSKALEN

3.2.1.1 DAS SICKNESS IMPACT PROFILE

Dieser Abschnitt schließt an die Diskussion in Absatz 2.2.2.2 an, wo die SIP und HIP Skalen als operationale Konzepte der Funktionsfähigkeit erwähnt wurden. Die Darstellung der beiden Funktionsskalen (1) nimmt hier deshalb relativ viel Raum ein, weil sie als gute Umsetzung des in 2.2 entwickelten Konzepts gelten können, so daß daraus die Grundzüge für die Konstruktion von Funktionsskalen abzuleiten sind.

Das *Sickness Impact Profile* (SIP) ist in mehreren Veröffentlichungen beschrieben worden, wobei die Artikel von *Gilson* und Mitarbeitern (1975) sowie von *Bergner* und Mitarbeitern (1976b) das Aufstellen der Funktionsskala am besten erläutern und deshalb den folgenden Ausführungen auch zugrunde liegen.

Das SIP ist als Maß für krankheitsbedingte Funktionseinbußen konzipiert, die sich im Verhalten manifestieren. Deshalb haben die SIP Autoren nach *statements*, kurzen Sachverhaltsbeschreibungen, gesucht, die möglichst alle auftretenden Funktionseinbußen (*Disfunktionen*) erfassen. Dabei sind die Verfasser empirisch vorgegangen und haben versucht, aus unterschiedlichen Quellen, wie z.B. von:

---

(1) Zur Vereinfachung wird statt des korrekten Begriffs
    Funktionsniveauskala das kürzere Funktionsskala verwendet.

- Patienten
- med. Personal (Ärzte, Schwestern, etc.)
- Gesunden
- Angehörigen von Kranken

über Fragebögen dieses *statements* zu bekommen. 1loo ausgefüllte Fragebögen und eine zusätzliche Literaturdurchsicht
anderer Funktionsskalen lieferten zusammen 125o Beschreibungen von Disfunktionen. Ein 5-Mann-Team wählte daraus
314 Funktionsniveaus, die in 14 Gruppen gegliedert sind, nach
folgenden Regeln aus: Die Statements mußten

1. ein Verhalten beschreiben und
2. die Art der *Disfunktion* angeben

um als Funktionsniveaus in die Skala aufgenommen zu werden.
Disfunktion wurde in Übereinstimmung mit dem soziologischen
Gesundheitsbegriff als Einschränkung oder Verhinderung von
Aktivitäten, aber auch als erzwungene neue Aktivität definiert, wenn diese mit der bisherigen kollidiert oder sie
ganz ersetzt (1). Die erweiterte Definition hat den Vorteil,
daß Verhinderung oder Beschränkung von Aktivitäten nicht
mehr so extensiv definiert werden muß.

In Tabelle 3-3 ist ein Auszug aus der   S I P   F u n k -
t i o n s s k a l a   wiedergegeben. Die Kategorien umfassen einen weiten Bereich von Funktionen, die sich auf verschiedene Dimensionen beziehen. Zwei Anwendungen haben zumindest bestätigt, daß die 314 *statements* das gesamte Spektrum an Funktionseinbußen ausreichend abdecken. Die 314
statements sind in einfachen, klaren und direkten Aussagen
in einen Fragebogen übernommen worden, mit dem der Gesundheitsstatus der Bevölkerung festgestellt werden soll. Da die
statements sich teilweise überlappen, müssen die Befragten

---

(1) Beispielsweise ist ein Dialysepatient gezwungen, in fe-
    sten Abständen im Krankenhaus zu übernachten, so daß
    immer dann seine normale Aktivität zu Hause stark be-
    hindert wird.

in der Regel mehr als ein *statement* aus der Liste ankreuzen, um ihren Zustand zu beschreiben. Damit stellt sich aber
auch das Aggregationsproblem, denn die einzelnen *statements*
müssen zu einer Aussage über den Gesundheitsstatus zusammengefaßt werden. Die SIP-Autoren empfehlen dazu, die Gewichte der angekreuzten *statements* zu addieren und durch die
insgesamt mögliche Summe zu dividieren. Der Gesundheitsstatus würde damit als Prozentsatz der schlimmsten Alternative gemessen. Dieses Vorgehen ist nicht unproblematisch, soll
aber erst später im Zusammenhang erörtert werden. Festzu-
halten bleibt, daß das SIP die Aggregation der Funktionsniveaus erst nach der Bewertung vornimmt und damit sehr flexibel ist, was die Zahl von 314 *statements* beweist, die beliebig zu kombinieren sind.

Bergner und Mitarbeiter (1976a) sowie *Carter* und Mitarbeiter (1976) haben die Validität der SIP-Skala untersucht, indem sie die mit den SIP erhaltenen Aussagen über den Gesundheitsstatus mit vier anderen Beurteilungsinstrumenten verglichen. Diese waren:

- Selbsteinstufung der Patienten auf einer 7-teili-
  gen Skala
- Klinische Beurteilung
- eine andere Funktionsskala und
- die Fragen des *National Health Survey*.

Die Korrelationskoeffizienten zwischen diesen Maßen und den
SIP Prozentzahlen sind signifikant, wenn auch nicht über-
mäßig hoch, da der Median bei r = o,49 liegt.

Abschließend betrachtet ist der SIP-Index wegen seiner
Detailfülle, die sehr differenzierte Aussagen über den Gesundheitszustand erlaubt, nur für Befragungen der Bevölkerung geeignet, weil kein Experte so genau die Auswirkungen von Krankheiten abschätzen kann.

Tabelle 3-3: Kategorien und ausgesuchte Statements aus der SIP-Skala (*Gilson* et al. 1975:13o1)

Category	Items Describing Behaviors Involved in or Related to	Selected Items	Scale Values
A	Social Interaction	I make many demands, for example, insist that people do things for me, tell them how to do things	7.7
		I am going out less to visit people	5.2
B	Ambulation or Locomotion Activity	I am walking shorter distances	3.3
		I do not walk at all	9.2
C	Sleep and Rest Activity	I lie down to rest more often during the day	4.6
		I sit around half asleep	8.1
D	Taking Nutrition	I am eating no food at all, nutrition is taken through tubes or intravenous fluids	12.3
		I am eating special or different food, for example, soft food, bland diet, low salt, low fat foods	5.6
E	Usual Daily Work	I often act irritable toward my work associates, for example, snap at them, give sharp answers, criticize easily	7.1
		I am not working at all	8.6
F	Household Management	I have given up taking care of personal or household business affairs, for example, paying bills, banking, working on budget	6.9
		I am doing *less* of the regular daily work around the house that I usually do	3.9
G	Mobility and Confinement	I stay within one room	9.9
		I stop often when traveling because of health problems	4.2
H	Movement of the Body	I am in a restricted position all the time	13.6
		I sit down, lie down, or get up only with someone's help	10.4
I	Communication Activity	I communicate only by gestures, for example, moving head, pointing, sign language	11.3
		I often lose control of my voice when I talk, for example, my voice gets louder, starts trembling, changes pitch	6.4
J	Leisure Pastimes and Recreation	I am doing more physically inactive pastimes instead of my other usual activities	3.9
		I am going out for entertainment less often	2.8
K	Intellectual Functioning	I have difficulty reasoning and solving problems, for example, making plans, making decisions, learning new things	8.3
		I sometimes behave as if I were confused or disoriented in place or time, for example, where I am, who is around, directions, what day it is	11.2
L	Interaction with Family Members	I isolate myself as much as I can from the rest of the family	8.9
		I am not doing the things I usually do to take care of my children or family	6.8
M	Emotions, Feelings, and Sensations	I act irritable and impatient with myself, for example, talk badly about myself, swear at myself, blame myself for things that happen	5.4
		I laugh and cry suddenly for no reason	8.1
N	Personal Hygiene	I dress myself, but do so very slowly	4.6
		I do not have control of my bowels	11.2

3.2.1.2 DAS HEALTH INDEX PROJECT

Das *H e a l t h   I n d e x   P r o j e c t* (HIP) ist
mit ca. 3o Veröffentlichungen gut dokumentiert, wovon
Patrick und Mitarbeiter (1973a) sowie *Kaplan* und Mitarbeiter (1976) die Konstruktion der Funktionsskala am besten
beschreiben.

Die HIP-Autoren sind ähnlich wie beim SIP von Fallbeschrei-
bungen ausgegangen, die sie aus der medizinischen Literatur übernommen haben, um die einzelnen Funktionsniveaus
festzulegen. In einem nicht näher geschilderten Arbeitsgang
gewinnen sie aus den mehreren hundert Beschreibungen von
Disfunktionen drei sich weitgehend ausschließende und das
gesamte Spektrum abdeckende Funktionsbereiche. Als Referenz-
punkt definieren sie optimale Funktion als Konformität mit
den gesellschaftlichen Normen hinsichtlich körperlicher und
geistig/seelischer Gesundheit, die je nach Alter und sozia-
ler Rolle unterschiedlich ausfallen.

Tabelle 3-4 zeigt die drei Funktionsbereiche mit ihren Abstufungen, worunter die sozialen Aktivitäten die wichtigsten sind, weil ihr Wegfall auch den Wert der anderen Funktionsbereiche, die zum Teil als Vorprodukte der s o z i a -
l e n   A k t i v i t ä t e n   gelten können, erheblich
reduziert. Dieser Funktionsbereich wird dreigeteilt in:

- Hauptaktivitäten
- Nebenaktivitäten
- Selbstversorgung

Hauptaktivitäten sind im HIP-Konzept die nach sozialen
Normen dem jeweiligen Alter zukommenden Rollen, wie sie
folgende Aufstellung wiedergibt:

Alter	Soziale Rolle	Hauptaktivität
Unter 6	Kind	Spielen
6 - 17	Schüler	Lernen
18 - 64	Produzent	Arbeiten/Haushalt führen
über 65	Rentner	Freizeit/Haushalt führen

Diese Definitionen erlauben eine genauere Bestimmung der
Stufen der sozialen Aktivitätsskala und zeigen die Abhängigkeit des Funktionskonzepts von den gesellschaftlichen Normen. Unter Nebenaktivitäten verstehen die HIP-Autoren Tätigkeiten, die bei Krankheit oder Überlastung als erstes reduziert werden, wie z.B.: Politische und kulturelle Aktivitäten, Sport, Geselligkeit etc. Zur Selbstversorgung gehören die elementaren Tätigkeiten im Leben wie Essen, Wa-
schen, Ankleiden u.ä. Diese Hierarchie von sozialen Aktivitäten gestattet es, das Ausmaß an Funktionseinbußen durch
Vergleich mit der entsprechenden Stufe zu ermitteln.

Neben den bedeutenden sozialen Aktivitäten decken die Mo-
bilitäts- und Physische Aktivitätsskala nur ein vergleichsweise geringes Spektrum von *Disfunktionen* ab. Unter Mobili-
tät sind die Möglichkeiten des einzelnen zusammengefaßt,
sich nach Art und Entfernung unbehindert fortzubewegen, also
speziell Reisen zu unternehmen oder auch nur öffentliche
Verkehrsmittel zu benutzen. Die eigenen Fortbewegungsfähig-
keiten, also sich aus eigener Kraft fortbewegen zu können,
deckt dann die Physische Aktivitätsskala ab.

Die   K o m b i n a t i o n   aller Funktionsstufen der
drei Funktionsbereiche ergibt 5 x 5 x 4 = loo Funktionsniveaus, von denen aber nur ein Teil sinnvoll und/oder möglich ist. Beispielsweise folgt aus Stufe D (Tabelle 3-4)

Tabelle 3-4: Funktionsbereiche und -stufen der HIP-Skala
(*Patrick* et al. 1973a:lo)

Scale	Step	Definition
		SOCIAL ACTIVITY SCALE
A	Performed major and other activities	Major means specifically--play for below 6, school for 6-17, and work or maintain household for adults. Other means all activities not classified as major, such as athletics, clubs, shopping, church, hobbies, civic projects, or games as appropriate for age.
B	Performed major activity but limited in other activities	Played, went to school, worked, or kept house but limited in other activities as defined above.
C	Performed major activity with limitations	Limited in the amount or kind of major activity performed, for instance, needed special rest periods, special school, or special working aids.
D	Did not perform major activity but performed self-care activities	Did not play, go to school, work or keep house, but dressed, bathed, and fed self.
E	Required assistance with self-care activities	Required human help with one or more of the following-- dressing, bathing, or eating--and did not perform major or other activities. For below 6 age group, means assistance not usually required for age.
		MOBILITY SCALE
A	Travelled freely	Used public transportation or drove alone. For below 6 age group, travelled as usual for age.
B	Travelled with difficulty	(a) Went outside alone, but had trouble getting around community freely, or (b) required assistance to use public transportation or automobile.
C	In house	(a) All day, because of illness or condition, or (b) needed human assistance to go outside.
D	In hospital	Not only general hospital, but also nursing home, extended care facility, sanitarium, or similar institution.
E	In special unit	For some part of the day in a restricted area of the hospital such as intensive care, operating room, recovery room, isolation ward, or similar unit.
		PHYSICAL ACTIVITY SCALE
A	Walked freely	With no limitations of any kind.
B	Walked with limitations	(a) With cane, crutches, or mechanical aid, or (b) limited in lifting, stooping, or using stairs or inclines, or (c) limited in speed or distance by general physical condition.
C	Moved independently in wheelchair	Propelled self alone in wheelchair.
D	In bed or chair	For most or all of the day.

der Physischen Aktivität ('im Bett') mindestens Stufe C der
Mobilitätsskala ('zu Hause') oder schlechter und kann somit
kaum sinnvoll mit den Stufen A oder B verbunden sein. Unter
Berücksichtigung solcher Regeln blieben in einer ersten Version von 1973 nur 29 FN übrig, die sich dann in der Anwendung als nicht ausreichend erwiesen, so daß in der Version
von 1976 dann 43 FN erscheinen (1).

Um dem Vorwurf mangelnder Sensitivität ihrer Funktionsniveaus
zu begegnen, haben die HIP-Autoren noch einen Symptom-Prob-
lem(S-P)-Komplex eingeführt, der aus 42 Beschreibungen von
Beschwerden spezieller Art besteht, wie beispielsweise:

C 9:   Schmerzen in der Brust
C 28:   Verlust eines Fußes oder Beines

Der S-P-Komplex dient der Ergänzung der FN, die jeweils nur
mit einem Symptom aus der S-P-Liste kombiniert werden dürfen. Falls mehrere Symptome zutreffen, wird das schwerste
(gemessen an der Einschätzung des Betroffenen) verwendet.
Von allen möglichen Konbinationen von FN und S-P-Komplexen
sind nur etwa 4oo sinnvoll, wenn man ähnliche Maßstäbe wie
bei den FN anlegt. Die Beschränkung auf nur ein Symptom je
FN hat den Vorteil, weiterhin davon ausgehen zu können, daß
jede Person zu jedem Zeitpunkt nur eine bestimmte Kombination aus FN und S-P-Komplex hat. Damit ist die Menge der
Möglichkeiten begrenzt und die Bewertung kann nach der Aggregation erfolgen, was beim SIP nicht möglich ist.

Das Aufstellen der HIP-Funktionsskala ist gut gelöst, weil
erst die endgültigen Funktionsniveaus bewertet werden und
auch Experten die Skala wegen ihrer Übersichtlichkeit ver-

----

(1) Nach brieflicher Auskunft von *J.W.Bush* (16.11.77) hal-
    ten die HIP-Autoren nach weiteren Anwendungen inzwi-
    schen fast alle Kombinationen für möglich.

wenden können. Zudem hat sich die Skala als valide (*Kaplan* et al. 1976) und flexibel erwiesen, wenn auch der Bereich der geistig/seelischen Gesundheit ausgespart bleibt. Gut ist auch, den Aufbau der Skala am theoretischen Konzept der Funktionsfähigkeit zu orientieren, anstatt alle möglichen Einschränkungen aufzuzählen wie bei der SIP-Skala. Nicht ganz verständlich ist jedoch die Dreiteilung der Funktionsbereiche, wobei die sozialen Aktivitäten bereits fast das gesamte Funktionsspektrum abdecken. Ein Ausbau der sozialen Aktivitäten in Zusammenhang mit den S-P-Komplexen reichte ebenso aus und machte die Funktionsskala einfacher. In der vorliegenden Skala sind einige S-P-Komplexe, wie z.B. 'Verlust von beiden Beinen' überflüssig, weil ein solcher Fall ausreichend von der Mobilitäts- und Physischen Aktivitätsskala berücksichtigt wird. Insgesamt gesehen kann aber die HIP-Skala als gute Umsetzung des Konzepts der Funktionsfähigkeit gelten und trotz einiger Mängel eine Orientierung für die Konstruktion der Epilepsieskala darstellen.

3.2.2   DIE ABLEITUNG DER EPILEPSIESKALA

3.2.2.1 UMFANG UND INHALT VON FUNKTIONSSKALEN

Bei der Vorstellung der SIP-und der HIP-Skalen, an denen das praktische Vorgehen beim A u f s t e l l e n   v o n   F u n k t i o n s n i v e a u s   gezeigt wurde, sind aber noch einige grundsätzliche Fragen offen geblieben. Deshalb soll vor dem Ableiten der Epilepsieskala diskutiert werden, welchen grundsätzlichen Anforderungen eine gute Funktionsskala genügen sollte. Hierzu zählt die Frage, in welcher Reihenfolge Aggregation und Bewertung erfolgen sollen, weil ein Vorziehen der Bewertung die Additivität der Stufennutzen erfordert. Wegen der Bedeutung für eine korrekte Messung wird dieses Problem im nächsten Absatz gesondert behandelt.

Gemessen an der Definition der Disfunktion muß der Inhalt
einer Funktionsskala umfassend sein, weil *Disfunktion* über
den Grad der normativen Rollenerfüllung festgelegt ist, so
daß hierunter alle Bereiche der *WHO*-Präambel fallen:

- körperliche Gesundheit
- seelische   Gesundheit
- soziale   Gesundheit

Zwar wirken letztlich alle drei Bereiche auf die Rollenerfüllung ein, doch kann durch unausgewogene Auswahl der FN
eine ungleiche Berücksichtigung einzelner Bereiche entstehen.
Insbesondere die soziale Gesundheit mit ihren stark wert-
haltigen Ausprägungen (z.B. Drogenabhängigkeit, Homosexuali-
tät, Prostitution) wirft Probleme auf, die durch Ausklammern
nicht zu lösen sind. Da die gesellschaftlichen Wertvorstellungen bestimmen, was Gesundheit ist, muß auch eine allgemeine Funktionsskala das gesamte S p e k t r u m abdecken.

Der Forderung nach inhaltlicher Breite von Funktionsskalen
wird nicht allein durch eine große Anzahl von FN entsprochen,
denn auch wenige FN mit weiten Definitionen können die Bedingung erfüllen, wie ein Beispiel deutlich macht. Gibt es
nur die beiden FN 'arbeitsfähig' oder 'nicht arbeitsfähig',
so kann eine Einstufung in die zweite Kategorie auf so unterschiedlichen Ursachen wie Epilepsie, Beinbruch oder Alkoholis-
mus beruhen. Die Forderung nach inhaltlicher Breite ist zwar
erfüllt, aber ebenso offensichtlich ist auch der Mangel an
Sensitivität bei dieser Miniskala, so daß kleine Änderungen
im Funktionsstatus nicht angezeigt werden. Funktionsskalen
sollten also empfindlich sein, ohne viele FN zu benötigen,
weil sie sonst für Gewichtung und Anwendung unhandlich werden.

Eine Lösung dieses Problems bietet die HIP-Skala mit dem zusätzlichen Einführen des Symptom-Komplexes. Dies ist aber

nur sinnvoll, wenn lediglich solche Symptome verwendet werden, die nicht schon isoliert eine Änderung im Funktionsstatus bewirken, sondern allein eine Ergänzung zu den FN bilden. Ein Nachteil besteht jedoch in der größeren Anzahl von Kombinationen, die bewertet werden müssen.

Eine andere Möglichkeit, Anwendungsschwierigkeiten zu mindern, liegt im Verwenden spezieller, auf das Untersuchungsobjekt abgestellter Skalen. Da die meisten Krankheiten nur zu einem relativ engen Satz von *Disfunktionen* führen, reichen auch wenige FN, um für eine Effizienzanalyse die Effekte einer verbesserten Behandlung hinreichend genau zu beschreiben. Dabei bleibt jedoch die Frage der Vergleichbarkeit mit anderen Studien unberücksichtigt, die andere Skalen verwenden. Arbeitet man mit der GSA, berechnet also die Erträge in Funktionsjahren und verwendet ausreichend sensitive Funktionsskalen, sind die Ergebnisse sicher kompatibel. Eine zusätzliche Sicherung wird eingebaut, wenn man eine umfassende allgemeine Skala aufstellt und daraus die jeweils für die Studie benötigten Teile entnimmt.

Wurde unter diesen Gesichtspunkten eine Funktionsskala aufgestellt, so bleibt in Tests zu klären, ob die FN verständlich formuliert sind und sich genügend voneinander unterscheiden, da sonst einige FN überflüssig wären. Die beim Gewichten ohnehin anfallenden Daten können zu diesen Prüfungen herangezogen werden. *Carter* und Mitarbeiter (1976:52o) verwenden die normalisierten Standardabweichungen $\dot{z}_i$

$$\dot{z}_i = \frac{s_i - \bar{s}}{s_s}$$

wobei:

i	=	Funktionsniveaus
s_i	=	Standardabweichung des FN_i
$\bar{s}$	=	Mittelwert der s
s_s	=	s der Standardabweichungen

zum T e s t   a u f   V e r s t ä n d l i c h k e i t   und
Konsensfähigkeit. Große positive Abweichungen ($\dot{z}_i > 1,96$) deuten auf signifikante Unterschiede in der Beurteilung durch die
Testpersonen hin, deren Ursache unklare Formulierungen sein
können. Mit dem multiplen t-Test kann dann anschließend gezeigt
werden, ob die Differenzen der FN signifikant sind (*Patrick
et al. 1973a*).

Angesichts des großen Aufwandes, den die Konstruktion einer akzeptablen Funktionsskala erfordert, wäre es nützlich, wenn
nicht für jede Studie eigene FN erarbeitet werden müßten, sondern eine korrekt aufgestellte und empirisch überprüfte Skala existierte. Trotz der positiven Ansätze genügt die HIP-Skala diesen Anforderungen (noch) nicht, weil beispielsweise die
Gewichte nicht zeitlich differenziert sind.

3.2.2.2 DIE REIHENFOLGE VON AGGREGATION UND BEWERTUNG

Die SIP-und die HIP-Skala unterscheiden sich u.a. darin, daß
beim SIP keine bestimmte Anzahl von FN gebildet wird, sondern
die Befragten ihren Gesundheitszustand durch Ankreuzen beliebig vieler Funktionsstufen angeben. Da anschließend die Gewichte der angekreuzten Stufen addiert werden, folgt hier im
Gegensatz zum HIP die Aggregation auf die Bewertung. Das SIP-
Vorgehen hat bedeutende Vorzüge, weil weniger Zustände zu gewichten sind und die Skala flexibler ist, als wenn lediglich
eine abgezählte Menge von FN zur Verfügung steht. Wie schon
angedeutet, wird hierbei aber wieder die Additivität des Nutzens unterstellt, was unzulässig sein sollte. Denn bei der
Einzelbewertung wirkt sich der Niveaueffekt nicht aus, der
ein sinkendes 'Grenzleid' verursachen müßte, d.h. ein Patient mit schwerwiegenden Funktionsreduktionen empfindet zusätzliche *Disfunktionen* leichter als jemand, der gesund ist.
Ein ohnehin Bettlägeriger wird z.B. einem Beinbruch weniger
Bedeutung beimessen als ein ansonsten voll funktionsfähiger
Patient.

Um die Additivitätshypothese empirisch zu überprüfen, wurde
39 Personen ein Fragebogen (Anhang B) vorgelegt, in dem sie
die Schwere von lo Krankheitszuständen anhand einer O - loo
Punkte-Skala bewerten sollten. Von den lo aufgeführten Zuständen waren 6 Einzelbeschreibungen, während 2 Zustände
(Z 3 und Z lo) Kombinationen aus je 2 Einzelbeschreibungen
und 2 weitere (Z 5 und Z 8) Kombinationen aus 4 der Einzelbeschreibungen waren. Gilt nun die Additivitätshypothese,
so müßte die Summe der jeweiligen Einzelbewertungen der Bewertung des kombinierten Zustandes entsprechen. Die Ergebnisse aus Tabelle 3-5 belegen aber genau das Gegenteil (1).
Die Mittelwerte der addierten Einzelwertungen liegen

Tabelle 3-5: Test auf Additivität: Vergleich der addierten
             Einzelwerte von 39 Personen mit der direkten
             Bewertung von 4 Krankheitszuständen Z

Z	Mittelwerte		t-Wer-te*	Korrela-tionskoeffi-zienten*
	Addierte Werte	Direkte Werte		
Z 3	74,3	53,2	5,2	o,63
Z lo	77,3	5o,6	6,1	o,66
Z 5	154,2	6o,1	lo,9	o,66
Z 8	142,o	69,8	13,3	o,45

*Alle Teststatistiken sind auf dem 5 %-Niveau signifikant
(zweiseitig).

deutlich über den direkten Bewertungen, und diese Differenzen sind auch hochsignifikant, wie die t-Werte in der 3. Spalte zeigen (t-Test bei verbundenen Stichproben, *Sachs* 1974:
242). Bemerkenswert ist auch, daß die Unterschiede mit der

---

(1) Zur besseren Darstellung ist die Bewertungsskala des
    Fragebogens umgekehrt worden, so daß große Zahlen
    schlechte Zustände anzeigen.

Zahl der kombinierten Zustände ansteigen, wie es nach den
Vorüberlegungen sein sollte. Denn die Differenzen zwischen
den addierten und den direkten Werten sind bei den Kombinationen aus 4 Zuständen, Z 5 und Z 8, wesentlich größer als
die Differenzen bei den Zweierkombinationen Z 3 und Z lo.
Damit hat dieser Test das erwartete Ergebnis gebracht: Die
Hypothese der Additivität ist unzulässig.

Allerdings könnte auch eine für alle Werte gleiche lineare
Transformation der addierten Werte vorliegen, was bei inter-
vallskalierten Werten ausreichte, um die Summation zuzulassen. In diesem Fall müßten Korrelationskoeffizienten bei 1
liegen, was nach Tabelle 3-5 aber nicht zutrifft. Zudem kehrt
sich die Reihenfolge in der Bewertung von Z 3 und Z lo durch
die Addition um, so daß die Daten auch die Annahme einer linearen Transformation nicht stützen.

Um dennoch die Vorteile der Zusammenfassung bereits gewichteter Werte zu retten, empfehlen einige Autoren wie *Brüngger*
(1974:88) eine theoretisch besser fundierte Methode der Aggregation. Wirken als sehr schlecht eingeschätzte Zustände stärker auf die Gesamtbewertung ein als leichtere Zustände, so
kann man das in der Aggregation nachvollziehen, indem alle
Werte im Intervall von O bis 1 liegen müssen mit O als un-
terer Grenze. Das M u l t i p l i z i e r e n der Komponenten, um den Gesamtwert zu erhalten, gibt dann kleinen
Zahlen ein stärkeres Gewicht am kalkulierten Wert als die
Addition. Doch auch diese besser durchdachte Aggregation
bringt nicht das erwartete Resultat, wie Tabelle 3-6 zu entnehmen ist. Zwar sind die absoluten Abstände zwischen den
multiplizierten und den direkten Werten geringer als bei der
Addition, dennoch bleiben sie bedeutend und signifikant. Auch
die Korrelationskoeffizienten liegen näher an eins, doch hat
sich ebenfalls die Rangfolge der Zustände verschoben, so daß
insgesamt die Multiplikation im Vergleich zur Addition geeigneter ist, absolut aber ebenso ungeeignet bleibt.

Tabelle 3-6: Test auf Multiplikativität:
Vergleich der multiplizierten Einzelwerte von
39 Personen mit der direkten Bewertung von
4 Krankheitszuständen   Z

Z	Mittelwerte		t-Wer-te*	Korrela-tionskoeffi-zienten*
	multipliz.Werte	Direkte Werte		
Z 3	o,4o	o,47	− 2,9	o,72
Z lo	o,39	o,5o	− 5,5	o,7o
Z 5	o,18	o,4o	− 6,7	o,7o
Z 8	o,2o	o,29	− 2,5	o,54

* Alle Werte sind auf dem 5 %-Niveau signifikant (zweiseitig).

Der Test zeigt in Übereinstimmung mit den theoretischen Überlegungen sehr deutlich, daß die Funktionsniveaus vor der Bewertung aufgestellt werden müssen, will man nicht grobe Fehler riskieren. Den einzigen Ausweg bieten verfeinerte statistische Verfahren, die die Interdependenzen zwischen Funktionsstufen beseitigen und dann, weil die Stufen unabhängig
sind, die Summation der Einzelbewertungen erlauben. Dieser Methode haben sich *Kaplan* und Mitarbeiter (1976) bedient, ohne
sie allerdings genau zu beschreiben. So gilt für die Konstruktion von Funktionsskalen weiter die Regel, daß nur die endgültigen FN bewertet werden dürfen.

3.2.2.3 DIE FÜR DAS EPILEPSIEPROGRAMM VERWENDETE FUNKTIONS-
        SKALA

Die im Epilepsieprogramm verwendete Funktionsskala wird nicht
aus einer völlig neuen Skala entwickelt, sondern unter Verwendung bereits vorhandener Arbeiten konstruiert. Die Skalen
aus Abschnitt 3.2.1 sind trotz der angesprochenen Mängel so
gut aufgebaut, daß die Entwicklung einer besseren Skala den
Rahmen dieser Arbeit übersteigen würde. Deshalb wird nur eine

für das Epilepsieprogramm brauchbare allgemeine Funktionsskala aus der Literatur ausgewählt und für das Epilepsieprogramm modifiziert. Die HIP- oder SIP-Skalen können nicht
verwendet werden, weil die über den Behandlungserfolg der
Ambulanzen verfügbaren Daten nur eine Differenzierung nach
wenigen FN erlauben. Die Auswahl von beispielsweise 5 FN
aus der HIP-Skala würde dann wegen der großen Differenziert-
heit dieser Skala nicht ausreichen, das für das Epilepsieprogramm notwendige Spektrum an Funktionseinbußen abzudecken.

Die Grundlage der E p i l e p s i e s k a l a bildet die
Disfunktionsskala von *Berdit/Williamson* (1973), die aus
6 Stufen besteht und den Vorteil hat, so verändert werden
zu können, daß die FN dann mit den epidemiologischen Kategorien in den Epilepsiestudien kompatibel sind. Tabelle 3-7
enthält bereits die unter diesen Gesichtspunkten abgewandelten Funktionsniveaus, wobei auch die allgemeinen Definitionen
nicht mehr völlig der Skala von *Berdit/Williamson* entsprechen. Eines der ursprünglichen FN mußte ausgelassen werden,
um die angestrebte Übereinstimmung zwischen den FN und den
medizinischen Erfolgskategorien zu erreichen, so daß Tabelle
3-7 nur 5 FN enthält. Es sei aber an dieser Stelle darauf
hingewiesen, daß ein solches Vorgehen nur ein Notbehelf sein
kann, wenn die vorhandenen Mittel nicht eine eigene Untersuchung des Therapieerfolges mit einer ausreichenden Zahl
von FN zulassen. Denn eine wenig sensitive Funktionsskala
zerstört den konzeptionellen Fortschritt wieder, der mit
der Anwendung der Funktionsskala verbunden ist.

Die Tabelle 3-7 bedarf keiner besonderen Interpretation
bis auf die in Spalte 3 gegebenen allgemeinen Definitionen
der Funktionsniveaus. N o r m a l e A k t i v i t ä -
t e n werden in Anlehnung an *Berdit/Williamson* so definiert, wie in Tabelle 3-8 wiedergegeben ist. Die Definitionen

Tabelle 3-7: Die Funktionsniveaus des Epilepsieprogramms

Funktionsniveaus (FN)		Allgemeine	Epilepsiespezifische	
Nr.	Bezeichnung	Definition	Definition	Symptome
1	Volle Funktionsfähigkeit	Uneingeschränkte Teilnahme an allen 'normalen Aktivitäten'	Seit mindestens 4 Jahren anfallsfrei ohne Medikamente	keine
2	Funktionsfähigkeit mit Symptomen	Teilnahme an allen oder fast allen normalen Aktivitäten, aber mit teilweise verringerter Zufriedenheit und Produktivität	Weniger als 4 Jahre anfallsfrei oder gelegentlich große Anfälle und/oder kleine Anfälle pro Jahr	Ärztliche Behandlung und Medikamenteneinnahme; Verbot gewisser Tätigkeiten aus Sicherheitsgründen, drohender sozialer Abstieg
3	Reduzierte Funktionsfähigkeit	Eingeschränkte oder eingestellte Teilnahme an normalen Aktivitäten	Mindestens monatlich große Anfälle und/ oder wöchentlich kleine Anfälle	Verlust der Arbeitsstelle oder minderwertigere Tätigkeiten, weniger soziale Kontakte (Stigmatisierung), kurze stationäre Aufenthalte
4	Abhängigkeit	Keine Teilnahme an normalen Aktivitäten; von fremder Hilfe abhängig: Kein selbständiges Leben	Mindestens wöchentlich große Anfälle oder täglich kleine Anfälle, Wesensänderung	Arbeit nur in beschützenden Werkstätten; längere oder dauernde Heimaufenthalte, ständige Beaufsichtigung
5	Tod	–	–	–

basieren auf der bereits erörterten Theorie des rollenspezifischen Funktionsverlusts.

Tabelle 3-8: Beschreibung 'normaler Aktivitäten'

Rolle	Normale Aktivität	Aktivitätsniveau	
		voll aktiv	eingeschränkt
Kind o-6	Spielen	spielt ebensoviel wie andere Kinder	spielt deutlich weniger, ist häufiger im Hause
Lernender 7-18	Schule, Berufsausbildung	besucht allgemeine Schulen, versäumt höchstens lo % des Unterrichts	versäumt mehr als lo % und/oder besucht besondere Einrichtungen
Erwachsener 19-65	Arbeit	arbeitet 5 Tage die Woche (Beruf oder Haushalt)	arbeitet weniger als 5 Tage im Beruf oder deutlich unproduktiver; benötigt Hilfe im Haushalt
Rentner über 65	Freizeit, Selbstversorgung	Führt seine gewohnten Aktivitäten (Hobby, Haushalt) aus und ist mit deren Niveau zufrieden	Muß gewohnte Aktivitäten einschränken oder teilweise ganz aufgeben

Für manche Zwecke ist es sinnvoll, die FN der Epilepsieskala
spezifisch zu bezeichnen, um sofort eine konkretere Vorstellung über die damit verbundene Funktionseinbuße zu geben.
Die FN aus Tabelle 3-7 werden deshalb verkürzt so definiert:

    FN 1   -   gesund
    FN 2   -   gelegentliche Anfälle
    FN 3   -   häufige Anfälle
    FN 4   -   ständige Anfälle

Nachdem nun die FN vollständig aggregiert vorliegen, muß als
nächster Schritt die Bewertung erfolgen.

3.3 DAS BEWERTEN DER FUNKTIONSNIVEAUS

3.3.1 ÜBERSICHT ÜBER BEWERTUNGSMETHODEN

3.3.1.1 ANFORDERUNGEN AN DAS BEWERTUNGSVERFAHREN

Vor einer Übersicht über mögliche Bewertungsmethoden soll
zuerst geklärt werden, welche Anforderungen die Funktionsniveaus stellen, weil dadurch schon einige Verfahren ausfallen.

Nach den Ergebnissen von Kapitel 3.1 sind die Skalengrenzen
auf 'Tod' = 0 und 'Gesundheit' = 1 festgelegt, womit gleichzeitig auch das Skalierungs- oder Meßniveau vorgegeben ist.
Denn sowohl Wertbegrenzungen (*Stevens* 1956) als auch das
Festlegen von 2 Punkten auf der Skala (*Torgerson* 1958) implizieren Intervallskalen. Zu diesem formalen Argument kommt
noch die schon früher angeführte inhaltliche Begründung, daß
für Effizienzanalysen eine Kardinalskala benötigt wird (*Bush*
et al. 1972:52), was ebenfalls mindestens eine Intervallskala erfordert.

Nunnally (1967:13) definiert eine I n t e r v a l l -
s k a l a   durch folgende 3 Eigenschaften:

1. Die Rangordnung von Objekten nach einem Kriterium ist bekannt

2. Der Abstand der Objekte zueinander ist bekannt und

3. Die absolute Größe des Kriteriums ist nicht bekannt.

Der Name Intervallskala leitet sich von der Eigenschaft ab,
in gleiche Intervalle unterteilt zu sein, so daß etwa eine
Differenz von 5 Einheiten am Skalenanfang den gleichen Unterschied im gemessenen Kriterium wie am Ende der Skala wiedergibt. Zwischen den technischen Skaleneigenschaften und der

daraus resultierenden Implikation muß unterschieden werden,
weil nicht jede Skala mit gleichen Intervallen auch automatisch gleiche Intervalle in der Kriteriumsvariablen aufweist.

Eine weitere Eigenschaft von Intervallskalen ist ihre In-
varianz gegenüber linearen Transformationen der Form:

$$y \ = \ a + bx$$

Dieses Merkmal folgt aus der 2. und 3. Definition, da der
relative Abstand der Objekte durch eine Multiplikation erhalten bleibt und da kein absoluter Ursprung fixiert ist, so
daß auch eine Konstante addiert werden kann. Deshalb gilt
für die in Figur 3-5 eingezeichneten Punkte folgende Beziehung:

$$\frac{x_2 - x_1}{x_3 - x_2} \ = \ \frac{y_2 - y_1}{y_3 - y_2}$$

Das heißt aber gleichzeitig, daß zwei Reihen von Meßwerten,
die im Verhältnis ihrer Differenzen übereinstimmen, identische
Aussagen liefern.

Figur 3-5: Lineare Transformation bei Intervallskalen

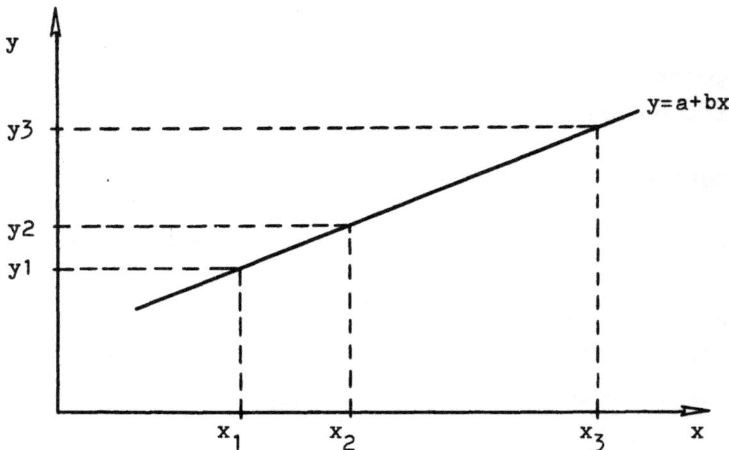

Neben der Intervallskala erfüllt auch die V e r h ä l t -
n i s - oder Ratioskala den Kardinalitätsanspruch, weil
sie dieselben Eigenschaften wie die Intervallskala besitzt
und zusätzlich über einen absoluten Nullpunkt verfügt. Die
Differenzen können deshalb vom Ursprung aus gemessen werden,
und die Quotienten der Skalenwerte geben die Größenverhält-
nisse exakt wieder. Obwohl eine Verhältnisskala, die *Magnitude
Method*, bei der Anwendung auf soziale Phänomene gute Ergebnisse erbracht hat (1), sind solche Skalen für den Funktionsniveauwert (FNW) nicht zu verwenden, weil nur ein Punkt
festgelegt werden darf. Verhältnisskalen sind also nach einer
Seite 'offen', während für den FNW die zulässigen Werte zwischen null und eins liegen müssen. Da außerdem ein absoluter
Nullpunkt, wie er etwa bei Längenmaßen existiert, beim FNW
fragwürdig ist, wird die Diskussion auf Methoden beschränkt,
die Intervallskalen hervorbringen.

Weitere Anforderungen an das Gewichtungsverfahren neben der
Kardinalität betreffen allgemeine Gütekriterien wie Gültigkeit (*Validität*) und Zuverlässigkeit (*Reliabilität*). Ein Verfahren ist umso zuverlässiger, je weniger bei wiederholten
Messungen die Werte streuen. Bei der Validität handelt es
sich um die Frage, ob die Methode das zu messende Kriterium
überhaupt erfaßt, d.h. ob das richtige gemessen wird. Diese
Gütekriterien sind, von der *Construct Validity* abgesehen,
nur empirisch zu überprüfen.

3.3.1.2 RATING METHODEN

Selbst unter Beschränkung auf Intervallskalen gibt es noch
eine Vielzahl möglicher Methoden, um die notwendige Gewichtung durchzuführen. Doch statt einer umfangreichen, systematischen Übersicht (2) werden hier nur solche Methoden vor-

---

(1) Z.B. *Stevens* (1966, 1975) sowie *Wyler* (1968).
(2) *Guilford* (1954) enthält eine solche Übersicht.

gestellt, mit denen bereits Funktionsskalen gewichtet wurden. Diese lassen sich in zwei Gruppen einteilen, wovon zuerst die *Rating Methoden* dargestellt werden.

Rating Skalen (1) sind die wahrscheinlich am häufigsten verwendeten Skalierungsverfahren. Die weite Verbreitung verdanken sie ihrem einfachen Konzept, das schnelle und kostengünstige Anwendungen gestattet. Es gibt verschiedene *Rating* Methoden, doch ist allen gemeinsam, daß die Versuchsperson *Stimuli* (die einzuschätzenden Objekte) so auf einer Skala anordnen muß, daß diese Anordnung ihre Wertvorstellungen über die *Stimuli* nach Reihenfolge und Abstand abbildet. Die Skala kann in Kategorien aufgeteilt sein, die verbal oder mit Zahlen gekennzeichnet sind (Figur 3-6) oder als Kontinuum ausgebildet sein, das keine fixe Anzahl von Kategorien aufweist.

Figur 3-6: Beispiel einer *Rating* Skala

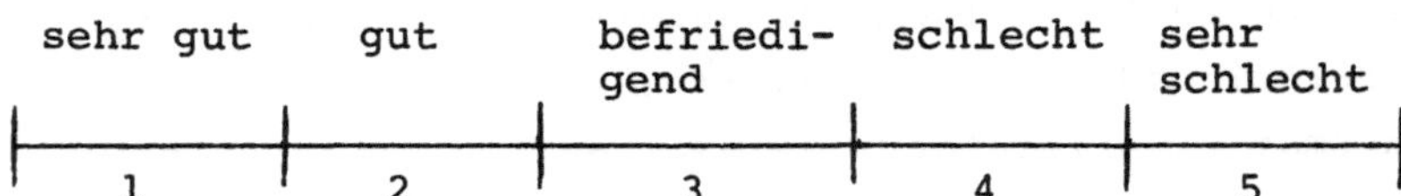

In diesem Fall können die Befragten die *Stimuli* kontinuierlich graphisch oder mit Ziffern auf der Skala verteilen. *Rating* Methoden sind demnach so zu klassifizieren:

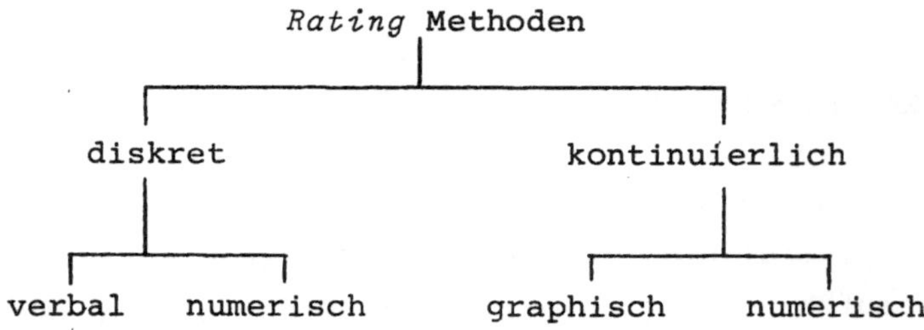

---

(1) Der deutsche Begriff 'Rangordnungsskalen' (*Scheuch/Zehnpfennig* 1974) wird nicht verwendet, da er zu Mißverständnissen führen kann. Denn Rangordnungsverfahren (*Ranking*) bringen im Gegensatz zum *Rating* nur Ordinalskalen hervor.

Die diskrete Variante hat den Vorteil, daß den Versuchspersonen die Wahl in der Regel leichter fällt, weil Kategorien
vorgegeben sind und damit auch deren Abstände. Allerdings
wird durch zu wenige Kategorien das Differenzierungsvermögen
künstlich beschränkt, so daß die Skala u.U. die Wertvorstellungen der Individuen verzerrt abbildet und keine kardinalen
Eigenschaften besitzt. Da nach *Nunnally* (1967:521) die Zuverlässigkeit der Daten mit der Anzahl der Kategorien steigt,
die verbale Kennzeichnung ab einer gewissen Grenze aber un-
übersichtlich wird, ist die numerische Bezeichnung vorzuzie-
hen. Diskrete und kontinuierliche Methoden kommen bei einer
größeren Anzahl von Kategorien (> 12) ohnehin zu vergleichbaren Ergebnissen, da die Befragten meist aus einem Intervall nur gewisse Hauptwerte auswählen (1), wie 5, lo, 15...,
so daß die Unterscheidung der Methoden überflüssig wird.
Ob die Unterteilung der kontinuierlichen Skala schließlich
durch Zahlen oder graphisch erfolgt, beeinflußt nach *Bartlett* (196o) das Ergebnis kaum.

Kritisch wird gegen die *Rating* Methoden eingewendet, ob die
Befragten überhaupt in der Lage sind, die   S k a l i e -
r u n g s a n f o r d e r u n g e n   von Intervallskalen
zu erfüllen. Denn immerhin wird von ihnen verlangt, Empfin-
dungsunterschiede auf eine numerische Skala zu übertragen.
Diese Frage nach der Gültigkeit der Annahme gleicher Intervalle kann jedoch zumindest für das Gewichten von FN positiv beantwortet werden, wie die Studien von *Patrick* (et al.
1973b), *Blischke* (et al. 1975) und *Carter* (et al. 1976)
zeigen. *Guilford* (1954) weist noch auf andere Schwächen von
Rating Verfahren hin. So soll eine Tendenz zu Über- oder
Unterschätzungen bestehen, die aber, wenn sie sich über das

---

(1) *Bohm* (1972) macht eine ähnliche Beobachtung. Bei der
    in 3.3.2 erläuterten Untersuchung waren 84 % der RM-
    Daten solche Hauptwerte.

gesamte Intervall erstreckt, nicht korrigiert zu werden
braucht, da Intervallskalen nur bis auf eine lineare Transformation festliegen.

Patrick und Mitarbeiter (1973a) sowie *Gilson* und Mitarbeiter (1975) verwenden *Rating*-Skalen mit 15 resp. 14 Kategorien,
um die FNW zu bestimmen, und kommen dabei zu befriedigenden
Ergebnissen sowohl hinsichtlich Anwendbarkeit als auch *Validität* und Zuverlässigkeit. *Holloway* (1973) benutzt eine gra-
phische Skala mit gutem Erfolg, um bei Ärzten abzuklären,
inwieweit gewisse Symptome ihre Einschätzung eines Krank-
heitsbildes beeinflussen. Alle genannten Untersuchungen lassen keine Zweifel auch an der praktischen Eignung von *Rating*-
Methoden zur Bewertung von Funktionsskalen erkennen.

3.3.1.3 INDIFFERENZMETHODEN

Die für FNW verwendeten Indifferenzmethoden gehen auf die
klassische Theorie der Nachfrage unter Risiko von *v. Neumann-
Morgenstern* (1944) zurück. Ihr Ansatz   (S t a n d a r d -
g a m b l e)   wurde weiter ausgebaut und von *Torrance*
(1976c) für Funktionsniveauindices adaptiert.

Neumann-Morgenstern postulieren 5 Axiome, deren Erfüllung
es erlaubt, einen Nutzenindex zu konstruieren, der die
Eigenschaften einer Intervallskala besitzt. Diese Axiome
sind hier vereinfacht in der Formulierung von *Henderson/Quandt*
(1973) wiedergegeben:

1. Transitivität:

    Wenn für die Alternativen A,B,C gilt, daß
    A > B und B > C, so muß ebenso gelten: A > C (1).

____

(1) A > B bedeutet, daß A gegenüber B vorgezogen wird.

2. Kontinuität:

   Für A > B > C gibt es eine Wahrscheinlichkeit p
   so, daß
   B = pA + (1-p)C
   d.h. es gibt einen Wert von p, der das Individuum
   indifferent macht zwischen der sicheren Alternative B und einer Lotterie mit den sich gegenseitig ausschließenden Ereignissen A und C.

Die weiteren Axiome seien nur der Vollständigkeit halber genannt, da ihre Diskussion hier zu weit führen würde:

3. Unabhängigkeit
4. Ungleiche Wahrscheinlichkeiten
5. Komplexität

Falls diese Axiome zutreffen, kann der Nutzen der Alternative B aus folgender Beziehung errechnet werden:

$$U(B) = pU(A) + (1-p)U(C)$$

Denn der erwartete Nutzen des Individuums aus den Ereignissen A und C, U(A) und U(C), entspricht dem Nutzen von B.
Legt man für U(A) und U(C) willkürliche Werte fest, etwa
1 und O, was für eine Intervallskala zulässig ist, so läßt
sich aus der Kenntnis von p der Nutzenindex von B bestimmen. Für die Gewichtung der FN kann man die Prozedur so ab-
wandeln: Anstelle von A und C setzt man Gesundheit und Tod
ein und anstelle von B das jeweils zu bewertende FN. Dann
variiert man p solange, bis die Lotterie und die sichere
Alternative dem Befragten gleichwertig erscheinen. Der so
erhaltene Wert von p (resp. 1-p) ist das dem FN zukommende
Gewicht.

Die Axiome sind nicht so restriktiv, als daß a priori nicht
ihre Gültigkeit unterstellt werden dürfte (*Torrance* 1976c),

solange keine gegenteiligen empirischen Resultate vorliegen.
Die Probleme der *Neumann-Morgenstern*-Methode liegen deshalb
eher in der Praxis, weil die Prozedur nicht leicht verständlich ist und mit Wahrscheinlichkeiten arbeitet, die vielen
Befragten nicht vertraut sind. Außerdem dauert die Anwendung relativ lange, da für jedes FN einzeln der Indifferenz-
punkt ermittelt werden muß. Diesen Nachteilen steht jedoch
die exakte theoretische Basis gegenüber, die durch den axioma-
tischen Aufbau gegeben ist.

Ohne die schwierigen Wahrscheinlichkeiten kommt die von
Torrance (1972) entwickelte   *T i m e - T r a d e - o f f*
Methode aus, die als Äquivalenzparameter Lebensjahre anstelle von Wahrscheinlichkeiten verwendet. Die Befragten
müssen hierbei angeben, wieviel gesund verlebte Jahre n sie
als gleich mit t Jahren in einem bestimmten FN empfinden,
wobei t fix ist und t $\geq$ n. Ein großer Nachteil des *Time-Trade-
off* besteht in der möglichen Interdependenz von t und dem Alter der Befragten. Denn ob t = lo oder t = 3 gewählt wird,
mag bei jungen Personen einen anderen Effekt als bei älteren
haben.

Allein *Torrance* (1971, 1976a) hat bislang beide Indifferenzmethoden verwendet und im Parallelversuch verglichen. Diese
Vergleiche lassen beide Verfahren als gleichwertig erscheinen, so daß die Befragten nach gründlicher Instruktion offensichtlich mit Wahrscheinlichkeiten operieren können. Demnach
spielt es unter dem Aspekt der Anwendbarkeit keine Rolle,
welche der Indifferenzmethoden für das Epilepsieprogramm
verwendet wird.

3.3.2 WAHL DER METHODE FÜR DAS EPILEPSIEPROGRAMM

3.3.2.1 UNTERSCHIEDE ZWISCHEN RATING- und INDIFFERENZVER-
FAHREN

Die Darstellung der *Rating-* und Indifferenzmethoden hat
deutlich gemacht, daß jeweils eine Methode aus jeder Gruppe
den anderen überlegen ist. Unter den *Rating*-Verfahren ist
die kontinuierliche Methode mit Kennzeichnung durch Ziffern die beste, die im folgenden einfach als *Rating*-Methode
(RM) bezeichnet wird. Bei den Indifferenzmethoden ist die
Neumann-Morgenstern-Methode (NM) der *Trade-off-Technik* überlegen, obwohl beide weitgehend gleiche Werte erbringen,
weil der letzteren die theoretische Basis fehlt und die Bewertungen möglicherweise vom Alter abhängen. Obwohl sich
sowohl RM wie auch NM für den vorgesehenen Zweck eignen,
bestehen doch wesentliche U n t e r s c h i e d e zwischen ihnen.

Die RM hat vor allem anwendungstechnische Vorteile, da sie
leicht zu verstehen ist und auch als Fragebogen verschickt
werden kann, während die NM nur als Experiment, d.h. nur im
persönlichen Kontakt, möglichst mit Illustrationen, durchzuführen ist. Dafür fehlt bei der RM der Nachweis, daß mit
ihr ebenso wie mit der NM ein Nutzenindex abgeleitet werden
kann, und außerdem stellt die RM höhere Anforderungen an das
Differenzierungsvermögen der Befragten. Wird durch verständliche Erläuterungen und Hilfsmittel eine korrekte Anwendung
der NM erreicht, müssen die Versuchspersonen dagegen nur
jeweils ein *Stimulus* im Verhältnis zu zwei anderen einord-
nen, anstatt alle simultan wie bei der RM. Bei korrekter
Anwendung sollte deshalb die NM die zuverlässigeren Werte
als die RM liefern. Da aber die Gültigkeit dieser Voraussetzung schwer festzustellen ist, muß man bei der NM eine
höhere Varianz erwarten, hervorgerufen durch unterschiedliches Verständnis der Wahrscheinlichkeiten (*Tversky* 1967).

Selbst, wenn die NM stets die besseren Daten liefert, bleibt
die Größe des zu akzeptierenden Fehlers offen, falls man des
Kostenvorteils wegen die RM verwendet. Das läßt sich aber
allein empirisch überprüfen.

In der Literatur finden sich nur wenige Vergleichsstudien,
die aber kein eindeutiges Urteil zulassen. *Kaplan* und Mitarbeiter (1976:492) erachten Kategorie-*Rating*-Ergebnisse als
mit NM-Werten konsistent, ebenso *Patrick* und Mitarbeiter
(1973b), die allerdings Kategorie-*Rating* mit einer anderen
Indifferenzprozedur vergleichen. Dagegen sieht *Torrance*
(1976a) deutliche Unterschiede in der direkten Gegenüberstellung einer graphischen *Rating*-Skala und der NM. Die absoluten Werte der beiden Skalierungsverfahren unterscheiden sich
signifikant und stark, und die Zuverlässigkeit der NM-Daten
liegt höher. Zur *Validität* sind überhaupt nur rudimentäre
Untersuchungen vorhanden, allerdings bestehen hierbei auch
beträchtliche Schwierigkeiten (*Ghiselli* 1964). Meist wird
der Produkt-Moment-Korrelationskoeffizient zu anderen Gewichtungsmethoden als Maß verwendet, die dann als Kriterium eindeutig valide sein sollten, diesem Anspruch aber häufig nicht
genügen. Da ist das Vorgehen von *Torrance* (1976a) besser,
der aufgrund theoretischer Überlegungen die NM für korrekt
hält und die anderen Methoden daran mißt.

Die erwähnten Studien sind widersprüchlich und vergleichen
nicht genau die RM und NM, wie im vorigen Abschnitt definiert, sondern abgewandelte Methoden, so daß ein eigener
Test weiteren Aufschluß bringen muß, zumal wichtige Fragen,
etwa Kardinalität, nicht geprüft wurden. Für den Vergleich
gaben 41 Personen ihre Gewichte für 6 FN jeweils mit der
RM und der NM (1). Der geringe Stichprobenumfang schließt
eine Verallgemeinerung der Ergebnisse aus, doch kann die
Untersuchung bereits vorliegende Erkenntnisse durch das
Einbeziehen neuer Aspekte ergänzen.

---

(1) Das genaue Vorgehen ist im Anhang C beschrieben.

3.3.2.2 VERGLEICHBARKEIT DER DATEN

Tabelle 3-9 enthält die Ergebnisse der Parallelbefragung
von 41 Personen. Da die Befragten keine Zufallsstichprobe
repräsentieren, haben die Werte nur im direkten Vergleich
der Methoden Aussagekraft. Die Überrepräsentanz von Studenten unter den Befragten kann allerdings zugunsten der
NM wirken, weil dieses Verfahren schwieriger zu verstehen
ist als die RM.

Die in der Tabelle aufgeführten M i t t e l w e r t e
der RM liegen für alle FN deutlich über den entsprechenden NM-Daten, so daß beide Methoden dieselbe Rangordnung
ergeben. Deshalb reicht zur Prüfung der Signifikanz der Differenz ein doppelter t-Test für verbundene Stichproben

Tabelle 3-9: Einfluß der Methode auf die Bewertung von
             FN (n = 41)

FN	Methode			
	RM		NM	
	Bewertung $\bar{x}$	Varianz s^2	Bewertung $\bar{x}$	Varianz s^2
2	0,87	0,016	0,97	0,003
3	0,71	0,025	0,89	0,011
4	0,50	0,035	0,77	0,022
5	0,36	0,030	0,57	0,047
6	0,16	0,018	0,40	0,058
7	0,08	0,025	0,22	0,053
Total	0,45	0,104	0,63	0,103

(*Sachs* 1974:242) über alle FN, der einen t-Wert von t =
10,8 bei einer Differenz von 0,18 ergibt (1). Dieser Wert

---

(1) Sämtliche Statistiken sind mit dem SPSS-Programmpaket,
    Version 6, berechnet worden. Vergl. dazu *Nie* et al. (1975).

ist hochsignifikant, weil t ~ (o,o5;245) ≤ 1,96, so daß sich
die RM- und NM-Werte signifikant und in der Größenordnung
bedeutsam unterscheiden. Zu dieser Feststellung genügen die
vorhandenen 246 Beobachtungspaare, da ein Stichprobenumfang
dieser Größe bei einem Fehler erster Ordnung von 5 % und
einem zweiter Ordnung von lo % es gestattet, Differenzen
von o,o6 noch als signifikant zu erkennen (*Sachs* 1974:78).

Beim Vergleich der   V a r i a n z e n   in Tabelle 3-9 fällt
auf, daß bei der NM mit abnehmendem Gewicht die Streuungen
ansteigen und sich signifikant unterscheiden (1). Die vom
Mittelwert abhängenden Varianzen kann man als Hinweis ansehen, daß die Methode, eventuell über unterschiedliches Verständnis für Wahrscheinlichkeiten bei den Befragten, einen
systematischen Einfluß ausübt. Insbesondere zeigen die Versuchspersonen mit abnehmender Größe der Wahrscheinlichkeiten
immer divergierendere Einschätzungen, die auf mangelndes Verständnis kleiner Werte hindeuten. Dagegen ist der Grad der
Übereinstimmung in den Urteilen bei der RM fast über alle
FN gleich gut, wie die homogenen Varianzen zeigen. Insgesamt
scheint im Vergleich zu den RM-Daten eine Überschätzung der
Wahrscheinlichkeiten vorzuliegen, weil die Hälfte aller RM-
Werte über o,45 liegt gegenüber o,7o bei den NM-Werten, so
daß die Gewichtungen mit der NM höher ausfallen.

Der relativ gleiche Abstand zwischen den RM- und den NM-
Werten (Figur 3-7) läßt vermuten, daß sich beide Skalen nur
in einer   l i n e a r e n   T r a n s f o r m a t i o n
unterscheiden und damit als Intervallskalen konsistente Ergebnisse bringen. Ein Maß für den linearen Zusammenhang
ist der Produkt-Moment-Korrelationskoeffizient, der für alle
RM- und NM-Werte r = o,73 beträgt. Dieses r ist zwar signifikant auf 5 %, aber nicht von der Größenordnung, die eine
eindeutige Aussage zuließe, weil bei perfekter Korrelation
r = 1 sein müßte. Betrachtet man aber die Mittelwerte, ergibt sich ein ebenfalls auf 5-%-Niveau signifikantes r = o,98,

---

(1) Da die Varianzen inhomogen sind (s^2max/s^2min=19,3, (*Sachs*
    1974:382), werden die Signifikanztests mit den transfor-
    mierten Daten x'=arcsin$\sqrt{x}$ durchgeführt.

Figur 3-7: Graphischer Vergleich der RM- und NM-Bewertung

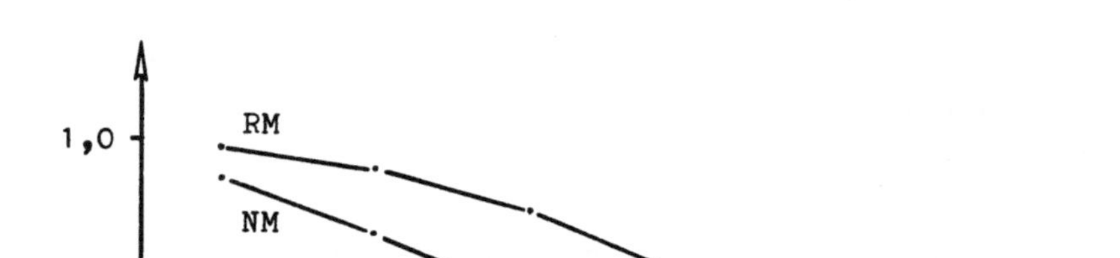

das die lineare Abhängigkeit als sicher erscheinen läßt. Damit unterscheiden sich die beiden Methoden hinsichtlich der tatsächlich zu verwendenden FN-Werte in diesem Paralleltest nur durch eine lineare Transformation. Dies Ergebnis kann auch als Pseudovaliditätsprüfung interpretiert werden, wenn man die NM als Kriterium ansieht.

3.3.2.3 KARDINALITÄT UND ZUVERLÄSSIGKEIT

Für die GSA sind kardinale FN-Werte unbedingt notwendig, so daß potentielle Gewichtungsmethoden überprüft werden müssen, inwieweit sie dieser Forderung genügen. Nach *Torgerson* (1958: 83) liegen kardinale Meßergebnisse (Intervallskala) vor, wenn die Werte von zwei Personen, in ein Koordinatensystem gegeneinander gezeichnet, auf eine Gerade fallen. Dieser Zusammenhang ermöglicht eine empirische Überprüfung der K a r d i n a l i t ä t s e i g e n s c h a f t :   Je stärker die Wertungen aller Personen linear zusammenhängen, desto eher führt die verwendete Methode zu einer kardinalen Skala.

Zur empirischen Prüfung werden alle nicht redundanten, einfachen Korrelationskoeffizienten zwischen den Gewichtungen von 17 zufällig aus den 41 ausgewählten Versuchspersonen errechnet. Daraus folgen für Mittelwert $\bar{r}$ und Standardabweichung s folgende Werte:

$$\bar{r}_{RM} = 0,93 \qquad s = 0,052$$

$$\bar{r}_{NM} = 0,80 \qquad s = 0,261$$

Die Differenz von 0,13 zwischen den beiden Methoden ist signifikant, wie der t-Test der Differenzen zeigt: $t = 6,4 > t$ (0,05;135) = 1,98. Der Betrag der Koeffizienten hat nur geringe Aussagekraft, da er auf lediglich 6 FN basiert.

Neben der Kardinalität ist auch die Zuverlässigkeit der Methoden eine wichtige Eigenschaft, weil die Werte bei Meßwiederholungen um so weniger abweichen, je zuverlässiger die Methode ist. Häufig wird diese Eigenschaft durch einen späteren Nachtest überprüft, der aber im vorliegenden Fall wegen der besonderen Stichprobe unterbleiben mußte. Stattdessen wird die *Reliabilität* mit einem varianzanalytischen Verfahren (*Winer* 1971) nachgewiesen, das auf dem Aufspalten des Meßfehlers beruht. Danach setzt sich der gemessene Wert X aus dem 'wahren' Wert w und dem Meßfehler e zusammen:

$$X_{ij} = w_i + e_{ij}$$

wobei i die Person und j die Methode kennzeichnen. Es wird angenommen, daß bei wiederholten Messungen allein e variiert und daß diese Komponente somit die Zuverlässigkeit beeinflußt. Um den Einfluß des Meßfehlers zu isolieren, wird eine Varianzanalyse durchgeführt, die erlaubt, die gesamten mittleren Abweichungsquadrate MQ_r aufzuspalten in:

$$MQ_r = MQ_p + MQ_{FN} + MQ_R$$

MQ_p = Variation zwischen den Versuchspersonen

MQ_{FN} = Variation zwischen den Funktionsniveaus

MQ_R = Restvarianz oder Variation innerhalb der Versuchspersonen

Mit diesen Daten kann man dann einen Zuverlässigkeitskoeffizienten V definieren als

$$V = 1-MQ_R/MQ_r$$

der maximal den Wert 1 annehmen kann, wenn die Variation innerhalb der Versuchspersonen (MQ_R=0) entfällt, d.h. wenn die Meßwiederholungen identische Werte liefern. Inhaltlich bedeutet dieses Verfahren nichts anderes, als die FN-Werte als wiederholte Messungen des Gesamtmittels aufzufassen, die - um den FN-Effekt bereinigt - tatsächlich das Gesamtmittel ergeben müßten. Unter der Annahme, daß hauptsächlich die Befragungsmethoden die Variation in den Versuchspersonen verursacht, ist V das Maß für die Zuverlässigkeit von RM und NM. Mit der beschriebenen Rechnung folgen dann die Zuverlässigkeitskoeffizienten:

$$V_{RM} = 0,805$$

$$V_{NM} = 0,701.$$

Trotz andersartiger Methodik stimmen diese Werte mit den in der Literatur zu findenden Koeffizienten für Testwiederholungen weitgehend überein. So publizieren *Patrick* und Mitarbeiter (1973b:242) einen Wert von r = 0,83 für eine *Rating*-Methode und *Holloway* (1973:96) einen Wert von r = 0,91. Die Daten von *Torrance* (1976c:132) liegen zwar mit r_{RM} = 0,49 und r_{NM} = 0,53 wesentlich niedriger, doch das Verhältnis der Methoden zueinander ist vergleichbar.

Faßt man alle Ergebnisse des Vergleichstests noch einmal
zusammen, sind drei Punkte wichtig:

1. RM und NM unterscheiden sich in den Werten signifikant und deutlich, wobei die Mittelwerte aber bis
   auf eine lineare Transformation identisch sind.

2. Die RM zeigt als Intervallskala signifikant, aber
   nicht in der Größe bedeutend, bessere Ergebnisse.

3. Die RM ist auch zuverlässiger als die NM, wobei
   aber die Signifikanz der Differenz nicht festgestellt wurde.

Die Resultate liegen allgemein im Bereich der anderen Studien, nur zeigt die RM eine insgesamt noch bessere Kompa-
tibilität und teilweise sogar Vorteile gegenüber der NM,
so daß der leichteren Anwendbarkeit wegen in dieser Arbeit
mit der RM gewichtet wird.

3.3.2.4 DAS ERHEBEN DER DATEN MIT DER RM

Nachdem nun die Epilepsieskala aufgestellt und eine Bewer-
tungsmethode ausgewählt ist, können die FNW des Epilepsieprogramms bestimmt werden. Zuvor müssen wir jedoch noch
kurz die vorhandenen E r h e b u n g s t e c h n i k e n
diskutieren, um die dem vorliegenden Programm am besten
angepaßte Methode zu bestimmen.

Für das Erheben von Befragungsdaten stehen 3 Methoden zur
Verfügung:

1. Interview
2. Telefonbefragung
3. Briefumfrage

Korrekt durchgeführte Interviews bringen die besten Ergebnisse hinsichtlich Vollständigkeit und Verläßlichkeit der
Daten, aber erfordern einen geschulten Stab von Interviewern,
so daß diese Technik teuer und zeitaufwendig ist, wenn häufige Nachbesuche bei früher nicht angetroffenen Personen notwendig werden. Aufgrund der finanziellen Restriktionen sind
Interviews keine realistische Alternative im vorliegenden
Fall. Eine Telefonbefragung ist deutlich billiger, schneller
und erbringt auch in etwa die hohen Antwortquoten wie Interviews, doch sind die Nachteile so gravierend, daß auch diese
Technik ausscheidet. Denn relativ komplexe Sachverhalte,
wie sie die Definition der FN darstellen, können nur schlecht
per Telefon übermittelt werden, und zudem wäre eine solche
Umfrage nicht repräsentativ, weil nur Telefonbesitzer befragt
würden. Damit bleibt allein noch die Briefumfrage zum Erheben der Gewichte übrig.

Inwieweit ist aber diese Methode geeignet? Zu ihren Vortei-
len zählen vor allem die geringen Kosten allgemein und speziell beim Einbeziehen regional weit verstreuter Befragter
sowie die für schwierige Fragen besser geeignete schrift-
liche Formulierung. Gegen die Briefumfragen sprechen die fehlenden Interaktionsmöglichkeiten zwischen Interviewer und
Befragtem und die in der Regel geringen Rücklaufquoten der
Fragebögen. *Hochstim* (1967) hat vergleichend untersucht,
welche der drei oben genannten Methoden die besten Resultate erbringt. Für seine sozialmedizinischen Fragen erhält er -
allerdings mit Erinnerungen - Antwortquoten von 88 % bei
B r i e f u m f r a g e n   und 93 % bei Interviews, wobei
die Vollständigkeit pro Frage von 98 % (Briefe) bis 99 % (Telefon) schwankte. Inhaltlich fand er zwischen den Methoden in
den Antworten teilweise Unterschiede, die meist jedoch nicht
signifikant waren. Deutlich dagegen unterschieden sich die
Antworten zwischen den einzelnen Wellen der jeweils nach er-
neuter Aufforderung zurückgesandten Fragebogen: von der
1. Welle mit 1,8 % bis zur 6. Welle mit 6,8 % nahmen die

Differenzen ständig gegenüber den sofort Antwortenden zu.
Diese auch von anderen Autoren (*Filion* 1976) beobachteten -
wenngleich auch manchmal verneinten (*Dunn/Hawkes* 1966) -
Unterschiede zwischen Antwortenden und Nicht-Antwortenden,
sind der Grund dafür, daß eine hohe Rücklaufquote bei
Briefumfragen, die ansonsten akzeptable Ergebnisse bringen
(*Linsky* 1976), erreicht werden muß.

Die von *Erdos* (197o) und *Linsky* (1976) gemachten Vorschläge für hohe Rücklaufquoten wurden bei der Gestaltung des
Fragebogens (Anhand D) und der Durchführung der Umfrage
soweit wie möglich berücksichtigt. Wenn trotz aller Planung
niedrige Antwortquoten vorliegen, werden in der Literatur
Korrekturen an den vorhandenen Daten empfohlen. *Fuller* (1975)
will die Antworten mit den sozioökonomischen Merkmalen der
Grundgesamtheit korrigieren, *Filion* (1976) schlägt die Schätzung des Trends der einzelnen Wellen vor und *Linsky* (1976)
berichtet von einer Stichprobe unter den Nichtantwortenden.

Zum E r h e b e n d e r G e w i c h t e für das
Epilepsieprogramm wurde der Fragebogen (Anhang D) an loo
zufällig aus dem Konstanzer Adressbuch ausgewählte Personen
geschickt, die vorab einen Ankündigungsbrief bekamen und
etwa eine Woche nach Erhalt des Fragebogens noch einen Er-
innerungsbrief, um die Rücklaufquote zu erhöhen. Die Antwortquote blieb trotzdem nur mittelmäßig, denn von 95 er-
reichten Personen (5 waren verstorben oder verzogen) ant-
worteten in der 1. Welle 47 und in der 2. Welle nach dem
Erinnerungsschreiben noch 28, so daß insgesamt 75 Fragebögen zurückkamen. Die Frage 2, die sich auf die FN-Werte bezieht, war in 54 Fragebögen vollständig ausgefüllt, was
einer Antwortquote von 57,8 % entspricht. Soweit ersicht-
lich, hatten vor allem ältere Personen den Fragebogen nicht
oder nicht korrekt ausgefüllt, weil sie Schwierigkeiten hatten, die Erläuterungen zu verstehen.

Tabelle 3-lo: FN-Werte der Epilepsieskala:
               Arithmetische Mittel ($\bar{x}$) und Standardab-
               weichungen (s) der Bewertungen von 54 Per-
               sonen

FN	1 Jahr		lo Jahre	
	$\bar{x}$	s	$\bar{x}$	s
FN 1*	loo,o	–	loo,o	–
FN 2	77,1	15,3	59,3	2o,o
FN 3	53,2	17,5	34,6	16,8
FN 4	3o,9	19,o	12,o	12,o
FN 5*	O	–	O	–

* per definition

Die Ergebnisse der Umfrage sind in Tabelle 3-lo dargestellt,
wobei die Daten der beiden Wellen zusammengefaßt wurden, da
sich keine signifikanten Unterschiede zwischen ihnen feststellen ließen (1). Die FN-Werte der einzelnen FN weichen
innerhalb der jeweiligen Dauer (1 Jahr oder lo Jahre) signifikant voneinander ab, und für die normalisierten Standardabweichungen (vergl. 3.2.2.1) gilt: $z_i \leq$ o,93, so daß
die Testpersonen zu einem relativ breiten Konsens über die
Gewichte gefunden haben. Daher können die FN-Werte aus Tabelle 3-lo als Näherung der Präferenzen der Bevölkerung über
die Epilepsie-FN angesehen werden. Dieses Urteil ist unter
dem Vorbehalt des kleinen Stichprobenumfangs zu sehen.

---

(1) Die Tests wurden mit dem t-Test oder – wenn inhomogene
    Varianzen vorlagen – mit dem *Weir*-Test (*Sachs* 1974:213)
    durchgeführt.

3.4   ERRECHNEN DES PROGRAMMERTRAGES

3.4.1   DIE PROGNOSE DES BEHANDLUNGSERFOLGS

3.4.1.1 MARKOV KETTEN

In Absatz 3.1.1.3 wurde Prognose als Aussage über die für
den Patienten wahrscheinlichste Abfolge von Funktionsniveaus
in einem bestimmten Zeitraum definiert. Diese Abfolge kann
als stochastischer Prozeß aufgefaßt werden, der unter gewissen Bedingungen zu einer konstanten Verteilung der Erkrankten auf die FN führt. In solchen Fällen läßt sich aus
den Verteilungen, die auf verschiedenen Prognosen beruhen,
auf den Behandlungserfolg schließen. Um beurteilen zu können, ob die Bedingungen eines solchen Vorgehens erfüllt sind,
muß das Konzept der stochastischen Prozesse kurz dargestellt
werden.

Ein   s t o c h a s t i s c h e r   P r o z e ß   ist definiert als eine Menge von indizierten Zufallsvariablen

$$X_t \text{ mit } t = o,1,2\dots$$

deren Index t eine gegebene Menge T durchläuft. Für die Anwendung auf den Gesundheitsbereich sei t ein Zeitindex, der
gleich lange Perioden durchlaufe. Aus der Definition der
Funktionsniveaus folgt, daß für die Prognose des Behandlungserfolgs nur solche stochastische Prozesse verwendet
werden können, in denen der Prozeß in jedem Zeitpunkt t
durch einen einzigen Zustand j umfassend zu beschreiben ist.
X_t repräsentiert dann die Funktionsniveaus, so daß $X_4=j$
beispielsweise das Ereignis FN_j in Periode 4 kennzeichnet.
Die Eintrittswahrscheinlichkeit dieses Ereignisses wird
mit $P(X_4=j)$ dargestellt. Für die vorliegende Fragestellung
bieten sich *Markov*-Ketten als spezieller stochastischer
Prozeß an, da diese alle gewünschten Eigenschaften aufweisen.

Ein stochastischer Prozeß (X_t) wird dann als finale
M a r k o v   K e t t e bezeichnet (1), wenn er folgende
vier Eigenschaften aufweist (2):

1. Endliche Anzahl von Zuständen
2. *Markov* Eigenschaften
3. Stationäre Übergangswahrscheinlichkeiten
4. Anfangsverteilung $P(X_O=i)$ für alle i

Die Eigenschaften 1 und 4 werden erst im nächsten Absatz im
Zusammenhang mit Krankheitsprozessen angesprochen, während
die beiden anderen Eigenschaften vorher erläutert werden
müssen, da ihre Bedeutung nicht unmittelbar einsichtig ist.

Ein stochastischer Prozeß (X_t) besitzt die *Markov* Eigenschaft, wenn für t=0,1,2... und jede Folge $j,k_O,k_1...$
k_{t-1},i gilt:

$$P(X_{t+1}=j/X_O=k_O,X_1=k_1...X_t=i)=P(X_{t+1}=j/X_t=i)$$

Verbal interpretiert bedeutet die *Markov* Eigenschaft, daß
die Eintrittswahrscheinlichkeit eines Ereignisses in der
nächsten Periode nur vom gegenwärtigen Zustand i der Zufallsvariablen X_t und nicht von vorausgegangenen Ereignissen abhängt. Die bedingten Wahrscheinlichkeiten

$$P(X_{t+1}=j/X_t=i)$$

werden als Übergangswahrscheinlichkeiten bezeichnet. Ändern
sich diese Wahrscheinlichkeiten im Zeitablauf nicht, so
heißen sie stationäre Übergangswahrscheinlichkeiten. Für
stationäre Übergangswahrscheinlichkeiten, die mit $p_{ij}^{(n)}$
gekennzeichnet sind, gilt mit n=1,2,... dann:

---

(1) Die Darstellung der *Markov*-Ketten in diesem Absatz folgt
    Hillier/Liebermann (1969, Chapt.13). Zur Anwendung auf
    medizinische Probleme vergl. auch *Chiang* (1968) und
    Iosifescu/Tautu (1973).
(2) In der Literatur ist eine breitere Definition üblich. In
    dieser Arbeit werden nur *Markov*-Ketten mit diskretem Zeit-
    parameter und endlichem Ereignisraum (*final-state space*)
    betrachtet.

$$P(X_{t+n}=j/X_t=i)=P(X_n=j/X_o=i)$$

für jedes i,j,n. Damit ist $p_{ij}^{(n)}$ die bedingte Wahrscheinlichkeit, daß die Zufallsvariable X von i ausgehend nach n
Schritten (Zeitintervallen) den Zustand j einnimmt.

Die Übergangswahrscheinlichkeiten lassen sich am bequemsten
in Matrixnotation darstellen:

$$P^{(n)} = \begin{bmatrix} p_{oo}^{(n)} & \cdots & & \cdot & p_{om}^{(n)} \\ & & & & \\ & & & & \\ p_{mo}^{(n)} & \cdots & & & p_{mm}^{(n)} \end{bmatrix}$$

wobei $P^{(n)}$ die Matrix der n-Schritt-Übergangswahrschein-
lichkeiten ist. Die $P^{(n)}$ Übergangsmatrix erhält man durch
n-faches Multiplizieren der Ein-Schritt-Übergangsmatrix
$P^{(1)} = P$ mit sich selbst.

3.4.1.2 DAS BESCHREIBEN VON KRANKHEITSPROZESSEN DURCH MARKOV KETTEN

Krankheitsverläufe durch stochastische Prozesse abzubilden,
ist kein neues Vorgehen[1] und hat sich durchaus als geeignetes Vorgehen erwiesen. *Thomas* (1968) hat z.B. die klinische Entwicklung von Patienten in einem Zentrum für Herz-
erkrankungen mit *Markov*-Prozessen beschreiben können, und
Meredith (1974) hat ebenfalls mit *Markov*-Ketten die Entwicklung von behinderten Kindern dargestellt. Besonders in Ver-

---

(1) Als gute Übersicht können dienen *Iosifescu/Tautu* (1973,
    Vol.2) und *Tautu* (1977).

bindung mit Funktionsniveaus eignen sich stochastische Prozesse zur Darstellung von Krankheitsentwicklungen, weil jedem Patienten in jedem Zeitpunkt nur ein FN zugeordnet ist, das seinen Zustand ausreichend beschreibt. Insgesamt ist das Arbeiten mit Zufallsprozessen bei Krankheitsentwicklungen sinnvoll, wenn auch die Anwendbarkeit von *Markov*-Ketten, wie im vorhergehenden Absatz 3.4.1.1 definiert, im einzelnen zu überprüfen bleibt.

Als erste Eigenschaft wurde für endliche *Markov*-Ketten eine finite Anzahl von Zuständen gefordert. Dieses Postulat erfüllen die FN, die allein aus praktischen Gründen nur von begrenzter Zahl sein können. Der Zustand 'Tod' bedarf dabei aber einer besonderen Betrachtung, weil - wie noch gezeigt wird - sonst Konvergenzbedingungen verletzt werden können. Wenn die zu beschreibende Krankheit keine oder nur geringfügige Änderungen der Mortalität verursacht, kann man ihn vernachlässigen, d.h. nicht in die Übergangsmatrix mit aufnehmen. Für den anderen Fall zeigen *Bush* und Mitarbeiter (1971:2366) eine Möglichkeit auf, das FN: Tod in die Kalkulation einzubeziehen. 'Tod' wird als ein Zustand angesehen, in dem die Betroffenen so lange verbleiben, bis sie ein vorher fixiertes Alter, z.B. 9o Jahre, erreicht haben. Nach Erreichen dieser Periode müssen sie einen *Dummy*-Zustand einnehmen, da sonst die Forderung nach einer endlichen Zahl von Zuständen verletzt wäre (1). Dieses Vorgehen erlaubt, Änderungen der Mortalitätsrate zu quantifizieren.

Die Gültigkeit der M a r k o v - E i g e n s c h a f t , die Unabhängigkeit der Übergangswahrscheinlichkeiten von den vergangenen Zuständen, kann man bei Krankheitsprozessen kaum voraussetzen. In der Regel hängt die Prognose eines Krankheitsverlaufs nicht nur vom gegenwärtigen Zustand des Patienten, sondern auch von Alter, Geschlecht, Risikofaktoren, bisherigem Verlauf und anderem ab. Ein Teil des Problems läßt sich durch Aufspalten der Zielgruppe in alters-

---

(1) 'Tod' in verschiedenen Perioden bedeutet in dieser Formulierung jeweils einen anderen *Markov*-Zustand.

und/oder geschlechtsspezifische Module lösen, für die jeweils gesondert Übergangsmatrizen aufgestellt werden.

Einen anderen Ansatz wählen *Bush* und Mitarbeiter (1971), die nur eine Übergangsmatrix benutzen, dafür aber die unterschiedlichen Kombinationen von Krankheitsverlauf und Funktionsniveau in eigene *Markov*-Zustände aufspalten. Dies Vorgehen bedeutet natürlich - je nach Art der Krankheit - eine Vielzahl von Zuständen, die die Zahl der FN bei weitem übertreffen können. Das Grundsätzliche dieser Idee soll an folgendem Beispiel erläutert werden.

Der in Figur 3-8 dargestellte Krankheitsverlauf läßt sich mit dem bislang entwickelten Instrumentarium nicht als *Markov*-Kette beschreiben, da von B aus der Patient je nach

Figur 3-8: Aufspalten von Funktionsniveaus in *Markov*-
          Zustände

FN	Periode t		
	1	2	3
C			• M5
B	M1 •	M3	•
		M4	
A	M2 •		

seinem Zustand in t=1 mit Sicherheit oder auf keinen Fall nach C kommt. Formal heißt das

$$P(X_3=C \mid X_2=B, X_1=B)=1$$

$$P(X_3=C \mid X_2=B, X_1=A)=0$$

Das Betrachten der Vorperiode t=2 reicht allein nicht aus,
um die Übergangswahrscheinlichkeiten für Periode t=3 eindeutig zu bestimmen. Damit ist aber die *Markov*-Eigenschaft
nicht erfüllt, wonach $P(X_3=C)$ nur vom Zustand der Zufallsvariablen X in t=2 abhängen darf. Die Lösung dieses Problems liegt im Einführen neuer *Markov*-Zustände M, die folgendermaßen definiert sind:

M	1	2	3	4	5
FN	B	A	B	B	C
t	1	1	2	2	3

Mit dieser A u f s p a l t u n g in neue *Markov*-Zustän-
de lassen sich jetzt auch Krankheitsverläufe, deren Entwicklung von mehreren Vorperioden abhängt, als *Markov*-Kette
beschreiben. Im oben genannten Beispiel gilt

$$P(X_3=M5 \mid X_2=M3)=1$$

$$P(X_3=M5 \mid X_2=M4)=0$$

und die *Markov*-Eigenschaft ist wieder gegeben. Die Zustände M3 und M4 unterscheiden sich allein darin, daß Patienten,
die nach M3 kommen, bereits eine Periode im Zustand B waren,
während die Patienten in M4 in der Vorperiode im Zustand A
waren. Der Nachteil dieses Vorgehens liegt darin, daß eine
große Differenzierung von Krankheitsprozessen eine Vielzahl
von *Markov*-Zuständen erfordert.

Das dritte Kriterium einer *Markov*-Kette, die s t a -
t i o n ä r e Ü b e r g a n g s m a t r i x , wurde teilweise durch das Aufspalten bereits gesichert. Inhaltlich
bedeutet diese Forderung, daß stets dieselbe Matrix verwendet wird, was impliziert, daß keine Fortschritte in den Be-
handlungsmöglichkeiten eintreten. Zumindest kurzfristig ist

diese Annahme der Strukturkonstanz, mit der auch viele ökonomische Modelle arbeiten, nicht zu restriktiv. Auch die Unterstellung konstanter Inzidenz (jährliche Neuerkrankungen) ist für die meisten Krankheiten, so auch Epilepsie, gerechtfertigt, denn Inzidenzraten schwanken mittelfristig nur wenig.

Die letzte Bedingung für eine *Markov*-Kette, die der Anfangsverteilung, beinhaltet die Frage, wie die benötigten Wahrscheinlichkeiten zu gewinnen sind. Wenn man die Wahrscheinlichkeiten als relative Häufigkeiten

$$p_{ij} = h_{ij} \left/ \sum_{j=0}^{m} h_{ij} \right.$$

betrachtet, wobei h die Zahl der Patienten in den FN kennzeichnet, so lassen sich die Daten aus epidemiologischen Studien und Krankengeschichten ableiten. In der Vergangenheit erzielte Behandlungserfolge bestimmen dann die Übergangswahrscheinlichkeiten der durch den Prozeß zu beschreibenden Patientengruppen.

Wie die Diskussion der einzelnen Bedingungen für eine endliche *Markov*-Kette gezeigt hat, ist es durchaus möglich, Krankheitsverläufe als stochastische Prozesse abzubilden.

3.4.1.3 STATIONÄRE WAHRSCHEINLICHKEITEN

Eine *Markov*-Kette wird als *ergodisch* bezeichnet (*Parzen* 1960:139), wenn für alle i und j gilt:

$$\lim_{n \to \infty} p_{ij}^{(n)} = f_j$$

Verbal interpretiert bedeutet das, die Übergangswahrscheinlichkeiten nähern sich für wachsendes n einem Grenzwert, der nur noch vom finalen Zustand j und nicht mehr vom Ausgangs-

zustand i abhängt. Die f_j heißen   s t a t i o n ä r e
W a h r s c h e i n l i c h k e i t e n (1), weil sie die
Wahrscheinlichkeit angeben, im Zustand j zu sein, wenn das
Gleichgewicht erreicht ist, der Prozeß stationär ist.

Die stationäre Matrix reduziert sich auf einen Vektor, da
alle Spalten identisch sind, der - in der Terminologie der
Krankheitsprozesse - die langfristige Verteilung der Patienten auf die FN angibt, die von der Anfangsverteilung der
Erkrankungen unabhängig ist. Im Vergleich zum *Status quo*
läßt sich aus diesen Daten der Erfolg eines Gesundheitsprogrammes ablesen.

Nach *Parzen* (1960:139) ist eine *Markov*-Kette dann *ergodisch*,
wenn es ein n so gibt, daß

$$p_{ij}^{(n)} > 0$$

für alle i und j. Durch sukzessives Errechnen der n-Schritt-
Übergangsmatrizen kann die Erfüllung dieser Bedingung gezeigt werden. *Parzen* nennt noch eine weitere Möglichkeit
zum Nachweis: Wenn alle Zustände in einer *Markov*-Kette kommu-
nizieren und ein Zustand i existiert, so daß $p_{ii} > 0$, dann ist
die *Markov*-Kette *ergodisch*. Zwei Zustände i und j werden
als kommunizierend bezeichnet, wenn von i aus j und von j
aus i zu erreichen sind.

Bei Krankheitsprozessen ist der Übergang von jedem Zustand
in jeden anderen möglich, da jeder Verlauf in Gesundheit
oder Tod endet und diese Zustände über einen Reservoirzustand (2) verbunden sind. Weil der Reservoirzustand die Ge-

---

(1) Nicht zu verwechseln mit stationären Übergangswahr-
    scheinlichkeiten.

(2) Der Reservoirzustand enthält alle nicht im Krankheits-
    prozeß stehenden Personen, d.h. die Gesunden resp. Geheil-
    ten und u.U. auch die Verstorbenen. Vom Reservoirzustand
    aus treten die Kranken in den Prozeß ein und kehren dort-
    hin als geheilt oder tot wieder zurück, so daß stets ein
    geschlossenes System (konstante Anzahl von Personen) er-
    halten bleibt.

sunden (und/oder Gestorbenen) enthält, die in jeder Periode
eine positive Wahrscheinlichkeit haben, in ihrem Zustand zu
bleiben, ist auch mindestens ein Diagonalelement von P
positiv, so daß in der beschriebenen Form dargestellte Krankheitsprozesse stationäre Wahrscheinlichkeiten besitzen.

Zum Errechnen der s t a t i o n ä r e n   M a t r i x ,
bei der alle Spalten identisch sind, existieren zwei Wege,
von denen das Potenzieren der Übergangsmatrix, bis die Spal-
tenwerte in beliebig vielen Stellen übereinstimmen, das sichere Vorgehen ist. Dies kann jedoch ungünstig sein, wenn
Unsicherheit über die Größe von n besteht und/oder wenn bei
sehr großem n die Rundungsfehler bedeutend werden.

Dann bleibt als Alternative das Lösen eines linearen
Gleichungssystems von der Form (1) mit der Nebenbedingung
$\sum_j f_j'=1$. Dieser Lösungsansatz folgt aus der für stationäre

$$P\text{transp.} \times \begin{bmatrix} f_1' \\ f_2' \\ \vdots \\ f_m' \end{bmatrix} = \begin{bmatrix} f_1' \\ f_2' \\ \vdots \\ f_m' \end{bmatrix}$$

Wahrscheinlichkeiten gültigen Beziehung (*Hillier/Liebermann*
1969:413) für j = o,1,2...m:

$$f_j = \sum_i^m f_i p_{ij}$$

Von den m+1 Gleichungen muß eine ausgelassen werden, was
nicht die Nebenbedingung sein darf, da sonst ein homogenes
Gleichungssystem entsteht. Es sei besonders betont, daß die
Lösbarkeit des Systems nicht die Existenz einer stationären
Matrix impliziert.

---

(1) Die f_j' sind die unbekannten stationären Wahrscheinlich-
    keiten (f_j), die erst durch das Lösen des Gleichungs-
    systems bestimmt werden.

Bush und Mitarbeiter (1971:2372) zeigen, wie der Vektor der stationären Wahrscheinlichkeiten, von jetzt ab K o n -
v e r g e n z v e k t o r   genannt, auszuwerten ist, um die langfristige Verteilung der Zielgruppe auf die FN zu erhalten. Wenn der Zustand 'Tod' im Reservoirzustand enthalten ist, muß zuerst normalisiert werden, d.h. alle f_j werden durch $(1-f_1)$ dividiert, um den Effekt des Reservoirzustandes auszuschalten. Das Verhältnis der übrigen Zustände bleibt hiervon unberührt. Anschließend werden die bei der Konstruktion der Übergangsmatrix evtl. aufgespalteten FN reaggregiert, so daß sich die Verteilung auf FN statt auf *Markov*-Zustände ergibt. Die erhaltenen Werte geben an, mit welcher Wahrscheinlichkeit eine Person aus dem Modul ein bestimmtes FN erwarten kann,oder anders ausgedrückt, wie die Patienten des Moduls sich langfristig unter den gegebenen Übergangswahrscheinlichkeiten auf die FN verteilen.

Damit wird es möglich, die Wirkung von veränderten Übergangsmatrizen, die beispielsweise auf eine neue Behandlungsform zurückgehen, als gewonnene Funktionsjahre zu quantifizieren.

3.4.1.4 ZWECKMÄSSIGKEIT DER PROGNOSE MIT MARKOV MODELLEN

Die Zuverlässigkeit und V e r w e n d b a r k e i t   von stochastischen Prozessen und insbesondere von *Markov*-Modellen wird nicht bezweifelt, jedoch erscheinen sie einigen Autoren als zu aufwendig. So argumentieren *Chen* und Mitarbeiter (1975:86), nachdem sie zuvor ein *Markov*-Modell vorgestellt haben:

> "Although we could use the Markovian procedure above,
> it is more convenient to directly compute the ...
> (probabilities)... from program data or expert judgements."

Tatsächlich ist die Frage berechtigt, ob sich der doch beträchtliche - wenn eine Krankheit viele *Markov*-Zustände er-

fordert - Aufwand lohnt, die langfristige Verteilung der
Patienten über ein *Markov*-Modell zu errechnen, anstatt auf
leichter zu erhaltende Expertenschätzungen zurückzugrei-
fen. Schließlich müssen in den meisten Fällen ohnehin Schätzungen verwendet werden, da für die Übergangsmatrix Daten
fehlen.

Diese Argumente wären überzeugend, brächten Schätzungen und
Markov-Prozesse Prognosen vergleichbarer Qualität hervor.
Doch es gibt genügend Beispiele, die zeigen, wie unzuverlässig aus Expertenschätzungen gewonnene Daten sind. Unter
diesem Gesichtspunkt gehört *Markov*-Modellen in jedem Fall
der Vorzug, wenn die Daten für die Übergangsmatrix aus epidemiologischen Untersuchungen oder vergleichbaren 'harten'
Quellen stammen. Doch selbst, wenn Fachleute die Übergangswahrscheinlichkeiten schätzen müßten, ist das stochastische Modell einer langfristigen Expertenschätzung überlegen, weil mit der Verlängerung des Prognosezeitraumes im
allgemeinen die Qualität der Expertenurteile abnimmt und
weil für das Prognosemodell Expertenschätzungen über einen
kurzen Zeitraum ausreichen. Zudem sind Expertenschätzungen
in der Übergangsmatrix durch Schätzwerte aus empirischen
Untersuchungen von kurzer Dauer zu ersetzen, während Studien über die langfristigen Auswirkungen von Therapien die
Substitution der Expertenschätzungen durch Verlaufsstudien
entsprechend längere Zeit erfordert. Auch der Aspekt des
geringeren Zeitbedarfs für Prognosen vergleichbarer Güte
spricht also für das Verwenden von *Markov*-Modellen.

Prognosen mit *Markov*-Modellen bieten neben der höheren Zuverlässigkeit, die allerdings von der Gültigkeit der zugrundeliegenden Annahmen abhängt, noch zusätzliche Informationen. So läßt sich die Prävalenzrate (relativer Bestand
an Erkrankungen) aus dem Reservoirzustand ableiten, wenn man
die Differenz zu eins bildet (1), so daß der Programmertrag

---

(1) Dies gilt jedoch nur, wenn der Reservoirzustand allein
    die Gesunden enthält (vergl. weiter unten).

auch an dem Unterschied der Prävalenzraten gezeigt werden
kann. Ein wichtiger Gesichtspunkt ist auch, daß der Effekt
verschiedener Annahmen durchgerechnet werden kann und daß
die *Markov*-Modelle den zeitlichen Verlauf der aus einer
verbesserten Behandlung resultierenden Erträge angeben. Gerade bei Maßnahmen, die die Situation einer Zielgruppe
schnell verbessern sollen, wird es wichtig sein, die Zeit
bis zum vollen Effekt des Programms zu kennen (*Bush* et al.
1971:2371) und eventuell die Maßnahmen danach auszuwählen.

Die   K r i t i k   an *Markov*-Modellen unter dem Aspekt des
erhöhten Arbeitsaufwandes ist aus den angeführten Gründen
unberechtigt, weil diese Art der Prognose dafür auch gegenüber Schätzungen mehr und zuverlässigere Informationen liefert. Tatsächlich kritisiert werden kann dagegen die mangelnde zeitliche Differenzierung der Erträge in dem vorgestellten Prognosemodell. Denn der Gleichgewichtsvektor gibt die
wahrscheinliche Verteilung der FN über die gesamte Restlebenszeit eines typischen Modulmitgliedes an, ohne daß daraus
abzulesen ist, zu welchem Zeitpunkt der typische Patient in
welchem FN gewesen ist. Dieser Nachteil läßt sich jedoch
durch die Betrachtung der einzelnen Konvergenzschritte
korrigieren (1), wobei es allerdings die gewonnene Genauigkeit gegen den erhöhten Rechenaufwand abzuwägen gilt. Die
dem *Markov*-Modell zugrundeliegende Annahme einer stationären Matrix ist dagegen nicht restriktiv, weil gegebenenfalls
in die gezeigte Aufspaltung in neue *Markov*-Zustände ausge-
wichen werden kann, und wird in Effizienzanalysen sogar notwendig, weil hier nach der Prognose des analysierten Programmes gefragt ist und dieses in der Regel über seine Laufzeit unverändert bleibt und somit konstante Übergangswahrscheinlichkeiten hat.

---

(1) Dies hängt aber davon ab, ob die stationäre Übergangs-
    matrix auch für alle Perioden bis zum Erreichen des
    Gleichgewichts Gültigkeit hat.

Ein relevanter Nachteil liegt aber in der Unmöglichkeit, sowohl Prävalenz wie Mortalität im Modell gleichzeitig zu bestimmen. Denn vom Zustand 'Tod' aus muß eine Rückkehrmöglichkeit in den Reservoirzustand existieren, da sonst das System offen ist (d.h. es besteht kein Kreislauf) und nicht konvergiert. Der Reservoirzustand enthält jedoch die vom Krankheitsprozeß nicht Betroffenen, so daß deren Vermischung mit den Gestorbenen eine Aussage über die Prävalenz unmöglich macht. Außerhalb des Modells können aber Änderungen in der Mortalität berücksichtigt werden, wenn die FN die Lebenserwartung so entscheidend beeinflussen, daß jedem FN eine spezifische Lebenserwartung zugeordnet ist. Verringerte Sterblichkeit zeigt sich dann an stärkerer Besetzung der FN mit höherer Lebenserwartung.

Die Diskussion der Kritikpunkte hat deutlich gemacht, daß Prognosen trotz des u.U. höheren Aufwandes zweckmäßig mit *Markov*-Modellen gestellt werden, weil der Analytiker damit mehr und bessere Informationen als mit reinen Expertenschätzungen erhält.

3.4.2   DER ERFOLG DER AMBULANZBEHANDLUNG

3.4.2.1 Ableiten der Übergangswahrscheinlichkeiten

Das bis hierher entwickelte Konzept zur Ertragsmessung von Gesundheitsprojekten soll jetzt auf Epilepsieambulanzen angewendet werden. Die dabei auftretenden Abweichungen zum allgemeinen Konzept, wie es Kapitel 3.1 enthält, sind allein durch Datenprobleme bedingt, wodurch sich die Rechnung nur vereinfacht, im Prinzipiellen aber unverändert bleibt. Insbesondere erlauben die vorhandenen Daten nicht, den Behandlungserfolg nach Modulen zu differenzieren, so daß die Ergebnisse umso ungenauer sind, je mehr der Behandlungserfolg von den nicht berücksichtigten Faktoren wie Alter, Geschlecht etc. abhängt.

Als Funktionsniveaus werden die in Absatz 3.2.2.3 abgeleiteten Kategorien verwendet, die im Hinblick auf die Datenquellen definiert sind und so nur eine relativ geringe Differenzierung aufweisen:

FN 1:   Gesundheit
FN 2:   Gelegentliche Anfälle
FN 3:   Häufige Anfälle
FN 4:   Ständige Anfälle
FN 5:   Tod

Damit ist es möglich, die in den Studien von *Schilling* (1968), *Kaluza* (1967) und *Lorgé* (1964) verwendeten   E r f o l g s - k a t e g o r i e n   direkt einem weitgehend inhaltsgleichen FN zuzuordnen. *Schilling* teilt die Patienten nach mehreren Kriterien ein, von denen aber nur die Differenzierung nach der Verlaufsform durchgängig und kompatibel ist. Von den drei Formen

- Aufwachepilepsie
- Schlafepilepsie
- Diffusepilepsie

weist die letzte Form die schlechtesten Behandlungserfolge auf (1). Die Anlayse wird mit den Daten für Diffusepilepsien durchgeführt, um eher zu einer Unter- als einer Überschätzung der Erfolge zu kommen und damit das Risiko unsicherer Daten etwas zu kompensieren. Zum anderen sind Ambulanzen gerade zur Versorgung von Problempatienten geschaffen, so daß die Behandlung von leichteren Fällen eine überhöhte Wirksamkeit der Ambulanzen widerspiegeln müßte.

---

(1) Mit Programm sinkt die Prävalenzrate bei Aufwachepilepsie auf o,142 %, bei Schlafepilepsie auf o,144 % und bei Diffusepilepsie auf o,145 %, was bei einer Bevölkerung von 6o Mio. eine maximale Differenz von 18oo Erkrankungen ausmacht.

Die Auswertung der oben genannten Studien ergibt die folgende D a t e n m a t r i x , die den Behandlungserfolg in
einer Epilepsieambulanz zusammenfaßt (1):

Tabelle 3-11: Erfolg der Ambulanzbehandlung (Datenmatrix)

	FN 1	FN 2	FN 3	FN 4
FN 1	0,99983	0,000034	0,000068	0,000068
FN 2	0,23	0,51	0,16	0,10
FN 3	0,16	0,53	0,19	0,12
FN 4	0,09	0,17	0,54	0,20

Die Zahlen sind relative Häufigkeiten, die als Wahrscheinlichkeiten interpretiert werden, nach einer vierjährigen
Therapie in ein anderes FN zu gelangen. Zum Beispiel beträgt p_{21}=0,23, d.h. ein Patient, der sich in FN 2 befindet,
kommt mit einer Wahrscheinlichkeit von 23 % in der nächsten
Periode, nach 4 Jahren, in FN 1. Das FN 5 (Tod) fehlt in
Tabelle 3-11, weil die Studien keine Aussagen zur Veränderung des Mortalitätsrisikos durch die Behandlung enthalten.

Die Datenmatrix kann nicht die Übergangsmatrix sein, denn
in der ersten Zeile stehen jährliche Inzidenzraten, während die Daten über den Therapieerfolg von Patienten stammen, die mindestens 4 Jahre in Behandlung waren (*Schilling*
1968). Um diese Wirkungsverzögerung zu berücksichtigen, bedarf es der Disaggregation der FN in 13 *Markov*-Zustände (M),
die durch Periode (t) und FN so definiert sind, wie in Tabelle 3-12 dargestellt. Da *Schilling* (1968) über etwaige

---

(1) Die genaue Ableitung der Werte aus den Studien und die
    Datenquellen sind im Anhang E und Anhang F beschrieben.

Tabelle 3-12: Definition der *Markov*-Zustände aus der Übergangsmatrix (Tabelle 3-13)

M	FN	t
o	1	-
1	2	1
2	3	1
3	4	1
4	2	2
5	3	2
6	4	2
7	2	3
8	3	3
9	4	3
lo	2	4
11	3	4
12	4	4

Heilerfolge vor Ablauf von 4 Jahren keine Angaben macht,
wird unterstellt, daß die Patienten für diese Zeit in ihrem
anfänglichen FN verbleiben und dann am Ende des 4. Jahres
mit den jeweiligen Wahrscheinlichkeiten in andere FN über-
treten.

3.4.2.2 DIE ÜBERGANGSMATRIX

Tabelle 3-13 zeigt die nach den Überlegungen des vorigen
Absatzes konstruierte Übergangsmatrix. Element M_{oo} (1) ist
die Wahrscheinlichkeit, nicht in den Prozeß einzutreten,
d.h. $(1-M_{oo})$ die Erkrankungswahrscheinlichkeit pro Jahr
(Inzidenzrate). M1 bis M3 in der ersten Zeile geben die An-

---

(1) M_{oo} bezeichnet das Element in Zeile 1 und Spalte 1.

Tabelle 3-13: Die Übergangsmatrix

	M 0	M 1	M 2	M 3	M 4	M 5	M 6	M 7	M 8	M 9	Mlo	Mll	M12
M 0	o,99983	o,000034	o,000068	o,000068	o	o	o	o	o	o	o	o	o
M 1	o	o	o	o	1	o	o	o	o	o	o	o	o
M 2	o	o	o	o	o	1	o	o	o	o	o	o	o
M 3	o	o	o	o	o	o	1	o	o	o	o	o	o
M 4	o	o	o	o	o	o	o	1	o	o	o	o	o
M 5	o	o	o	o	o	o	o	o	1	o	o	o	o
M 6	o	o	o	o	o	o	o	o	o	1	o	o	o
M 7	o	o	o	o	o	o	o	o	o	o	1	o	o
M 8	o	o	o	o	o	o	o	o	o	o	o	1	o
M 9	o	o	o	o	o	o	o	o	o	o	o	o	1
M lo	o,23	o	o	o	o	o	o	o	o	o	o,51	o,16	o,lo
M 11	o,16	o	o	o	o	o	o	o	o	o	o,53	o,19	o,12
M 12	o,o9	o	o	o	o	o	o	o	o	o	o,17	o,54	o,2o

fangsverteilung der Ambulanzpatienten an, die annahmegemäß
über weitere 3 Perioden erhalten bleibt. Formal wird das
durch die 'Einsen' in der Übergangsmatrix
sichergestellt, die bewirken, daß Personen im FN i mit Sicherheit (Wahrscheinlichkeit 1) auch dieses FN in der folgenden Periode beibehalten. Beispielsweise wird durch den
Übergang von M4 auf M7 beschrieben, daß Patienten, die in
Periode 2 in FN2 waren, auch in Periode 3 in FN 2 bleiben
(vergl. die Definition in Tabelle 3-12).

In der letzten Periode, im 4. Jahr, wirken sich dann die
Behandlungserfolge aus, so daß die Patienten mit den im
unteren rechten Teil der Matrix stehenden Wahrscheinlichkeiten
in andere Zustände überwechseln. Die Wahrscheinlichkeit,
in den Reservoirzustand MO zu gelangen, der die nicht im
Prozeß befindlichen, also Gesunden, Personen enthält, geben
die letzten drei Werte der 1. Spalte an.

Da jedes Jahr o,o17 % der Bevölkerung neu zu Problemfällen
werden, von diesen wegen der längere Zeit erfordernden
Therapie aber nach 4 Jahren erst ein Teil geheilt ist, muß
die Prävalenzrate so lange ansteigen, bis die Zahl der Ge-
heilten der Inzidenz entspricht, wenn es keinen Anfangsbe-
stand von Erkrankungen gibt. Dieser Ablauf bis zum Erreichen
des Gleichgewichts kann durch sukzessives Potenzieren der
Übergangsmatrix nachvollzogen werden (1).

3.4.2.3 DIE ENTWICKLUNG DER PRÄVALENZRATE

Die Änderung der Prävalenzrate im Zeitablauf ist für verschiedene Annahmen in Tabelle 3-14 dargestellt. Die Raten
in Spalte I sind unter der Annahme errechnet worden, daß es

---

(1) Die Berechnungen wurden mit einem selbst erstellten
    Programm auf dem TR 44o der Universität Konstanz durch-
    geführt.

keinen Bestand an Erkrankungen gibt, resp. daß nur die Neuerkrankungen betrachtet werden. Formal ergeben sich die Werte
für das Jahr n aus $1-M_{oo}$ der potenzierten Übergangsmatrix $P^{(n)}$.

Tabelle 3-14: Geschätzte Entwicklung der Prävalenzrate bei
Durchführung des Ambulanzprogramms

Jahr	Prävalenzraten in Prozent		
	I Nur Behand- lung der Neu- erkrankungen	II Berücksichti- gung der empi- rischen An- fangsverteilung	III Anfangsvertei- lung plus Neu- erkrankungen
O	o,ooo	o,19o	o,19o
1	o,o17	o,2o7	o,19o
2	o,o34	o,224	o,19o
3	o,o51	o,241	o,19o
4	o,o68	o,231	o,19o
5	o,o83	o,216	o,188
6	o,o94	o,2o2	o,182
8	o,112	o,183	o,176
1o	o,123	o,17o	o,143
12	o,131	o,161	o,134
15	o,138	o,154	o,138
2o	o,143	o,149	o,143
4o	o,145	o,145	o,145
1oo	o,145	o,145	o,145

Die Prävalenzraten in Spalte II gelten unter der Annahme,
daß im Zeitpunkt Null bereits eine Anfangsverteilung von
Epilepsiepatienten (Anhang F) existiert, die ebenfalls ausschließlich in den Ambulanzen behandelt wird. Die Prävalenzrate steigt anfangs über das *status-quo*-Niveau von o,19 %
hinaus an, weil der Erfolg der *Status-quo*-Versorgung nicht
beachtet wird.

Die Entwicklung der P r ä v a l e n z r a t e unter Annahme II ergibt sich, wenn man den Zeilenvektor der Ausgangsverteilung mit den jeweiligen Übergangsmatrizen multipliziert:

$$
\begin{bmatrix} 0,99810 \\ 0,00038 \\ 0,00076 \\ 0,00076 \\ 0,00000 \\ , \\ , \\ , \\ 0,00000 \end{bmatrix} \text{transp.} \quad \times \; P^{(n)} = \begin{bmatrix} a_1^n \\ a_2 \\ \cdot \\ \cdot \\ \cdot \\ \cdot \\ a_{13}^n \end{bmatrix} \text{transp.}
$$

und dann $1-a_1^n$ bildet. Diese Differenz ist die im Jahr n relevante Prävalenzrate unter Beachtung der empirischen Anfangsverteilung. Bei Existenz eines Krankenbestandes wirkt sich der Erfolg der Ambulanzbehandlung (im Fall I sinkende Grenzraten, im Fall II sinkende Raten) schon im 4. Jahr aus, wie aus Tabelle 3-14 abzulesen ist. Dagegen sind bei einer nicht vorhandenen Ausgangsverteilung und einem Wirkungslag von 4 Jahren die ersten Heilerfolge frühestens im 5. Jahr zu verzeichnen (1).

Die Entwicklung der Prävalenzraten aus Tabelle 3-14 ist in Figur 3-8 graphisch dargestellt. Der Anstieg der Prävalenzrate im Fall II über die *Status-quo*-Rate von o,19 % ist nicht realistisch, da dies impliziert, daß das bisherige Versorgungssystem bei Eröffnung der Ambulanzen stillgelegt wird und auch keine Selbstheilungen auftreten. Unterstellt man aber die Fortdauer der *Status-quo*-Bedingungen für die bereits Erkrankten, so ergibt sich Fall III in Tabelle 3-14.

Wenn die Prävalenzrate von o,19 % konstant ist, muß bei einer jährlichen Inzidenzrate von o,o17 % auch ein ebenso großer Prozentsatz wieder gesund werden (bei konstanter

———————————

(1) Wie in 3.4.2.1 vereinbart, wird das jeweilige Jahresende betrachtet.

Figur 3-8: Die geschätzte Wirkung der Ambulanzbehandlung
          auf die Prävalenzrate

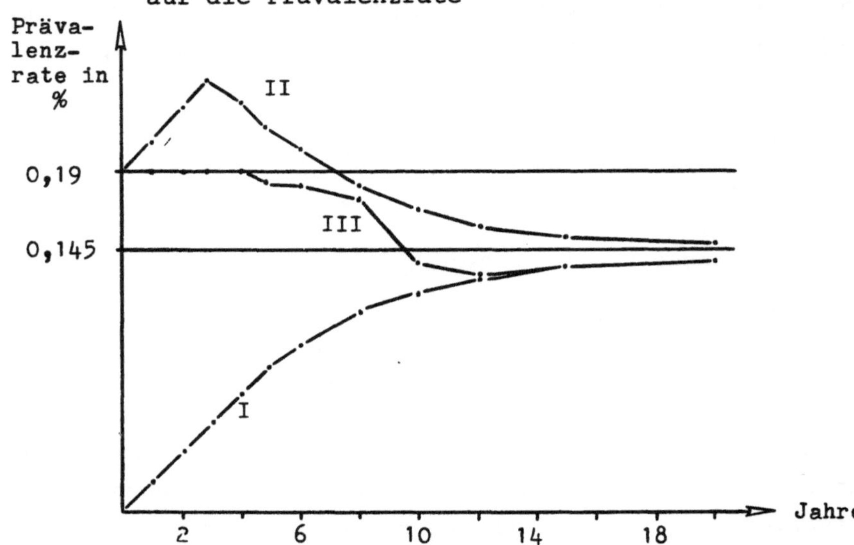

Mortalität). Deshalb kann man annehmen, daß sich der Bestand von o,19 % Erkrankungen jährlich um o,o17 Prozent-
punkte verringert, wenn keine Neuerkrankungen auftreten.
Addiert man den so errechneten jeweiligen Restbestand zu
den unter I abgeleiteten Werten, so folgen daraus die in
Spalte III aufgeführten Prävalenzraten.

Von den drei beschriebenen Entwicklungen der Prävalenzrate
ist Fall III am wahrscheinlichsten, weil dahinter die realistische Überlegung steht, daß nach Eröffnung der Ambulanzen
vor allem die Neuerkrankungen dort behandelt werden, während die langjährigen Kranken in der *Status-quo*-Versorgung
bleiben oder erst später überwechseln. Deshalb ist es gerechtfertigt, den vollen Programmerfolg nur den Neuerkrankungen zuzurechnen, die das Ambulanzprogramm von Beginn an
durchlaufen.

Alle drei Entwicklungen erreichen gleichzeitig dieselbe
langfristige Prävalenzrate von o,145 %, doch zeigt sich
beim wahrscheinlichsten Verlauf (III), daß diese bereits

nach lo Jahren fast erreicht ist und sich dann nur noch geringfügig ändert. Der Prozeß konvergiert deshalb sehr rasch
gegen die Gleichgewichtsprävalenzrate.

3.4.2.4 ERRECHNUNG DES ERTRAGS

Wie im vorigen Absatz anhand der Prävalenzrate gezeigt wurde,
konvergiert die Übergangsmatrix mit wachsendem n gegen eine
stationäre Matrix. Da dies spaltenweise geschieht, so daß
alle Zeilen identisch werden, reicht es aus, nur eine Zeile
dieser Matrix transponiert wiederzugeben (Konvergenzvektor):

```
M O:    o,998548
M 1:    o,000034
M 2:    o,000068
M 3:    o,000068
M 4:    o,000034
M 5:    o,000068
M 6:    o,000068
M 7:    o,000034
M 8:    o,000068
M 9:    o,000068
Mlo:    o,000457
Mll:    o,000299
M12:    o,000187
```

Das Gleichgewicht des Prozesses ist so zu interpretieren,
daß die Gesamtzahl (resp. Rate) der Erkrankungen zwar unverändert bleibt, aber ständig ein Austausch zwischen Kranken
und Gesunden sowie innerhalb der Kranken stattfindet.

Um die mit dem Ambulanzprogramm gegebene, langfristige Verteilung der Bevölkerung auf die FN zu erhalten, muß die in
Tabelle 3-12 vorgenommene Aufspaltung in mehrere *Markov*-
Zustände wieder aufgehoben werden. MO enthält den Anteil
der gesunden Bevölkerung, so daß aus 1-MO die langfristige
Prävalenzrate von o,145 % folgt. Die restlichen FN ergeben
sich als Summe der entsprechenden *Markov*-Zustände, also
FN 2 z.B. als Ml+M4+M7+Mlo, was dann zu folgender Verteilung führt:

FN 1:   o,998550
FN 2:   o,ooo559
FN 3:   o,ooo5o3
FN 4:   o,ooo391

Die o,145 % der Bevölkerung, die an schwerer Epilepsie leiden, verteilen sich demnach mit den Anteilen 38,5 %, 34,6 %
und 26,9 % auf die FN2 - FN4. Um aus diesen Zahlen den
quantitativen Vorteil des Ambulanzprogrammes ableiten zu
können, müssen noch einige Vorbemerkungen gemacht werden.

Für die Allokationsentscheidung über das Epilepsieprogramm
ist allein die   E r t r a g s d i f f e r e n z   zur bisherigen Versorgung relevant, denn gegenüber einer Nichtver-
sorgung der Patienten haben die Ambulanzen sicher Vorteile,
doch könnten diese geringer sein als im *Status quo*. Deshalb
werden stets die Ertrags- und Kostendifferenzen zum *status-
quo* ermittelt (1). So zeigt Tabelle 3-15 in der letzten
Spalte den Erfolg des Ambulanzprogramms gegenüber dem *Status quo* auf eine Bevölkerung von 6o Mio bezogen: Die Zahl
der Patienten mit ständigen Anfällen (FN 4) beispielsweise
verringert sich um 22 24o gegenüber der gegenwärtigen Situation.

Tabelle 3-15: Vergleich der Aufteilung der FN mit und
              ohne Ambulanzprogramm

FN	Ohne Programm p	Mit Programm p*	Absolute Änderungen gegenüber *Status quo* bei 6o Mio Bevölkerung
1	o,998loo	o,998550	+ 27 ooo
2	o,ooo38o	o,ooo559	+ lo 7oo
3	o,ooo76o	o,ooo5o3	- 15 46o
4	o,ooo76o	o,ooo391	- 22 24o

---

(1) Vergl. dazu die Diskussion in Abschnitt 4.3.1.

Für die folgende Ertragsberechnung wird unterstellt, daß der
langfristige Erfolg (Prävalenzrate o,145 %) von Anfang an
gilt (1). Als Basis der Ertragsrechnung wird eine Kohorte
gewählt, die definiert ist als Gesamtheit aller im selben
Jahr erkrankten Personen. Damit läßt sich der Therapieerfolg
pro Kohorte den Aufwendungen für den einjährigen Betrieb der
Ambulanzen gegenüberstellen, weil langfristig in jedem Jahr
zahlenmäßig eine Kohorte aus dem Behandlungsprozeß ausscheidet.

Für die Ertragsrechnung ist es weiter wichtig zu wissen, wie
lange durchschnittlich eine Erkrankung bis zur Heilung
dauert (2). Zur Schätzung dieses Zeitraumes kann die epi-
demiologische Relation (*Stable Disease Model*) verwendet werden, nach der die Prävalenz (Pr) proportional zu Inzidenz
(In) und mittlerer Dauer (l) ist:

$$Pr \;=\; In \cdot l$$

Feinleib (1967) gibt eine mathematische Ableitung dieser Relation und die genauen Bedingungen ihrer Gültigkeit. Für den
vorliegenden Zweck reicht aber die o.g. Beziehung aus. Da In-
zidenz- und Prävalenzraten bekannt sind, ergibt sich für
den *status quo* eine   m i t t l e r e   K r a n k h e i t s -
d a u e r   von l = 11,2 Jahren und für das Epilepsieprogramm
eine von l^{+} = 8,5 Jahren.

3.4.2.5 DER DIFFERENZERTRAG IN FUNKTIONSJAHREN

Für den Gesundheitsstatus Q einer Person k war in Absatz
3.1.2.1 die Formel (3,3) abgeleitet worden:

$$Q_k \;=\; \sum_{t}^{L} \Big(\sum_{i} P_{itk} \cdot g_i \Big) \Big/ \; (1+r)^{t} \qquad (3,3)$$

---

(1) In 4.3 wird die Anfangsphase in die NKA einbezogen.

(2) Bei der Betrachtung von Prävalenzraten ist Heilung von Tod
nicht zu unterscheiden, da beide Ereignisse die Prävalenzrate senken. Allerdings besteht im vorliegenden Fall kein
Zweifel, daß die Reduktion der Prävalenzrate nicht durch
erhöhte Mortalität zustandekommt. Vergl. weiter unten.

Weil für das Epilepsieprogramm nicht alle Daten vorliegen, um mit (3,3) arbeiten zu können, vereinfacht sich der Ausdruck zu:

$$Q = a_L \cdot \sum_i p_i g_i \qquad\qquad (3,7)$$

Im Epilepsieprogramm wird mit jährlich gleichen Erträgen gerechnet, so daß an die Stelle der Summation über t bis L in (3,3) die Multiplikation mit dem Rentenbarwertfaktor

$$a_L = \frac{q^L - 1}{q^L(q-1)} \qquad \text{mit } q = 1+r$$

treten kann. Die Differenzierung nach t und k kann ebenfalls unterbleiben, da die Übergangswahrscheinlichkeiten p im Epilepsieprogramm als konstant über die Zeit angenommen werden und da nur ein Modul k existiert.

In Tabelle 3-16 sind die Daten aufgeführt, die zur Berechnung von $\sum pg$ verwendet wurden. Der Ausdruck $\sum pg$ gibt an, welcher Teil eines Funktionsjahres, d.h. eines rechnerisch gesund verbrachten Jahres, einem bei Krankheit verbrachten Jahr entspr icht.

Tabelle 3-16: Errechnung der Funktionsjahre

	FN 2	FN 3	FN 4	Funktions-jahre ($\sum pg$)
p_i	o,2oo	o,4oo	o,46o	–
p_i^*	o,385	o,346	o,269	–
g_i	o,59o	o,35o	o,12o	–
$p_i g_i$	o,118	o,14o	o,o48	o,3o6
$p_i^* g_i$	o,227	o,121	o,o32	o,38o

Σ pg = o,33 bedeutet beispielsweise: Ein Jahr Krankheit
wird im Durchschnitt als so schwerwiegend empfunden, daß
es die Betroffenen als vergleichbar mit nur 4 Monaten Gesundheit betrachten. Nach Tabelle 3-16 entsprechen o,3o6
Funktionsjahre (FJ) einem Jahr Krankheit im *status quo* und
o,38 FJ einem Jahr bei Behandlung durch die Ambulanzen. Das
zeigt, daß das Epilepsieprogramm zu einem leichteren Verlauf der Krankheit führt. Der Vorteil der höheren Heilungs-
chancen (FN1) bei der Ambulanzbehandlung drückt sich in der
verringerten Erkrankungsdauer aus und ist deshalb in 3-16
nicht berücksichtigt. Die p*-Werte (1) sind die Anteile der
FN2 - FN4 an der Gleichgewichtsprävalenzrate (vergl. vorigen Absatz), die p-Werte stammen aus Anhang F und die g-Wer-
te aus Tabelle 3-1o.

Mit diesen Werten errechnet sich aus (3,7) ein *Status quo* Q
von

$$Q = a_{11,2} \cdot o,3o6 = 2,87$$

wobei eine durchschnittliche Krankheitsdauer 1 von 11,2
Jahren (2) und ein Diskontsatz von 3 % angenommen sind
(vergl. Abschnitt 4.1.1). Die Krankheitsdauer beim Epilepsieprogramm beträgt durchschnittlich nur 8,5 Jahre, so
daß gegenüber 11,2 Jahren noch 2,7 Jahre Gesundheit anfallen. Patienten, die das Epilepsieprogramm durchlaufen, er-
wartet deshalb - ebenfalls für 11,2 Jahre betrachtet - ein
Q* von

$$Q^* = a_{11,2} - a_{8,5}(1-o,38) = 4,8o$$

woraus ein D i f f e r e n z e r t r a g   zum *Status quo*
von 1,93 FJ folgt. Bei einer Kohortenstärke von 1o 2oo be-

---

(1) Das '*' Symbol kennzeichnet jeweils die Daten des Epi-
    lepsieprogramms.

(2) Anstelle der Lebenserwartung wird 1 verwendet, da der
    Differenzertrag von der Substitution unberührt bleibt.

läuft sich damit der Differenzertrag pro Kohorte auf
19 7oo FJ.

In dieser Rechnung ist eine Änderung der Mortalität, resp.
der Lebenserwartung, nicht berücksichtigt, weil dafür keine
verläßlichen und kompatiblen Daten vorliegen. Doch kann
bei den Ambulanzpatienten ein Anstieg der Lebenserwartung
angenommen werden, weil ihre Erkrankung leichter und kür-
zer verläuft als die der Patienten in der *Status-quo*-Ver-
sorgung. Denn gerade diese Charakteristika reduzieren die
Mortalität bei Epileptikern (*Lund* 1968). Deshalb wird im
folgenden versucht, die Größenordnung des Differenzertrages unter Einschluß der Mortalitätsaspekte abzuschätzen,
um einen Anhaltspunkt für den Umfang des tatsächlichen Differenzertrages zu geben.

Nimmt man an, daß mit der Verkürzung der Krankheitsdauer
die Lebenserwartung (1) proportional ansteigt, ergibt sich
für einen 35-jährigen Epileptiker eine Lebenserwartung von
22,7 Jahren gegenüber nur 17,6 im *Status quo*. Über 22,7 Jahre betrachtet, beträgt dann der Differenzertrag 4,7o Funktionsjahre oder 48 ooo FJ pro Kohorte.

3.4.2.6 AUSWAHL DER GEEIGNETEN ERTRAGSSCHÄTZUNG

Wegen der unterschiedlichen Annahmen liegen mehrere Schätzungen für den Differenzertrag des Epilepsieprogramms vor,
aus denen die für die Allokationsentscheidung geeignete auszuwählen ist. Zur besseren Übersicht sind die Ergebnisse
des letzten Absatzes noch einmal in Tabelle 3-17 zusammengefaßt und ergänzt um die Berechnung des Differenzertrages
in Lebensjahren und um zwei weitere Diskontsätze. Die Be-

---

(1) Anstelle des in 3.1.2.1 vorgeschlagenen Standardle-
    bens wird die Lebenserwartung verwendet, weil bei nur
    einer Altersgruppe keine Verzerrung entsteht.

rechnung des   u n b e w e r t e t e n   E r t r a g e s
ist bis auf den Unterschied, daß Krankheitsjahre vollständig subtrahiert werden (g_i=0 für i=2,3,4), mit dem Be-
rechnungsschema im letzten Absatz identisch.

Das etwas verwirrende Einführen einer weiteren Annahme soll
die Änderung der Erträge zeigen, wenn man das noch nicht
völlig korrekt gelöste Bewerten (kardinale Nutzenmessung)
unterläßt und statt dessen nur solche Daten verwendet, die
sicher zu bestimmen sind. Ohne Bewertung fällt nur bei
vollständiger Heilung ein Ertrag in Form gesund verlebter
Lebensjahre an. Obwohl dieses Vorgehen keine Verbesserungen im Krankheitszustand erfaßt und somit nur einen Teil
des Therapieerfolges, sind dennoch die unbewerteten Diffe-
renzerträge höher, weil krank verlebte Jahre keinen Wert
erhalten, so daß der leichtere Krankheitsverlauf durch die
Ambulanz nicht berücksichtigt wird.

Tabelle 3-17: Differenzertrag des Ambulanzprogrammes pro
              Kohorte gegenüber dem *Status quo* in Funk-
              tionsjahren

Diskont-satz %	Konstante Mortalität		Gesunkene Mortalität	
	bewertet	unbewertet	bewertet	unbewertet
2	21 500	22 500	56 000	57 000
3	19 700	20 200	48 000	48 500
5	16 600	16 200	35 600	35 300

So entsteht das paradoxe Ergebnis, daß ein Ansatz, der nur
einen Teil der Erträge berücksichtigt, höhere Werte als
das korrekte Konzept erbringt. Daß die unbewerteten Erträge aus Tabelle 3-17 tatsächlich Überschätzungen darstellen,
liegt an dem dichotomen Ertragskonzept, welches nur zwischen 'gesund' und 'nicht gesund' unterscheidet. Da der Zu-

stand 'nicht gesund', der immerhin von Tod bis zu leichter
Erkrankung reicht, in der Regel einen positiven Nutzen hat,
muß eine dies ignorierende Berechnung des Differenzertrages
zu hoch ausfallen. Somit verursacht das ausschließliche
Verwenden von sog. harten Daten im vorliegenden Fall (Tabel-
le 3-17) Verzerrungen der Ertragsschätzungen, die dieses
Vorgehen nicht akzeptabel machen, wenngleich der absolute
Fehler beim Ambulanzprogramm nicht groß ist, da hier die
Funktionsjahräquivalente eines Krankheitsjahres (o,3o6 vs.
o,38o) keine großen Differenzen aufweisen.

Als D i f f e r e n z e r t r a g d e s A m b u -
l a n z p r o g r a m m s pro Kohorte werden am besten
19 7oo Funktionsjahre angenommen. Denn die Daten über die
verlängerte Lebenserwartung der Ambulanzpatienten sind empirisch nicht gesichert, und ein anderer Diskontsatz als
3 % ist weder theoretisch noch empirisch besser zu begründen (1). Für die weitere Arbeit wird deshalb von einem
Differenzertrag von 19 7oo Funktionsjahren ausgegangen.

Aber auch dieser Wert muß kritisch unter den zugrundeliegenden Annahmen gesehen werden. Zur Überschätzung kann zwar
führen, daß die Berechnungen von Anfang an von der Gleich-
gewichtsprävalenz ausgehen (2), die erst nach einigen Perioden eintritt, dafür sind aber alle anderen Annahmen konser-
vativ, d.h. sie bewirken eher eine Unterschätzung des wirklichen Wertes. So wurde die Prognose der Diffusepilepsien
verwendet, die die schlechtesten Behandlungsaussichten haben, und während der ersten vier Behandlungsjahre wurde
keinerlei Therapieerfolg unterstellt. Weiter machen die
fehlenden Daten zur Mortalitätsveränderung ein Einbeziehen
dieses Aspektes in die Ertragskalkulation unmöglich, so daß
allein die gesunkene Prävalenz betrachtet werden kann. Die

------

(1) In die Sensitivitätsanalyse werden die alternativ dis-
    kontierten Erträge mit einbezogen. Vergl. auch 4.1.1.

(2) In 4.3.1 wird der Effekt dieser Annahme überprüft.

Prävalenz ist aber nur bei konstanter Sterblichkeit ein geeigneter Indikator für Behandlungserfolge, denn mit steigender krankheitsspezifischer Mortalitätsrate kann durchaus ein Sinken der Prävalenzrate verbunden sein. In diesem Fall läßt sich kaum von einem Erfolg sprechen, obwohl die reduzierte Prävalenzrate eine solche Interpretation nahelegt. Beim Ambulanzprogramm scheint aber die Annahme konstanter Sterblichkeit aufgrund vereinzelter empirischer Befunde zulässig, eher ist sogar noch mit einem Rückgang der Sterblichkeit zu rechnen.

Insgesamt muß der Ertrag des Ambulanzprogramms unter dem Vorbehalt gesehen werden, daß die Daten nicht genügend differenziert sind, um die Kalkulation für spezifische Module zuzulassen. Außerdem wurden die Daten aus Studien entnommen, die andere Zielsetzungen hatten, als Unterlagen für eine Effizienzanalyse zu liefern. Bei der Interpretation des Differenzertrages ist deshalb zu beachten, daß es sich dabei um keinen exakten Wert, sondern um eine Schätzung handelt, die die Größenordnung des komparativen Vorteils des Ambulanzprogramms anzeigt.

TEIL 4: DER GESAMTWIRTSCHAFTLICHE VORTEIL VON EPILEP-SIE-AMBULANZEN: EINE NUTZEN-KOSTEN-ANALYSE

Teil 4 enthält die Integration der in Teil 3 entwickelten Methodik in das traditionelle Instrument der NKA
und die Durchführung einer NKA des Epilepsieambulanz-
programmes. Methodische Fragen der NKA werden nur dort
aufgegriffen, wo sie zum Verständnis und zur Ableitung
der verwendeten Werte notwendig sind. Dies gilt speziell
für Kapitel 4.1, in dem Probleme der Diskontierung, der
Investitionskriterien und der Behandlung von Unsicherheit diskutiert werden, um die dem Ambulanzprogramm angemessene Lösung zu finden. In Kapitel 4.2 sind dann
Kosten und Nutzen des Programms aufgelistet, und Kapitel 4.3 schließlich enthält die eigentliche NKA des Ambulanzprogramms, wobei der Schwerpunkt auf der Sensitivitätsprüfung des Nettonutzens und der Interpretation
der Ergebnisse liegt.

4.1 METHODISCHE FRAGEN DER NUTZEN-KOSTEN-KALKULATION

4.1.1 DIE WAHL DES DISKONTSATZES

4.1.1.1 DISKONTSATZ UND ZEITPRÄFERENZ

Im allgemeinen bevorzugt jedes Individuum sofortigen Konsum
gegenüber späteren, d.h. eine DM heute wird höher eingeschätzt als derselbe Betrag in einem Jahr, auch wenn Preis-
niveaustabilität herrscht. Dieser Sachverhalt wird in der
Literatur als Z e i t p r ä f e r e n z bezeichnet,
die als 'Grenzrate der Substitution von Gegenwartsgütern
durch Zukunftsgüter' (*Kirsch/Rürup* 1971:45o) definiert ist.
Das bedeutet nichts anderes, als daß die Zeitpräferenz die
Bewertung dergleichen Konsummöglichkeiten zu verschiedenen
Zeitpunkten widerspiegelt. Die Existenz einer positiven
Zeitpräferenz, der alternativen Bevorzugung früheren Kon-
sums, beruht vor allem auf der Begrenztheit des individuel-
len Lebens, dessen Länge zudem noch unsicher ist, so daß
Konsummöglichkeiten mit zunehmender zeitlicher Distanz un-
sicherer und damit wertloser werden.

Für die NKA folgt daraus, daß Kosten und Erträge eines Projektes, die nicht in derselben Periode anfallen, auf einen
Zeitpunkt bezogen werden müssen, um sie kompatibel zu machen. Dieser Zeitpunkt selbst kann beliebig gewählt werden,
doch hat das Berechnen der Gegenwartswerte den Vorteil,
die Evaluierung des Projekts in heutigen DM-Beträgen vornehmen zu können, die der Entscheidungsträger leichter interpretieren kann als etwa auf 199o bezogene Werte (*Layard/
Walters* 1976).

Da die Notwendigkeit des Diskontierens offensichtlich ist,
stellt sich das Problem der Ermittlung der Diskontrate.

Die individuelle Zeitpräferenz (1) kann nicht aus Markt-
entscheidungen abgeleitet werden, weil die hierfür präde-
stiniert scheinenden Zinsen und Renditen am Kapitalmarkt
nur einen vagen Zusammenhang mit den individuellen Zeitpräferenzen aufweisen. Die anderen Einflüsse, die auf die
Zinsbildung einwirken (z.B. Inflationsrate, Geldpolitik),
sind nur ungenügend von der reinen Zeitpräferenz zu tren-
nen, so daß der korrekte Weg das direkte Ermitteln (Befragungen, Experimente) ist. Entsprechende empirische
Studien fehlen allerdings, so daß man doch weitgehend auf
Vermutungen und Interpretationen von Marktdaten angewiesen
bleibt (2).

Ausgehend von dem Gedanken, daß die Ursache der positiven
Zeitpräferenz die Begrenztheit des individuellen Lebens
ist, zeigt *Brüngger* (1972:351) eine andere Möglichkeit,
die r e i n e Z e i t p r ä f e r e n z zu schätzen.
Er geht davon aus, daß die Wahrscheinlichkeit P_i, das der
eigenen Lebenserwartung entsprechende Alter zu erreichen,
kleiner als eins ist und zwar:

$$P_i = l_{(x+e_x)} / l_x$$

wobei

x   =   Alter des Individuums i

e_x =   Lebenserwartung im Jahre x

l_x =   Anzahl der im Jahre x noch lebenden
             Personen gemäß Sterbetafel

Nimmt man an, daß der einzelne das Jahr $x+e_x$ im Zeitpunkt
x mit p_i bewertet und daß die jährliche, individuelle
Zeitpräferenzrate z_i konstant ist, so gilt:

$$P_i = (1-z_i)^{e_x}$$

---

(1) Unter individueller Zeitpräferenz wird eine Zeitpräfe-
    renz verstanden, die von den subjektiven Präferenzen
    der Individuen bestimmt ist (*Harsanyi* 1955).

(2) Die um die Inflationsrate bereinigte Rendite festver-
    zinslicher Wertpapiere betrug 1974-78 in der BRD 3,1 %
    (*Kriedel* 1979:635). Dieser Wert ist nicht die Zeitprä-
    ferenzrate, gibt aber einen Hinweis auf die mögliche
    Größenordnung.

woraus sich nach Umformen die Zeitpräferenzrate errechnen läßt:

$$z_i = 1-\exp(\ln P_i/e_x)$$

Mit den Werten aus der Sterbetafel 1974/76 ergibt sich damit für 35-Jährige (Männer und Frauen zusammengenommen) eine Zeitpräferenzrate von 1,5 % (*Kriedel* 1979). Dagegen beträgt die Zeitpräferenz bei 35-jährigen Epileptikern (Daten aus Anhang F, Punkt 5) 5,4 %. In der Differenz der beiden Raten kommt der wegen der höheren Sterblichkeit verringerte Zeithorizont der Epileptiker zum Ausdruck, der unter den gemachten Annahmen zu einer stärkeren Diskontierung führen muß.

Unabhängig von den Problemen der Ermittlung wird die Eignung der individuellen Zeitpräferenzen als Diskontsatz für öffentliche Investitionen bezweifelt, weil Individuen aufgrund ihres begrenzten Zeithorizonts angeblich zu stark diskontieren, so daß die Interessen zukünftiger Generationen unzureichend berücksichtigt werden. Die stattdessen vorgeschlagene soziale oder kollektive Zeitpräferenz (*Friedlaender* 1970:296) ist nicht der Mittelwert der individuellen Präferenzen, sondern ein eigener Wert, der zwangsläufig unter dem individuellen liegt. Denn die Gesellschaft hat einen unbegrenzten Zeithorizont, so daß sie auch Nutzen, die nur folgenden Generationen zufallen, in der Gegenwart als Nutzen bewerten muß, anstatt sie über einen hohen Diskontsatz implizit nicht zu berücksichtigen (1). Doch da es keine Gesellschaft an sich gibt, kann auch nicht deren Zeitpräferenz festgestellt werden, sondern nur die von Individuen, die, weil sie über der gesellschaftlichen liegt, willkürlich zu reduzieren ist, um dem veränderten Zeithorizont Rechnung zu tragen.

---

(1) Weitere Differenzen zwischen individueller und kollektiver Zeitpräferenz zählt *Andel* (1977:5o5) auf.

Neben diesem praktischen Problem und vom Widerspruch zur
individualistischen Basis der NKA abgesehen, bleibt die
kollektive Zeitpräferenz unter dem Aspekt der intertemporalen Verteilung zu betrachten. Bei im Zeitablauf steigen-
dem Wohlstand haben zukünftige Generationen einen höheren
Lebensstandard als heutige, so daß ein künstlich gesenk-
ter Diskontsatz zu einer Umverteilung von arm und reich
führt. Damit ist auch die theoretische Rechtfertigung einer
besonderen kollektiven Zeitpräferenz infrage gestellt, was
im Zusammenhang mit den Schwierigkeiten der Ermittlung dieses Diskontsatzes gegen das Verwenden des Konzepts spricht.

Davon abgesehen, liegen auch kaum Daten über die kollektive Zeitpräferenz vor. *Feldstein* (1965) illustriert seine
theoretische Ableitung der sozialen Zeitpräferenzrate, die
er als Funktion von fünf Parametern (Wachstumsrate von
Bevölkerung und Pro-Kopf-Konsum, ein Bevölkerungsparameter,
reine Zeitpräferenz, Elastizität der Konsum-Nutzen-Funk-
tion) darstellt, an realistischen Werten. Für einen Bevölkerungsparameter von 1 % und einen Konsumzuwachs von
2 % erhält er ohne Berücksichtigung der reinen Zeitpräferenz und für verschiedene Werte der übrigen Parameter Zeit-
präferenzraten zwischen 2 und 5 %. Doch exakte Untersuchungen existieren auch für die soziale Zeitpräferenzrate nicht.

4.1.1.2 DIE OPPORTUNITÄTSKOSTEN DES KAPITALS

Das Diskontierungsproblem ist mit der Erörterung der Zeitpräferenz erst in einem Aspekt diskutiert, da der Zins eine
Doppelfunktion hat und auch noch als Ausdruck der Kapitalproduktivität verwendet wird. In der Theorie - auf einem
idealen Kapitalmarkt im Gleichgewicht - existieren keine
Unterschiede zwischen Zeitpräferenz und Kapitalproduktivität, aber für das empirische Arbeiten muß differenziert werden, weil sich in der Realität beide Werte durchaus unterscheiden (können).

Nimmt man die Kapitalproduktivität als Diskontsatz, so legt
man damit an öffentliche Investitionen dieselben Kriterien
an wie an Investitionen im privaten Sektor und berücksichtigt damit die Opportunitätskosten des öffentlichen Projekts, wenn dieses ein privates verdrängt. Dieser Sachverhalt läßt sich am leichtesten anhand eines Beispiels beschreiben.

Angenommen, in der Privatwirtschaft wird eine K a p i -
t a l e r t r a g s r a t e von r = o,o6 erreicht, während die Zeitpräferenz, mit der die Erträge öffentlicher
Investitionen diskontiert werden, z = o,o4 beträgt. Vergleicht man ein privates und ein öffentliches Projekt (Tabelle 4-1) anhand ihrer Gegenwartswerte, die mit den entsprechenden Zinssätzen r und z errechnet werden, so sind

Tabelle 4-1: Diskontierung mit Zeitpräferenz vs. Kapi-
             talertragsrate

Investition	Wert nach 5 Jahren	Gegenwartswert	
		bei 4 %	bei 6 %
privat	133,8	1o9,9	1oo
öffentlich	121,7	1oo	9o,9

beide Projekte mit Erträgen von jeweils 1oo identisch, weil
auch die Kosten jeweils 1oo sind. Da aber das öffentliche
Projekt mit z = o,o4 diskontiert wurde, erscheint dieses
Projekt vorteilhafter als es in Wirklichkeit ist, denn die
Opportunitätskosten sind nicht berücksichtigt. Mit einem
Diskontsatz von o,o6 für beide Projekte zeigt sich dann,
daß ein Ergebnis von 121,7 Einheiten im privaten Sektor mit
einem Aufwand von nur 9o,9 zu realisieren ist, so daß die
(Opportunitäts-)Kosten des öffentlichen Projekts tatsäch-

lich lo9,3 Einheiten und nicht, wie anfänglich falsch berechnet, nur loo betragen. Damit ist die private Investition billiger und bei gleichem Ertrag vorteilhafter als
das öffentliche Projekt. Diese Aussage gilt analog im umgekehrten Fall (z > r), wo dann die Opportunitätskosten zu
hoch lägen.

Dieser beispielhaft dargestellte Sachverhalt läßt sich in-
soweit verallgemeinern, als mit der Zeitpräferenz als Diskontrate im allgemeinen nicht die O p p o r t u n i -
t ä t s k o s t e n   d e s   K a p i t a l s   gemessen
werden, wie es *Baumol* (1968) fordert. Denn weil die Kapitalertragsrate wegen der darin enthaltenen Risikoprämie
in der Regel größer als die Zeitpräferenz ist (1), führt
das Diskontieren mit der Zeitpräferenz dazu, die Kosten der
öffentlichen Projekte systematisch zu unterschätzen. Im
Fall der Verdrängung privater Investitionen durch öffentliche Projekte sollte deshalb mit der Kapitalproduktivität
diskontiert werden. Damit ist allerdings nur eine notwendige, nicht aber schon die hinreichende Bedingung für die
Erfassung der Opportunitätskosten gegeben.

Als empirische Größen der Kapitalproduktivität werden im
wesentlichen die Renditen von Staatsanleihen und privaten
Investitionen betrachtet. Der Ertrag von Staatsanleihen
bietet sich deshalb an, weil die hohe Bonität des Schuld-
ners den Erwerb dieser Papiere, von Inflationsverlusten
und Kursschwankungen abgesehen, nahezu risikolos macht,
so daß der Effektivzins im Gegensatz zu privaten Anlagen
fast keine Risikoprämie enthält. Außerdem geben die Zinsen
der öffentlichen Anleihen die nominalen Kosten kredit-
finanzierter staatlicher Investitionen an, deren Opportuni-

---

(1) Zur Diskussion, ob der gesamtwirtschaftliche Dis-
    kontsatz die Risikoprämie enthalten sollte, vergl.
    Arrow/Lind (197o) und konträr dazu *Hirshleifer/
    Shapiro* (197o).

tätskosten aber davon wegen der Verdrängungswirkungen auf
private Investitionen (*Andel* 1977:5o7) beträchtlich abweichen können.

Doch nicht nur aus diesem Grund, sondern auch, weil Staats-
papiere zusätzlich der Geldpolitik über Offenmarktpolitik
zu dienen haben, verwendet man besser die Rendite privater Investitionen, die beispielsweise an der Kursentwick-
lung von Aktien abzulesen ist, als Diskontsatz. Dabei zählt
allein der Bruttoertrag, weil Steuern und Risikoprämie
auch erwirtschaftet worden sind (*Baumol* 1968:796), so daß
die Rendite nach Steuern eine zu geringe Produktivität des
Kapitals widerspiegelte. Die zur Errechnung der Kapitalertragsrate notwendigen Daten kann man aus den Bilanzen
der publizitätspflichtigen Unternehmen entnehmen.

4.1.1.3 DER THEORETISCH KORREKTE DISKONTSATZ

Die Diskussion von Zeitpräferenz und Kapitalproduktivität
hat die beiden grundlegenden Ansätze aufgezeigt, die Diskontrate für öffentliche Investitionen zu bestimmen. Gleichzeitig ist aber auch deutlich geworden, daß es den empirisch 'richtigen' Zinssatz nicht gibt, obwohl in der Literatur eine "langjährige und ebenso scharfsinnige wie
oft esoterische Erörterung" (*Recktenwald* 1973:6o4) statt-
gefunden hat. Die W a h l d e s D i s k o n t -
s a t z e s   ist damit letztlich ein Werturteil des Autoren einer NKA, welche der möglichen Näherungswerte er im
Rahmen der oben diskutierten Ansätze als geeignet ansieht.

Friedlaender (197o:296) hält es für unmöglich, die gesamtwirtschaftliche Diskontrate zu bestimmen, ohne die Trans-
formationskurve und die Funktion der Zeitpräferenz zu
kennen, worüber jedoch kaum Informationen verfügbar sind.
Die Frustration über diesen unbefriedigenden Zustand reicht

in der Praxis so weit, daß *Klarman* (1965a) ganz auf das
Diskontieren verzichtet, damit jedoch das Problem überbe-
wertet und sich noch größere Schwierigkeiten einhandelt.
Verschiedene Autoren akzeptieren als Ausweg staatlich vor-
gegebene Raten oder führen die Nutzen-Kosten-Rechnung mit
alternativen Zinssätzen durch und legen diese dem Entscheidungsträger zur Auswahl vor, womit allerdings auch
keine bessere Entscheidung erreicht werden dürfte.

Die Konsequenzen der Verwendung niedriger oder hoher Dis-
kontraten sind zwar stets gleich, jedoch hängen die Auswirkungen von der Art des Programms ab. Ein geringer Zinssatz begünstigt *ceteris paribus* die Jüngeren, während ein
hoher Zins vor allem den Interessen der mittleren und älteren Generation entspricht. Das   i n t e r t e m p o -
r a l e   V e r t e i l u n g s p r o b l e m   verliert
aber an Schärfe bei relativ kurzfristigen Projekten, die
nur 5 - lo Jahre dauern, da von deren Nutzen nur wenige
Personen aufgrund ihres Alters ausgeschlossen sind, so daß
hier die Wahl arbiträrer Diskontsätze keinen großen Einfluß
auf die intertemporale Verteilung ausübt. Das gleiche gilt
für Projekte, deren Kosten und Erträge zeitlich parallel
anfallen (*Klarman* 1974:329), weil die begünstigte Generation auch die Kosten tragen muß (1). Für die meisten Investitionen ist allerdings typisch, daß die Erträge nach
den Kosten anfallen, so daß der Analytiker sich um einen
korrekten Zinssatz bemühen muß.

Aus den Ausführungen über die Zeitpräferenz und die Kapitalertragsrate läßt sich der jeweils   t h e o r e t i s c h
a n g e m e s s e n e   Diskontsatz ableiten, wie *Mishan*
(1972:136) zeigt. Das Kriterium für die Wahl des Zinssatzes
ist jeweils, welche alternativen Verwendungsmöglichkeiten

---

(1) Von der Möglichkeit der Kostenverlagerung über die
    Staatsschuld sei hier abgesehen.

das öffentliche Projekt verdrängt, d.h. wohin die Mittel
ohne Realisation des diskutierten Projektes fließen. Werden etwa die Investitionsmittel durch Steuererhöhungen auf-
gebracht, die nur den Konsum einschränken, so ist die Zeitpräferenz z der angemessene Diskontsatz. Diese Aussage gilt
aber im Fall z < r nur, wenn aufgrund politischer Entscheidungen das öffentliche Projekt in jedem Fall realisiert
wird, denn die private Investition der Mittel mit einem
Ertrag von r wäre für die Gesellschaft vorteilhafter. Analog zur Finanzierung über Konsumreduzierungen muß im Fall
der Verdrängung privater Investitionen mit der Kapitalertragsrate r diskontiert werden, um die Opportunitätskosten   .
sten zu erhalten. Realistisch sind jedoch beide Konstellationen nicht, weil in der Realität die Finanzierung eher
aus beiden Quellen erfolgt, so daß auch der relevante
Diskontsatz d eine Kombination aus z und r sein muß. Wenn a
den Anteil der verdrängten privaten Investitionen und 1-a
den der verdrängten Konsumausgaben bezeichnet, gilt für d
folgende Beziehung (1):

$$d = \sqrt[n]{a(1+r)^n + (1-a)(1+z)^n} - 1$$

die aber i.d.R. ohne großen Verlust an Genauigkeit über

$$d = a \cdot r + (1-a) \cdot z$$

approximiert werden kann. Diese Vorschläge gehen von der
Annahme aus, daß die Erträge der privaten Investitionen
voll reinvestiert werden. Inwieweit dies zutrifft, soll
dahingestellt bleiben, da es für die praktische Arbeit
kaum möglich ist, a, r und z genau zu bestimmen, so daß
ein eventuell aus dieser Annahme resultierender Fehler im
Vergleich unbedeutend wäre.

Da d nicht problemlos zu bestimmen ist, wird als D i s -
k o n t s a t z für das E p i l e p s i e p r o g r a m m
sowohl z als auch r verwendet:

____

(1) Zur Ableitung vergl. *Mishan* (1972:138).

1. Die Zeitpräferenzrate wird zur Errechnung der Funktionsjahre verwendet und

2. Zur Investitionsentscheidung wird wegen der notwendigen Opportunitätskosten die Kapitalertragsrate
   verwendet.

Nach den in Absatz 4.1.1.1 genannten Werten soll die Zeitpräferenzrate zwischen 2 % und 5 % liegen. Deshalb wird
die Zeitpräferenzrate in dieser Arbeit mit 3 % angesetzt
und zusätzlich geprüft, wie empfindlich das Ergebnis auf
alternative Diskontsätze von 2 % und 5 % reagiert.

Zum Diskontieren der Nutzen und Kosten ist die Kapitalertragsrate am besten geeignet, weil hierbei die Opportunitätskosten berücksichtigt werden und weil beim Epilepsieprogramm die Kosten weitgehend parallel zu den Erträgen anfallen, so daß das Problem der intertemporalen Verteilung nicht stark ins Gewicht fällt.

Die empirische Kapitalertragsrate der deutschen Wirtschaft
beträgt 8,6 %, wenn man den Quotienten von Bilanzgewinn
und Eigenkapital für jedes Jahr von 1966 - 1974 bestimmt
(1) und daraus den Mittelwert bildet. Deshalb wird im folgenden mit 9 % p.a. diskontiert.

4.1.2   DAS INVESTITIONSKRITERIUM

4.1.2.1 KAPITALRÜCKFLUSSPERIODEN UND ERTRAGSRATEN

Wenn eine NKA in dem Stadium ist, daß alle Nutzen und Kosten als Geldbeträge vorliegen und auch in ihrem Zeitprofil

---

(1) Eigene Berechnung aus: Jahresabschlüsse von publizi-
    tätspflichtigen Unternehmen, *Wirtschaft + Statistik*,
    Jahrgänge 1967-1976.

bestimmt sind, so besteht der nächste Schritt darin, die
Nutzen- und Kostenströme vergleichbar zu machen, um die
absolute und/oder relative Vorteilhaftigkeit des Projekts
anzugeben. Ein Kriterium, anhand dessen ein solcher Vergleich geführt werden kann, muß deshalb die Nutzen- und
Kostenströme komprimiert darstellen und die Auswahl der
besten Alternative erlauben, sollten mehrere Objekte zur
Diskussion stehen.

In der betriebswirtschaftlichen Literatur fehlt es nicht
an Vorschlägen für solc. Investitionskriterien (*Albach*
1975). Zu den einfachsten dieser Kriterien, die an praktischen Erfordernissen wie Schnelligkeit und minimalem
Aufwand ausgerichtet sind, gehört das Betrachten des Zeit-
raums, in dem das investierte Kapital wieder zurückgewon-
nen wird. Dieses und ähnliche R ü c k f l u ß k r i -
t e r i e n brauchen jedoch nicht weiter betrachtet zu
werden, weil sie in keinem Fall eine komprimierte Darstellung der Nutzen-Kosten-Ströme und des absoluten Vorteils erlauben, wie es die NKA bei nur einer Alternative
erfordert.

Häufig werden in der Praxis auch Ertragsraten als Investitionskriterien benutzt. Das Verwenden einer durchschnittlichen Rate, die aus der Summe der undiskontierten Netto-
erträge, dividiert durch die Laufzeit, gebildet wird, hat
aber den entscheidenden Nachteil, daß die Zeitdimension
unbeachtet bleibt. Dies gilt nicht für die in der Wirtschaft am häufigsten gebrauchte Ertragsrate, den internen
Zinssatz, der bei Wertpapieren auch als Rendite bezeichnet
wird. Formal ergibt sich der i n t e r n e Z i n s -
s a t z aus der Gleichsetzung der auf die Gegenwart be-
zogenen Nutzen- und Kostenströme:

$$\sum_t K_t (1+r)^{-t} = \sum_t N_t (1+r)^{-t}$$

wobei n die Laufzeit, K die Kosten und N den Nutzen symbo-
lisieren. Der interne Zinssatz, der der im vorigen Abschnitt erwähnten Kapitalertragsrate entspricht, ist der
Zinssatz, bei dem die Gegenwartswerte von Nutzen und Kosten übereinstimmen. Je höher deshalb r bei einer Investition ist, desto vorteilhafter ist die Anlagemöglichkeit.

Die Nachteile dieses Kriteriums liegen nicht so sehr in
der u.U. aufwendigen Berechnung, die mit einem programmier-
baren Taschenrechner erfolgen kann, als vielmehr in der
Zweideutigkeit der internen Ertragsrate. Denn für denselben Ertragsstrom können mehrere Renditen gefunden werden,
wie Figur 4-1 für die beiden Investitionen I und II illustriert (1).

Figur 4-1: Existenz mehrerer interner Zinssätze (PV=O)

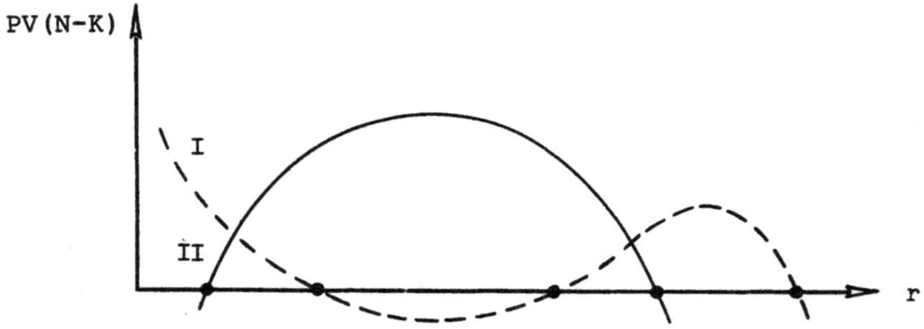

Mathematisch handelt es sich bei der Berechnung von r um
das Bestimmen der Nullstellen einer Funktion höheren Gra-
des, die je nach Ordnung und Parametern mehrere positive
Wurzeln haben kann (*Quirin* 1967:56). So gehören zur Aus-
zahlungsfolge: -1ooo, 2o9o,-1o92 mit r = o,o5 und r = o,o4
zwei interne Zinssätze (*Schneider* 1973:13), ohne daß man
einen Wert als falsch bezeichnen könnte. Da ein Kapital

─────────────────

(1) PV(N-K) bedeutet den Gegenwartswert des Nettoertrages.

im selben Zeitraum aber nicht gleichzeitig auf lo5 % und
lo4 % anwachsen kann, muß im Fall mehrerer interner Zinssätze auf dieses Investitionskriterium verzichtet werden
(1).

Darüberhinaus ist der interne Zinssatz isoliert betrachtet nicht aussagefähig, weil er im Gegensatz zu den noch
zu behandelnden anderen Kriterien keine absolute Interpretation zuläßt, so daß der Entscheidungsträger weder die
absolute Vorteilhaftigkeit der Investition noch deren
Größe erkennen kann. Ein sinnvolles Investitionskriterium
für eine NKA muß deshalb den Nettonutzen einschließen.

4.1.2.2 BERÜCKSICHTIGUNG DES ABSOLUTEN NUTZENS

Das Kriterium, das den absoluten Nutzen (2) eines Projekts
explizit angibt, ist die Differenz der Gegenwartswerte
von Nutzen und Kosten. Werden bereits in jeder Periode
die Nettonutzen N-K errechnet, so ergibt sich der d i s -
k o n t i e r t e   N e t t o n u t z e n   (DNN) als:

$$DNN = PV(N-K) = \sum_{t}^{n} (N-K)_t (1+d)^{-t}$$

wobei die Periodenwerte mit dem gesellschaftlichen Diskontsatz d abgezinst werden und die übrigen Symbole wie zuvor
definiert sind. Alle Investitionen, für die $DNN \geq 0$ gilt,
sind wohlstandserhöhend, während $DNN < 0$ einen Wohlstands-
verlust kennzeichnet. Der kritische Punkt des DNN als Investitionskriterium ist dessen Abhängigkeit vom Zinssatz,
wie in Figur 4-2 gezeigt wird: Bei Diskontsätzen von $d < d_o$

---

(1) Für normale Investitionen, bei denen negative Perioden-
    überschüsse nur am Anfang vorkommen, gibt es stets nur
    eine ökonomisch sinnvolle Lösung. Vergl. *Kobelt/Schulte*
    (1977:loo).
(2) Wenn im Zusammenhang der technischen Aspekte bei der
    NKA von Nutzen gesprochen wird, so ist damit 'Benefit'
    und nicht 'Utility' gemeint. Da sich diese doppeldeuti-
    ge Sprachregelung aber durchgesetzt hat, wird in folgen-
    den der Begriff Nutzen als Synonym für monetäre Erträge
    gebraucht.

Figur 4-2: Einfluß des Diskontsatzes auf die Projektauswahl
          über den DNN

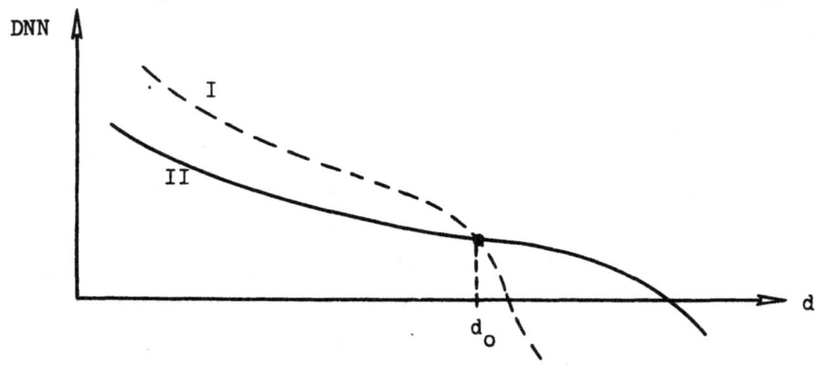

hat Investition I den stets höheren DNN, während für d d_o
das umgekehrte gilt. Da dies letztlich eine Konsequenz der
unterschiedlichen Zeitprofile der Nettonutzen von I und II
ist, stellt die Unkehrung der Vorteilhaftigkeit der beiden Projekte keinen spezifischen Nachteil des DNN dar. Der
DNN erfüllt aber in jedem Fall die gestellten Anforderungen, weil ein DNN > O stets eine Investition als gerechtfertigt ansieht und weil anhand des größten DNN auch die
beste Alternative ausgewählt werden kann. Allerdings bleibt
zu fragen, ob es richtig ist, Investitionen mit einem DNN
von loo-99=1 und mit einem von 2-1=1 als gleichwertig anzusehen, obwohl das 1. Projekt viel höhere Mittel erfordert.

Beim Nutzen-Kosten-Quotienten besteht ein solches Problem
nicht, weshalb es lohnt, auch dieses Kriterium zu betrachten. Der   N u t z e n - K o s t e n - Q u o t i e n t

$$NKQ = PV(N)/PV(K)$$

wird aus den Gegenwartswerten der Nutzen und Kosten gebildet, so daß seine Größe ebenso wie die des DNN vom Diskontsatz abhängt. Im Gegensatz zum Wirksamkeits-Kosten-Quotien-
ten (Abs. 2.1.2.3) erlaubt der NKQ ein absolutes Urteil über

die Vorteilhaftigkeit einer Investition, weil ein NKQ > 1
immer einen Nutzenüberschuß anzeigt, der die Projektdurch-
führung in jedem Fall rechtfertigt.

Da DNN und NKQ jeweils etwa gleich große Vor- und Nachteile besitzen, stellt sich die Frage, welches Investitionskriterium man verwenden soll. Zur Feststellung eines gesamtwirtschaftlichen Gewinns reichen beide Kriterien aus, so
daß als Grundbedingung der P r o j e k t a u s w a h l
alternativ gilt: DNN ≥ O oder NKQ ≥ 1. Erfüllen mehrere Programme diese Bedingung, schlagen *Mishan* (1972:135) und mit
Einschränkungen auch *Friedlaender* (197o:289) vor, bei fixer
Projektgröße der Alternativen nach dem DNN zu entscheiden
und bei variablen Betriebsgrößen den NKQ zu verwenden.
Die Begründung für diese Regel läßt sich wiederum am einfachsten an einem *Mishan* (1972:134) entnommenen Beispiel (Tabelle 4-2) geben.

Nehmen wir zuerst an, die Projekte A und B seien in ihrem
Umfang variabel, so daß mit dem NKQ zugunsten von B ent-

Tabelle 4-2: Projektauswahl mit verschiedenen Kriterien

Projekt	PV(K)	PV(N)	DNN	NKQ
A	1oo	15o	5o	1,5
B	2o	5o	3o	2,5

schieden wird, weil es den höchsten NKQ aufweist. Projekt B,
um das fünffache vergrößert, um das Budget von 1oo auszu-
schöpfen, erbringt dann bei linearen Skalenerträgen einen
DNN von 15o gegenüber nur 5o bei A. Sind aber beide Programme fixiert, wie es bei den meisten praktischen Problemen der Fall ist, so wird über den DNN Projekt A ausgewählt,
weil hier der Gewinn 5o beträgt gegen nur 3o bei B. Der

volkswirtschaftliche Gewinn läßt sich auch nicht dadurch
steigern, daß B realisiert wird und die übrig bleibenden
Mittel im Gegenwartswert von 8o im privaten Sektor inve-
stiert werden, weil bei Diskontierung mit der Kapitalertragsrate der Gegenwartswert der privatwirtschaftlichen
Erträge sich genau auf 8o beläuft, so daß der Gesamtge-
winn 3o nicht übersteigt. Projekt A ist also auch in diesem Fall die vorteilhaftere Alternative.

Aus diesen Ergebnissen folgt für das Epilepsieprogramm der
DNN als angemessenes Investitionskriterium, denn die Betriebsgröße des Projekts ist nicht variabel. Zusätzlich
soll der Nutzen aber auch als Annuität angegeben werden,
weil diese Darstellung den Erfordernissen der Bürokratie
entgegenkommt, die mit jährlichen Budgets arbeitet. Die
Annuitäten bilden kein neues Kriterium, sondern sind nur
das Äquivalent in Jahresbeträgen zum Kapitelwert. Deshalb
kann die Allokationsentscheidung ebenfalls anhand der
Annuitäten geführt werden.

4.1.3   Das Berücksichtigen von Ungewissheit

4.1.3.1 Konservative Schätzungen

In der Literatur (*Andel* 1977:5oo) wird häufig zwischen
R i s i k o , wobei die Wahrscheinlichkeitsverteilung
wie Normal- oder Poisson-Verteilung der Schätzwerte bekannt ist, jedoch nicht Mittelwert und Varianz, sowie
U n s i c h e r h e i t unterschieden, wo auch Informationen über die Verteilung fehlen. Diese Unterscheidung
hat allerdings einen zweifelhaften Wert, da die Übergänge
zwischen den Kategorien fließend sind. Denn in einer praktischen Entscheidungssituation kennt der Analytiker die
Verteilungsfunktion der relevanten Parameter wie Preise,
Erträge, Lebensdauer des Projekts etc. nicht genau, son-

dern allenfalls Erfahrungswerte darüber. Andererseits ist
es in vielen Fällen möglich, durch Simulation - nach
Schätzung einiger Funktionswerte - eine Verteilung zu erhalten und damit Entscheidungsprobleme unter Unsicherheit
in solche unter Risiko zu transformieren.

Aus diesen Gründen wird im folgenden die Definition von
Quirin (1967:2oo) übernommen, der den Begriff Unsicherheit
sehr eingeschränkt nur für spieltheoretische Situationen
reserviert, in denen sich die benötigten Daten aus einem
Interaktionsprozeß von Personen mit verschiedenen Strate-
gien ergeben, dessen Ausgang wahrscheinlichkeitstheoretisch
nicht zu erfassen ist. In allen übrigen Fällen, wo subjektive und objektive Wahrscheinlichkeitsverteilungen vorliegen oder abgeleitet werden können, handelt es sich dann
allein um Risikosituationen. Nach dieser Definition geht
es in diesem Abschnitt nur um die Behandlung von Risiko.

Ein weit verbreiteter Ansatz zur Berücksichtigung von Risiko ist das Verwenden konservativer Schätzungen, wobei
die eigentlich errechneten Erträge bewußt unterschätzt -
und/oder die Kosten überschätzt - werden, so daß wegen
dieser Sicherheitsmarge der kalkulierte Projektnutzen mit
hoher Wahrscheinlichkeit auch eintritt. Allerdings verringert diese Prozedur auch systematisch den Vorteil des
Projekts, weil Risiko hier einseitig als Nichteintritt
der Nutzenüberschätzung gesehen wird. Neben dem willkürlichen Unterschätzen der Erträge existieren auch verfeinerte Methoden, das Risiko von Überschätzungen zu vermin-
dern.

Eine Gruppe von Methoden besteht darin, den Planungshori-
zont zu verkürzen, weil mit dessen Länge das Risiko von
Fehlentscheidungen - vermutlich progressiv - steigt. Davon ausgehend, besteht die einfachste dieser Techniken
(*C u t - o f f - p e r i o d*) darin, nur eine gewisse
Anzahl von Perioden zu betrachten (z.B. 5 Jahre) und alle
späteren Kosten und Nutzen zu vernachlässigen. Eine andere

Möglichkeit liegt in der Erhöhung des Diskontsatzes um
einen Risikozuschlag, was je nach Höhe zur raschen Vermin-
derung der Gegenwartswerte führt, wie die *Plath* (1977:19)
entnommene Tabelle 4-3 zeigt. Ebenso wie die *Cut-off-period*

Tabelle 4-3: Gegenwartswerte in Abhängigkeit von Zins und
                  Laufzeit

Zins	Jahre			
	o	1o	2o	3o
4 %	1oo	67,6	45,6	3o,8
6 %	1oo	55,8	31,2	17,4
1o %	1oo	38,6	14,9	5,7

ist auch dieses Vorgehen bei willkürlichen Risikozuschlägen nicht akzeptabel, denn ohne ungefähre Kenntnis der Ri-
sikogrößenordnung besteht die Gefahr, die Durchführung
vorteilhafter Projekte zu verhindern.

Gegenüber willkürlichen Risikozuschlägen stellt das **M a x -
i m i n** Verfahren einen Fortschritt dar, weil dabei
günstige und ungünstige Schätzungen betrachtet werden. Zur
Erläuterung dieser Prozedur gibt *Mishan* (1975:342) ein

Tabelle 4-4: Beispiel zur Maximin-Prozedur

Projekt	Maximum	Minimum	Maximin
A	4oo ooo	13o ooo	
B	16o ooo	14o ooo	14o ooo
C	29o ooo	8o ooo	

Beispiel, das in Tabelle 4-4 wiedergegeben ist. Für die
Projekte A,B,C sind jeweils minimale und maximale Erträge
geschätzt worden, die in den entsprechenden Spalten stehen.
Geht der Analytiker nur von konservativen Schätzungen aus,
kann er das zu realisierende Projekt nach der Maximin-Regel
auswählen: Er akzeptiert das Projekt, welches das Maximum
aller Ertragsminima aufweist, also Projekt B. Analog können Projekte nach der Minimax-Regel ausgewählt werden, wobei das Minimum der maximalen Verluste das Kriterium ist.
Der Nachteil dieser Regeln liegt im Nichtbeachten der jeweils anderen Möglichkeit, so daß u.U. wie in Tabelle 4-4
das Projekt mit dem geringsten maximalen Ertrag durchgeführt wird. Diese Konsequenz ist aber unvermeidlich, wenn
der Analytiker Risiko nur über konservative Schätzungen
zu kompensieren versucht.

Eine bessere Behandlung von Ungewißheit kann nur über das
simultane Berücksichtigen der positiven und negativen Abweichungen von Schätzwerten gelingen und erfordert deshalb das Arbeiten mit Wahrscheinlichkeiten.

4.1.3.2 RISIKOBEURTEILUNG ÜBER WAHRSCHEINLICHKEITEN

Das Arbeiten mit Wahrscheinlichkeiten hat den Vorteil, daß
in die Analyse mehr Informationen einfließen, die eine
fundiertere Risikobeurteilung erlauben. Liegen empirisch
ermittelte oder geschätzte W a h r s c h e i n l i c h -
k e i t e n für die als möglich erachteten Größen der
Komponenten (Preise, Erträge, Diskontsätze) des DNN vor,
kann man daraus auf mathematischem Weg oder durch Simulation Aussagen über Mittelwerte und Varianz des zu erwartenden DNN machen. Daß die Schätzungen der Wahrscheinlichkeiten sich dabei nur auf die Komponenten zu beziehen
brauchen, hat zwei Vorteile:

1. Experten sind mit den Basisdaten wie Kosten eher
   vertraut als mit dem DNN, so daß sie die Komponenten genauer schätzen können.

2. Die Wirkung von Parameteränderungen auf das Ergebnis kann nachvollzogen werden.

Mit dieser letzten Möglichkeit läßt sich auch beurteilen,
ob der Aufwand für zusätzliche Untersuchungen zur Risiko-
senkung lohnt.

Zur Ermittlung der relevanten Wahrscheinlichkeiten ist
es am besten, wenn statistisches Material vorliegt, doch
muß sich der Analytiker fast immer auf Schätzungen verlassen. In solchen Fällen empfiehlt *Reutlinger* (197o:13) dann,
daß der Analytiker selbst oder zur Verfügung stehende Experten aufgrund von Erfahrungswerten und rudimentären Daten
die Spannweite der möglichen Ereignisse festlegen. Sodann
soll dieser Bereich in 2-5 Intervalle unterschiedlicher
Wahrscheinlichkeit so unterteilt werden, daß die den Sub-
intervallen zugeordneten Werte sich zu eins addieren.

Sind die Grundwahrscheinlichkeiten geschätzt, so müssen
diese Einzelwerte aggregiert werden, um eine Aussage über
die Verteilung des Entscheidungskriteriums (DNN) zu erhalten. Der einfachste Weg, die Wahrscheinlichkeiten aller
möglichen Ereignisse durchzurechnen, ist nur für wenige
Werte praktikabel. Denn wie *Mishan* (1975:361) an einem Beispiel zeigt, führt die Vielzahl der möglichen Ereignisse
diese Methode schnell an Grenzen: Bei 4 Gütern und je 3
alternativen Preisen sind in der ersten Periode 3^4=81
verschiedene Konstellationen möglich und, wenn für die
folgenden Perioden 5 Preise prognostiziert werden, bereits
5^4 = 625 Ereignisse zu berücksichtigen. Am Ende der 4. Periode müssen damit insgesamt 81 x $625^3 \approx$ 2o Mrd. Ereignisse durchgerechnet werden, so daß der Auswertungsaufwand in
keinem Verhältnis zur verbesserten Risikobeurteilung stünde.

Um dennoch auch in Fällen mit vielen Variablen und Parametern eine Wahrscheinlichkeitsverteilung des Kriteriums
angeben zu können, arbeitet *Hertz* (1964) mit   s i m u -
l i e r t e n   S t i c h p r o b e n .   Hierbei wählt er -
z.B. über ein entsprechendes Rechnerprogramm - zufällig
Kombinationen von Determinanten des DNN aus und berechnet
die resultierende Verteilung der DNN-Werte, die dann als
Näherung der exakten Verteilung betrachtet wird.

Hält der Analytiker Informationen über die Verteilungsfunktion für überflüssig, kann er die benötigten Parameter wie
Mittelwert und Varianz direkt aus den Ursprungsdaten bestimmen. Die folgenden Beziehungen sind Punktschätzungen für
Mittelwert $\bar{X}$ und Varianz $V(X)$:

$$\bar{X} = \sum p_i X_i$$

$$V(X) = \sum p_i (X_i - \bar{X})^2$$

Dabei bezeichnet p_i wie gewohnt die Eintrittswahrscheinlichkeit des Ereignisses i. Die   E r w a r t u n g s w e r -
t e   einer Summe Z:

$$Z = bX + cY$$

der Zufallsvariablen X und Y mit den Konstanten b und c lassen sich aus den Gleichungen

$$\bar{Z} = b\bar{X} + c\bar{Y}$$

$$V(Z) = b^2 V(X) + c^2 V(Y)$$

ableiten, was immer dann gilt, wenn die Zufallsvariablen
voneinander unabhängig sind. Für die Nutzen und Kosten des
Epilepsieprogramms wird diese Annahme gemacht. Handelt es
sich bei b und c um Diskontierungsfaktoren, dann kommt es
bei der Errechnung der Varianz darauf an, ob die sukzessi-
ven Werte $X_1, X_2 \ldots X_m$ unabhängig sind. Trifft dies zu, gilt

(*Reutlinger* 197o:32):

$$a_n^2 = \sum_{t}^{n} (1+i)^{-2t}$$

wobei a_n der Barwertfaktor (vergl. 3.4.2.5) ist.

Bei abhängigen Werten, dazu zählt insbesondere der Fall $\bar{X}=X_t$ und $\bar{Y}=Y_t$, d.h. wenn jedes Jahr gleiche Werte vorliegen, muß der Barwertfaktor anders errechnet werden:

$$a_n^2 = \left[\sum_{t}^{n} (1+i)^{-t} \right]^2$$

Welche der beiden Methoden, Simulation oder Erwartungswerte, der Analytiker verwendet, hängt vom Einzelfall ab, da die Erwartungswerte schneller zu kalkulieren sind, aber weniger Information bieten, während die Simulation genau die umgekehrten Eigenschaften besitzt.

Für das Epilepsieprogramm reicht das Errechnen der Erwartungswerte aus, da hierbei nur ein Konfidenzintervall für den DNN angegeben werden soll, was allein die Kenntnis von Mittelwert und Varianz erfordert.

4.2   KOSTEN UND NUTZEN DER EPILEPSIEAMBULANZEN

4.2.1   DIE KOSTEN DES PROGRAMMS

4.2.1.1 ABGRENZUNG DER RELEVANTEN KOSTEN

Die im folgenden genannten Kostenschätzungen basieren auf der in der *Psychiatrieenquête* und der *DFG-Denkschrift Epilepsie* empfohlenen A u s s t a t t u n g und Zahl

von Epilepsieambulanzen. Danach sind je 46 Ambulanzen für
Kinder und für Erwachsene geplant, die mit je 3 Ärzten,
einem Psychologen und einer Pflegekraft besetzt sind sowie
in Erwachsenenambulanzen zusätzlich mit einem Sozialarbeiter. An besonderer Ausstattung kommen 2 Enzephalographen
(EEG), 2 Stroboskope und ein Schlaflabor hinzu. Als Planungs-
horizont wird für die NKA ein Zeitraum von 3o Jahren gewählt, weil diese Periode einerseits lang genug ist, um die
hohe Anfangsbelastung durch die Investitionskosten auf die
Laufzeit zu verteilen, und andererseits kurz genug ist,
einem möglichen Veralten des Behandlungskonzepts Rechnung
zu tragen.

Gemäß der in der NKA üblichen Konvention werden alle Kosten
in realen Preisen ausgedrückt (1). Die Gültigkeit dieser Annahme hängt davon ab, ob alle Kostenarten in etwa die gleichen Preissteigerungen aufweisen, weil nur dann die relativen Preise unverändert bleiben.

Von allen für das Epilepsieprogramm zu berücksichtigenden
Kosten sind die   d i r e k t e n   K o s t e n , die aus
Investitions- und Betriebskosten bestehen, problemlos, da
hierfür (relativ) gute Daten zur Verfügung stehen. Dennoch
erfüllen auch diese Daten nicht die Anforderungen, die in
Abschnitt 2.1.1 aufgestellt wurden,und reflektieren deshalb
nur bedingt den volkswirtschaftlichen Ressourcenverbrauch
des Ambulanzprogramms. Denn anstelle der für die Allokationsentscheidung benötigten Grenzkosten sind die empirischen
Daten Durchschnittswerte und beruhen zudem weitgehend auf
administrativ festgelegten Preisen, anstatt aus Konkurrenz-
preisen zu resultieren. Da einfache Korrekturen zum Errechnen der Schattenpreise nicht möglich sind, müssen die empirischen Kosten als beste Schätzung des realen Ressourcen-
verbrauchs akzeptiert werden.

---

(1) Das Basisjahr ist 1976, weil für die meisten Kosten-
    arten keine neueren Daten verfügbar sind.

Für die direkten Kosten existieren immerhin Daten, während
für a n d e r e K o s t e n a r t e n , die ebenso einzubeziehen sind, keine Erfassungsmöglichkeiten bestehen.
Dazu gehören an erster Stelle Aufwendungen für Forschung
und für die Ausbildung des in den Ambulanzen beschäftigten
Personals. Ihrer Natur nach sind diese Kostenkomponenten
Gemeinkosten, die sich nicht vollständig dem Ambulanzprogramm
zurechnen lassen, weil andere Programme ebenfalls davon profitieren. Das Vernachlässigen dieser Beträge ist dann gerechtfertigt, wenn die Grenzkosten Null sind (vergl. 2.1.1).
Unabhängig, ob die Annahme zutrifft, ist es schwierig, korrekte Daten über Ausbildungs- und insbesondere Forschungs-
kosten zu erhalten, so daß beide Komponenten nicht berücksichtigt werden können.

Neben den von der öffentlichen Hand getragenen Kosten fallen
auch private Kosten an, die den Patienten entstehen, die
am Epilepsieprogramm teilnehmen. Hierzu zählen die während
der Behandlung versäumte Arbeitszeit und die Fahrtkosten,
da die Epilepsieambulanzen größere Gebiete versorgen sollen,
weshalb die Patienten u.U. längere Wege akzeptieren müssen.
Sind die Patienten aber auf die Medikamente eingestellt, so
genügen in der Regel wenige Konsultationen zur Therapie-
fortführung. Deshalb fallen in dieser Kategorie nur geringe
Kosten an, die man dann vernachlässigen kann, zumal gute
Schätzungen ohnehin fehlen.

Ein anderes Problem ist, ob zu den Projektkosten auch die
Aufwendungen gehören, die für die medizinische Versorgung
der Patienten in ihrem - durch den Behandlungserfolg - verlängerten Leben zu leisten sind, wie einige Autoren (*Wein-
stein/Stason* 1976, *Cretin* 1977) fordern. Sofern diese Kosten kausal mit dem Programm zusammenhängen, ist deren Berücksichtigung nicht kontrovers und wird auch in der vorliegenden Studie realisiert. Doch auch die Kosten für andere Krankheiten mit einzubeziehen, die im verlängerten Leben

auftreten, ist falsch. Denn das läuft darauf hinaus, eine
NKA über den Wert des Weiterlebens durchzuführen, die durchaus ergeben könnte, daß die Lebensverlängerung nur bei
jüngeren Personen 'lohnt'. Da diese Konsequenz - Behandlung nur, wenn sich noch ein Gewinn ergibt - den allgemein
akzeptierten Grundwerten widerspricht, wird diese Kosten-
komponente außer Betracht gelassen.

Damit bleiben als relevante Kosten des Epilepsieprogramms
nur die direkten Kosten für Bau und Betrieb der Ambulanzen übrig.

4.2.1.2 DIE INVESTITIONS- UND BETRIEBSKOSTEN

Die *DFG-Denkschrift* fordert für Epilepsieambulanzen eine
Nutzfläche von 53o m². Auf dieser Basis sind die Investitionskosten in Tabelle 4-5 errechnet worden.

Über die Größe des notwendigen Grundstücks enthält die
Denkschrift keine Angaben, deshalb sind hierfür looo m² angenommen. Als Preis wurden dafür 45,6o DM pro m² eingesetzt, weil das Stat. Jahrbuch (1977:468) diesen Betrag
für baureifes Land 1976 nennt. Die Baukosten basieren auf
einem Quadratmeterpreis von 2 18o DM (Anhang G), der um
25 % erhöht werden muß, um auch die Nebenkosten zu erfassen. Für allgemeine Ausstattung sind in Anlehnung an die
Heinle, Wischer und Partner (HWP)-Studie 1o % der Baukosten angesetzt. Die besondere Ausstattung sowie deren Preise stammen aus der *DFG-Denkschrift*, wobei die dort genannten Beträge mit dem Lebenshaltungskostenindex (Stat. Jahrbuch 1977:473) auf das Niveau von 1976 fortgeschrieben
worden sind. Unter Zugrundelegung aller dieser Schätzungen ergibt sich ein Gesamtinvestitionsbetrag von 18o,7
Mio DM für den Aufbau von 92 Epilepsieambulanzen.

Tabelle 4-5: Die Kosten der Errichtung von Epilepsie-
            ambulanzen

Kostenart	Kosten pro Am- bulanz in DM	Gesamtkosten für 92 Ambulan- zen in Mio DM
Grundstück	48.6oo	4,47
Baukosten	1.155.ooo	1o6,26
Baunebenkosten	288.ooo	26,5o
Ausstattung		
- allgemein	144.ooo	13,28
- Stroboskope	14.ooo	
- EEG	114.ooo	
- Labor + Sonst.	2oo.ooo	3o,18
T o t a l	1.96o.ooo	18o,69

Von den   B e t r i e b s k o s t e n   sind die Personalkosten der wichtigste Bestandteil, der deshalb gesondert betrachtet wird. Tabelle 4-6 zeigt die Personalkosten, aufge-
gliedert nach dem Stellenplan, für die 46 Erwachsenenambulanzen. Die Stellenkosten sind Mittelwerte, da die tatsächlichen Aufwendungen von Alter und Familienstand der Beschäftigten abhängen (Anhang G). Da für die Kinder- und Jugend-

Tabelle 4-6: Jährliche Personalkosten für Epilepsieambu-
            lanzen für Erwachsene

Personal	Stellen pro Am- bulanz	Kosten der Stellen	
		pro Ambulanz	für 46 Ambulan- zen in Mio DM
Leitender Arzt	1	77.ooo	3,55
Assistenzarzt	2	11o.ooo	5,o6
Psychologe	1	55.ooo	2,54
Sozialarbeiter	1	45.ooo	2,o4
Pflegekraft	1	31.ooo	1,43
T o t a l	-	318.ooo	14,62

lichen-Ambulanzen derselbe Personalschlüssel mit Ausnahme
des Sozialarbeiters vorgesehen ist, belaufen sich die Kosten auf 12,6 Mio DM, so daß insgesamt Personalkosten von
27,2 Mio DM jährlich anfallen.

Die Aufteilung der übrigen Betriebskosten ist in Tabelle
4-7 dargestellt. Da von existierenden Ambulanzen keine
Angaben zu erhalten waren (1), werden als Näherung die Angaben der *HWP*-Studie verwendet, die auf der Auswertung von
Selbstkostenblättern psychiatrischer Krankenhäuser beruhen.
Die Daten sind dort aber pro Patiententag berechnet, so
daß die Annahme gemacht werden muß, daß eine Konsultation

Tabelle 4-7: Jährliche Betriebskosten für Epilepsieam-
             bulanzen ohne Personalkosten

Kostenart	Kosten pro Konsultation in DM	Kosten pro Ambulanz in DM	Kosten für 92 Ambulanzen in Mio DM
Bauunterhal-tungskosten	4,oo	14.43o	1,33
Medizinischer Bedarf (2)	1,9o	6.84o	o,63
Betriebs-mittel	7,4o	26.64o	2,45
Sonstige Kosten	7,9o	28.44o	2,62
T o t a l	21,2o	76.35o	7,o3

einem Patiententag entspricht. Dies dürfte zulässig sein,
weil die Patienten die Ambulanz relativ selten aufsuchen
müssen, dann aber gründlich untersucht werden. Nach der
DFG-Denkschrift (1973:87) sind pro Jahr und Ambulanz bei

---

(1) Z.B. erhebt eine große Anstalt die Kosten ihrer Epilep-
    sieambulanz absichtlich nicht getrennt, weil dann eine
    Abrechnung über den Pflegesatz nicht mehr möglich wäre.
(2) Die Kosten der Antiepileptika sind nicht berücksichtigt,
    da diese Aufwendungen auch im *Status quo* anfallen.

2.25o Patienten 3.6oo Konsultationen notwendig, weshalb
die Kosten in Tabelle 4-7 auf dieser Basis errechnet wurden. Als Kosten pro Konsultation sind die Daten aus einer
Tagesklinik (*HWP* 1976:275) übernommen worden, wobei aber
die Angaben über die Betriebsmittel auf die Hälfte reduziert sind; denn in der Ambulanz entfallen die Verpfle-
gungskosten. Die Instandhaltungskosten schließlich betragen nach § 18 BPflV näherungsweise 1 % der mittleren Investitionskosten.

Damit belaufen sich die gesamten Betriebskosten der 92 Ambulanzen auf 7,o Mio DM zuzüglich 27,2 Mio DM für Personal. Die gesamten laufenden Kosten liegen allerdings höher,
da der Kapitaldienst (Zinsen und Abschreibungen) noch nicht
berücksichtigt ist.

4.2.1.3 JÄHRLICHE KOSTEN UND GEGENWARTSWERT

Zur Errechnung der jährlichen Kosten ist es notwendig, die
Abschreibungen zu bestimmen, um auf dieser Basis den Restwert zu errechnen. Für die A b s c h r e i b u n g s -
s ä t z e   wurden die Annahmen der *HWP*-Studie übernommen.

Art der In- vestition	Anteil an den Ambulanzin- vestitionen	Jährlicher Abschrei- bungssatz
Gebäude	62 %	2,o %
Installationen	14 %	7,5 %
Ausstattung	24 %	12,5 %

Wenn man die jeweiligen Abschreibungssätze mit ihrem Anteil an den Ambulanzkosten gewichtet und daraus die Summe
bildet, so ergibt sich ein gewichteter Abschreibungssatz
von 5,29 %. Das Benutzen des gewichteten anstelle der einzelnen Abschreibungssätze dient nur der Vereinfachung der

Rechnung. Bei linearen Abschreibungen sind dann 9,6 Mio DM
pro Jahr fällig, zu denen noch die Zinsaufwendungen kommen.

In den Jahren 1974-1978 betrug die Rendite von Anleihen
der öffentlichen Hand im Durchschnitt 7,9 % (1). Da aber
in diesem Zeitraum eine Hochzinsperiode lag, wird von einer
effektiven Zinsbelastung von 7 % ausgegangen, die für die
Finanzierung der Ambulanzinvestitionen zu zahlen ist.

Nach *Schneider* (1973:28) errechnen sich die durchschnittlichen jährlichen Kosten   (A n n u i t ä t) K_a einer
Investition nach folgender Formel:

$$K_a = (A-R) \frac{i(1+i)^n}{(1+i)^n-1} + R \cdot i + B$$

wobei
A = Investitionsbetrag
R = Restwert
i = Zinssatz
n = Laufzeit
B = Betriebskosten

Den Bruch in der Formel bezeichnet man als Kapitalwiederge-
winnungsfaktor, weil er angibt, welcher Anteil der inve-
stierten Summe jährlich für Zinsen und Tilgung aufgewendet
werden muß. Deshalb sind Zinsen und Abschreibungen in K_a
enthalten. Zur Berechnung von K_a fehlt noch der Restwert,
der sich unter Annahme geometrisch-degressiven Kapitalver-
zehrs aus der Beziehung

$$R_n = A(1-b)^n$$

ergibt, wobei b der Abschreibungssatz ist. Mit b = o,o529
beträgt demnach der Restwert der Epilepsieambulanzen nach

---

(1) Eigene Berechnung nach Daten des Stat. Jahrbuchs 1979:
    311.

3o Jahren 35,4 Mio DM. Damit erhält man für K_a:

$$K_a = (18o,7-35,4)\,\frac{o,o7 \cdot 1,o7^{30}}{1,o7^{30}-1} + o,o7 \cdot 35,4 + 34,2$$

$$K_a = 48,4 \text{ Mio DM}$$

Diese Kosten sind vor allem für die Realisation des Epilepsieprogramms wichtig, weil der Entscheidungsträger damit einen Anhalt bekommt, was jährlich real an Mitteln be-
reitgestellt werden muß. Da teilweise in der Verwaltung
auf die Kapitalverzinsung verzichtet wird, sei der dafür
entsprechende Betrag angegeben: Ohne Verzinsung, aber mit
Abschreibungen kostet das Ambulanzprogramm jährlich 39,1
Mio DM.

Für die Allokationsentscheidung ist die Annuität von 48,4
Mio DM unbrauchbar, weil die Berechnung nicht mit der Kapitalertragsrate erfolgte und somit dieser Betrag auch
nicht die Opportunitätskosten angibt. Mit einer Kapitalertragsrate von 9 % erhält man ein K_a von 51,5 Mio DM, das
dann im Vergleich mit den jährlichen Erträgen zur Beurteilung der Vorteilhaftigkeit verwendet werden kann.

Um den diskontierten Nettonutzen (DNN) kalkulieren zu können, muß der G e g e n w a r t s w e r t der Kosten K_G
berechnet werden. Dieser setzt sich zusammen aus den Investitionskosten plus den Betriebskosten abzüglich des
Restwerts. Die mit der Kapitalertragsrate von 9 % diskontierten Betriebskosten betragen für 3o Jahre:

$$B^{30} = 34,2\,\frac{1,o9^{30}-1}{o,o9}\,1,o9^{-30}$$

$$B^{30} = 351,4 \text{ Mio DM}$$

Der Gegenwartswert des Restwertes, ebenfalls mit 9 % diskontiert, beläuft sich auf 2,7 Mio DM, so daß der Gegenwartswert der Kosten des Aufbaus und Betriebs der Ambulanzen
in Höhe von 529,4 Mio DM folgendermaßen zusammengesetzt ist:

Investitionskosten	18o,7 Mio DM
Betriebskosten	351,4 Mio DM
Restwert	− 2,7 Mio DM
K_G	529,4 Mio DM

An beiden Formulierungen der Kosten, K_a und K_G, fällt auf,
daß die Investitionskosten eine vergleichsweise geringe
Rolle spielen, während die Betriebskosten dominieren. Deshalb sind die Gesamtkosten-Schätzungen auch relativ robust
gegen falsche Annahmen im Bereich der Investitionskosten,
dagegen müssen die Betriebskosten und dabei wieder die
Personalkosten möglichst exakt erhoben werden. Änderungen
des Epilepsieprogramms in der personellen Ausstattung haben
deshalb einen starken Effekt auf die Gesamtkosten.

4.2.2 DER NUTZEN DER AMBULANZEN

4.2.2.1 DIE MZB FÜR ÄNDERUNGEN DER LEBENSERWARTUNG

Mit den Ergebnissen von Kapitel 3.4 liegt der Ertrag des
Ambulanzprogramms in Funktionsjahren vor. Um den Nutzen
(G e l d w e r t) der Funktionsjahre zu erhalten, müssen die Erträge bewertet werden. Da die Diskussion der Bewertungsansätze in Kapitel 2.3 ergeben hat, daß das direkte
Erfragen der MZB das geeignetste Verfahren ist, wird diese
Methode hier angewendet. Die Befragung erfolgte als Briefumfrage, weil diese Methode bei allen Mängeln die preis-
werteste und schnellste Alternative ist. Von den finanziellen Mitteln her konnte nur eine Pilotumfrage durchgeführt
werden, die auch im günstigsten Fall einer Antwortquote
von loo % keine repräsentativen Ergebnisse erwarten läßt,
die aber dennoch Aufschluß über den Wert von schriftlichen
Befragungen zur Ermittlung der MZB geben kann.

Zur Erhebung der Daten erhielten loo zufällig aus dem Konstanzer Adreßbuch ausgewählte Personen Fragebögen zugeschickt. Nach einem Ankündigungsbrief und einem Erinnerungsschreiben kamen 53 verwertbare Antworten (ganz oder teilweise ausgefüllte Fragebögen) von effektiv 95 versandten Fragebögen zurück, da 5 Personen verstorben oder verzogen waren.

Die im Fragebogen (Anhang D) verwendete Formulierung greift eine Idee von *Jones-Lee* (1976:132) auf und berücksichtigt zudem die Diskussion (Abs. 2.3.2.1) um die richtige Definition der MZB als EV: Der Befragte wird vor die Wahl gestellt, entweder ein Haus A, das in einer umweltbelasteten Gegend mit geringer Lebenserwartung liegt, zu kaufen oder ein Haus B in einer Gegend ohne Umweltverschmutzung und damit normaler Lebenserwartung. Dann wird er gefragt, wieviel DM man ihm als einmalige, sofortige Entschädigung zahlen muß, damit er Haus A trotz der dort zu erwartenden geringeren Lebenserwartung freiwillig erwirbt. Der Vorteil dieser Formulierung besteht darin, daß die Befragten vor eine möglichst realistische Entscheidungssituation gestellt werden und daß sie Barwerte angeben müssen, wodurch ein gesondertes Diskontieren überflüssig wird.

In Tabelle 4-8 sind die Ergebnisse der Befragung dargestellt. Die Zahlen in der oberen Tabellenhälfte gelten für die maximale Z a h l u n g s b e r e i t s c h a f t (MZB) der Befragten in absoluten Beträgen und die Zahlen in der unteren Hälfte für die MZB im Verhältnis zum Einkommen der Befragten. Die Verteilung der Antworten ist unsymmetrisch (positiv-schief), da für alle Werte die Beziehung:

$$| \, \tilde{x}\text{-D} \, | \geq 2 \sqrt{3s/2n}$$

zutrifft, die nach *Sachs* (1974:82) auf schiefe Verteilungen hindeutet. Deshalb ist der Median als Zentralmaß besser geeignet als das arithmetische Mittel.

Tabelle 4-8: Absolute und relative MZB für reduzierte Lebenserwartung

(1) Reduzierte Lebenserwartung in Jahren	(2) Zahl der Beobachtungen[1] n	(3) Mittelwert $\bar{x}$	(4) Standardabweichung s	(5) Dichtemittel D	(6) Median $\tilde{x}$	(7) Durchschnitt (6) / (1)
Absolute MZB in DM						
1	27/ 9	5o ooo	64 ooo	2o ooo	3o ooo	3o ooo
2	27/11	79 ooo	88 ooo	36 ooo	5o ooo	25 ooo
5	2o/22	125 ooo	125 ooo	51 ooo	82 5oo	16 5oo
1o	14/27	2o7 ooo	262 ooo	8o ooo	1oo ooo	1o ooo
2o	1o/28	5o7 ooo	6o4 ooo	24o ooo	28o ooo	14 ooo
Relative MZB in % des individuellen Einkommens						
1	27	26o	36o	71	13o	13o
2	26	37o	47o	12o	19o	94
5	19	48o	56o	225	28o	56
1o	14	78o	1o5o	318	43o	43
2o	1o	182o	247o	8oo	1o4o	52

1) Die Zahl hinter dem Schrägstrich bedeutet die Anzahl der 'unendlich' oder 'für keinen Betrag' Antworten.

Die unterschiedliche Zahl von Beobachtungen pro Lebenser-
wartungsänderung geht darauf zurück, daß manche Fragebögen
nicht vollständig ausgefüllt wurden. Groß ist die Zahl der-
jenigen, die nicht quantifizierbare Antworten wie 'unendlich' oder 'für keinen Betrag' gegeben haben und die deshalb nicht berücksichtigt werden konnten, so daß die Ta-
bellenwerte nur als Mindestschätzung zu interpretieren sind.
Bei Änderung der Lebenserwartung um mehr als 5 Jahre über-
wiegen die 'unendlich' Antworten so deutlich, daß die quan-
tifizierbaren Daten kaum noch Aussagekraft besitzen. Um
die Zahl der verwertbaren Antworten zu erhöhen, mag es deshalb günstig sein, statt nach der MZB für reduzierte Lebenserwartung, nach der MZB für verlängerte Lebenserwartung
zu fragen, wobei dann allerdings der Einfluß der höheren
Zahlungsfähigkeit der relativ Reichen Probleme aufwerfen
kann. Für die Zahlen aus Tabelle 4-8 läßt sich ein solcher
Einkommenseffekt nicht nachweisen. Bei einer Einfachregres-
sion der quantitativen Daten konnten weder das Einkommen
der Befragten (r^2=o,o64) noch deren Alter (r^2=o,o19) nen-
nenswerte Anteile der Varianz erklären. Deshalb ist es
überflüssig, die Originalbeträge um den Effekt der höheren
Zahlungsfähigkeit der Wohlhabenderen zu korrigieren, wie
Nash et al. (1975:129) empfehlen, oder die Daten alters-
spezifisch aufzugliedern.

Die zu geringe Zahl der Antworten läßt kein abschließendes Urteil über die verwendete Methode zu. In jedem Fall
scheint es jedoch zum Erreichen einer höheren Antwortquote erfolgreicher, anstelle einer Briefumfrage Interviews
durchzuführen, zumal dabei auch zu klären ist, ob die geringe Antwortquote von durchschnittlich 2o,2 % ihre Ursache
in der Methode selbst oder in der Durchführung der Befragung hat. Immerhin gibt es einen schwachen Beleg dafür, daß
die Nicht-Antwortenden in der Umfrage keine anderen Präferenzen als die Antwortenden haben. Denn die 1. Welle der

Rücksendungen unterschied sich nicht signifikant (1) von
der 2. Welle (nach Erinnerungsschreiben), so daß vermutet
werden kann, daß sich dieser Trend auch bei den potentiell
folgenden Wellen fortsetzt.

Insgesamt steht die Interpretation der Daten aus Tabelle
4-8 dennoch unter dem Vorbehalt eines zu geringen Stichprobenumfangs. Zumindest in der Tendenz sind aber zwei
interessante Ergebnisse zu erkennen. Die marginale MZB sinkt,
und für Werte ab 5 Jahren entspricht die Durchschnitts-MZB
pro Jahr nur dem halben Jahreseinkommen der Befragten. Das
arithmetische Mittel von Spalte 7, untere Hälfte, aus
Tabelle 4-8 ist 75 %, d.h. die heutige MZB der Befragten
für ein Jahr Lebenserwartung beträgt 75 % ihres gegenwärtigen Jahreseinkommens.

4.2.2.2 ZEITBEWERTUNG ÜBER DEN VERDIENST

Die in Tabelle 4-8 wiedergegebenen MZB-Daten beruhen auf
so wenigen Antworten, daß diese Angaben nicht zur Bewertung verwendet werden sollten. Statt dessen wird der Durchschnittsverdienst als Näherung für den individuellen Wert
von Zeit benutzt. Dieses Vorgehen ist nicht mit dem Humankapitalansatz identisch, denn der Durchschnittsverdienst
gilt für alle Personen, während im Humankapitalansatz nur
die 'produktiven' Personen betrachtet werden. Um den Unterschied hervorzuheben, wird der Ansatz, bei dem der Verdienst als Näherung für den Nutzen zusätzlicher Zeit eingesetzt ist, als   Z e i t b e w e r t u n g   bezeichnet.
Die Rechtfertigung für die Zeitbewertung läßt sich aus der
mikroökonomischen Theorie ableiten. Traditionell wird zwi-

---

(1) Für alle 5 Änderungen der Lebenserwartung wird die
    Nullhypothese $\tilde{x}_1 = \tilde{x}_2$ auf dem 5 %-Niveau mit dem Median
    Test (*Sachs* 1974:236) nicht abgelehnt.

schen der für Arbeit A und Freizeit F verwendeten Zeit unterschieden, wobei die Arbeitszeit mit dem Lohnsatz bewertet wird, während für die Freizeitbewertung kein ebenso einfaches Konzept zur Verfügung steht.

In der klassischen ökonomischen Theorie bestimmt sich das Arbeitsangebot aus der individuellen Gleichsetzung von Lohnsatz mit der Grenzrate der Substitution zwischen Einkommen Y und Freizeit. Danach wären marginale Freizeitänderungen mit dem Lohnsatz zu bewerten. *Harrison/Quarmby* (1972:180) weisen jedoch darauf hin, daß bei dieser Ableitung die mit der Arbeit per se verbundene *disutility* vernachlässigt wird, so daß der Lohnsatz in Wirklichkeit über dem Grenznutzen der Freizeit liegt. Empirisch betrachtet, ist die Arbeitszeit zudem exogen fixiert, weshalb aus Marktbeobachtungen nur geschlossen werden kann, daß die Individuen ihren Verdienst höher schätzen als den damit verbundenen Freizeitverlust. Aus beiden Überlegungen folgt:

$$U(A) < U(Y) \leq U(A+F)$$

Bewertet man die gesamte zur Verfügung stehende Zeit mit dem Lohnsatz, ergibt sich eine Überschätzung, und bewertet man nur die Arbeitszeit damit und verwendet dies als Schätzung für den Wert der gesamten Zeit, ergibt sich eine Unterbewertung. Über die Größe der Differenz ist a priori nichts auszusagen, doch deuten die Daten aus Tabelle 4-8 darauf hin, daß die Differenz in engen Grenzen bleibt.

Aus der Zeitbewertung resultiert deshalb eine Unterbewertung der Funktionsjahre, die jedoch nicht gravierend zu sein scheint und die akzeptiert werden muß, weil die Validität der empirischen MZB ungewiß ist.

Zur E r r e c h n u n g d e r N u t z e n wird von einem Jahresverdienst von 25.000 DM ausgegangen, der dem

Durchschnitt der Bruttoverdienste von Arbeitern und Ange-
stellten in der BRD im Jahre 1976 entspricht (1).

Mit dem Ertrag aus Absatz 3.4.2.6 beträgt dann der Nutzen
der Ambulanzbehandlung pro Kohorte gegenüber dem *Status quo*:

$$19.7oo \times 25.000 \text{ DM} = 492,5 \text{ Mio DM}$$

Benutzt man zur Bewertung die MZB, so ergibt sich zufällig
ebenfalls derselbe Wert von 25.ooo DM pro Jahr (2). Tatsächlich ist die MZB aber höher, da es sich bei den Zahlen
aus Tabelle 4-8 um diskontierte Werte handelt, während der
Durchschnittsverdienst undiskontiert ist. Die diskontierten
Funktionsjahre mit der MZB zu multiplizieren, bedeutete
deshalb, den Nutzen doppelt zu diskontieren, weil die Funktionsjahre schon auf den Anfang der Behandlung bezogen sind.
Aus diesem Grund braucht der Betrag von 492,5 Mio DM auch
nicht mehr diskontiert zu werden, wenn man allein den Ertrag pro Kohorte betrachtet.

Um auf den   d i s k o n t i e r t e n   N e t t o n u t -
z e n   zu kommen, müssen die jährlichen Nutzen aber doch
diskontiert werden, damit sie mit den Kosten vergleichbar
sind. Daß die MZB geringfügig über den mit dem Verdienst
errechneten Werten liegt, steht im Einklang mit der einzigen Studie, die Ergebnisse von MZB und Humankapitalansatz
vergleicht. *Acton* (1975) hat die Zahlungsbereitschaft für
reduzierte Sterbewahrscheinlichkeiten den Beträgen der Pro-
duktivitätsbewertung gegenübergestellt und dabei herausgefunden, daß die MZB im Schnitt um 5o % höher war (*Acton*
1975:57). Da im vorliegenden Fall der Verdienst als Näherung

---

(1) Eigene Berechnungen nach *Stat.Jahrbuch* (1977:445,44o):
    Durchschnitt der Angestelltengehälter und der Arbeiter-
    löhne.
(2) Der Wert für 2 Jahre muß verwendet werden, weil der Er-
    trag nach Absatz 3.4.2.6 pro Person 1,93 Funktionsjah-
    re ausmacht.

für die individuelle Zeitbewertung verwendet wird, muß die
Differenz zur MZB geringer sein, denn die Nutzen der 'Unproduktiven' werden ebenfalls beachtet. Die Bewertung beim
Epilepsieprogramm auch nur zu Vergleichszwecken mit dem
Produktivitätsansatz durchzuführen, scheitert daran, daß
die Erträge nicht alters- und geschlechtsspezifisch aufzugliedern sind.

4.2.2.3 KOSTENEINSPARUNGEN UND INTANGIBLE EFFEKTE

Durch den Erfolg des Ambulanzprogramms werden Kosten eingespart, weil auf lange Sicht der Bestand an Problemfällen
sinkt und die Krankheit insgesamt leichter verläuft. Solche
Einsparungen sind prinzipiell in allen Bereichen zu erwarten, wo im *Status quo* Kosten für die Versorgung von epilep-
tischen Problemfällen anfallen.

Bei der medizinischen Versorgung allerdings, dem bedeutend-
sten Kostenfaktor, ist eine K o s t e n e i n s p a -
r u n g wenig wahrscheinlich. Denn die Zahl der länger
zu behandelnden Patienten verringert sich zwar, doch nimmt
die Qualität der Behandlung zu, so daß mit der gestiegenen
Therapieintensität die Kosten auf alter Höhe bleiben dürften. Deshalb wird angenommen, daß die Gesamtkosten der
Versorgung epileptischer Problemfälle sich gegenüber dem
Status quo nicht ändern, zumal für den gegenwärtigen Medikamentenverbrauch und die Kosten der ärztlichen Betreuung
keine Daten vorliegen. Bei den dauerhospitalisierten und
den zeitweise stationär behandelten Patienten ist allerdings eine Einsparung zu errechnen.

Die Schätzung wird nur auf die Zahl der dauerhospitalisierten und nicht auf die übrigen stationär behandelten Patienten abgestellt, da für die erste Gruppe die Daten ver-
läßlicher sind. Nach der *Psychiatrie Enquête* (1975:289)
leben 2,5 % aller Epileptiker ständig in Heimen, was bei

6o Millionen Bevölkerung und einer Prävalenzrate von o,57 %
8.55o Personen entspricht. Die Zahlen aus Tabelle 3-15 zeigen, daß die Besetzung von FN 4 gegenüber dem *Status quo*
um 51 % sinkt. Da aber das FN 4 nicht nur auf anstaltsbe-
dürftige Personen zutrifft, sondern auch auf leichtere Fälle, die für den Haupterfolg verantwortlich sein könnten,
wird unterstellt, daß die Zahl der dauerhospitalisierten
Patienten nur um 25 % oder 2.14o Personen abnimmt. Der
Aufenthalt von 2.14o Patienten in einem Landeskrankenhaus
kostet bei einem Tagespflegesatz von 88,6o DM (1) pro Jahr
68,3 Mio DM. Aufgrund der vorsichtigen Annahmen ist dieser
Betrag als Minimalschätzung der eingesparten Kosten anzusehen.

Über die genannten Komponenten hinaus gibt es weitere Kosteneinsparungen, die aber unbedeutend und/oder nicht zu
quantifizieren sind. So werden beispielsweise Verwaltungs-
kosten bei den Versicherungsträgern eingespart, wenn weniger Epileptiker Renten beziehen. Doch hat die Bundesversicherungsanstalt für Angestellte im Jahresdurchschnitt
1974-77 nur 76 neue Rentenanträge für diesen Personenkreis
genehmigt (2), so daß es kaum lohnt, den Einsparungseffekt
zu quantifizieren.

I n t a n g i b l e   E f f e k t e   existieren beim Ambulanzprogramm vergleichsweise wenige, weil die Funktionsniveaus einen weiten Bereich der traditionell nicht zu er-
fassenden Faktoren abdecken. Am ehesten gehören zu den intangiblen Effekten die bei Epileptikern vermutete höhere
Delinquenz und ihre größere Unfallgefährdung. Da *Ritter*
(1976) zwar die erhöhte Straffälligkeit, nicht aber eine

---

(1) Persönliche Auskunft von Dr. Sautter, Ministerium
    für Arbeit, Gesundheit und Sozialordnung Baden-
    Württemberg.
(2) Auskunft der Bundesversicherungsanstalt für Ange-
    stellte

höhere Unfallhäufigkeit bestätigt, bleibt nur ein intan-
gibler Effekt übrig. Ein möglicher Rückgang der Delinquenz
ist aber von so geringem Gewicht, daß ein verbales Berücksichtigen dieses Faktors entfallen kann, denn die quantitativen Ergebnisse dominieren beim Ambulanzprogramm eindeutig.

Faßt man die quantitativen Resultate zusammen, ergibt sich
als jährlicher Differenznutzen N_a des Ambulanzprogramms ein
Betrag von

$$
\begin{array}{ll}
\text{Direkte Nutzen} & 492,5 \text{ Mio DM} \\
\text{Kosteneinsparungen} & \underline{+\ 68,3 \text{ Mio DM}} \\
N_a & 560,8 \text{ Mio DM}
\end{array}
$$

Analog zum Vorgehen bei den Kosten wird auch der Barwert
von 3o Jahresnutzen in Höhe von 56o,8 Mio DM bei einem Diskontsatz von 9 % bestimmt:

$$
N_G = 560,8\ \frac{1,09^{30}-1}{0,09}\ 1,09^{-30}
$$

$$
N_G = 5.760 \text{ Mio DM}
$$

Diese Summe ist der Barwert des Differenznutzens des Epilepsieprogramms gegenüber dem *Status quo* über einen Zeitraum von 3o Jahren.

4.3 DIE NUTZEN - KOSTEN - ANALYSE

4.3.1 DER VOLKSWIRTSCHAFTLICHE VORTEIL DES AUFBAUS VON EPILEPSIEAMBULANZEN

Das Prinzip der Analyse ist, nur die Differenzkosten und
-nutzen zu erfassen. Vor der Kalkulation des gesamtwirtschaftlichen Vorteils muß deshalb überprüft werden, ob
alle Daten tatsächlich nur die V e r ä n d e r u n g
z u m S t a t u s q u o ausdrücken.

Die Nutzen bedürfen keiner weiteren Korrektur, da in Abschnitt 3.4.2 nur die gegenüber dem *Status quo* zusätzlich
anfallenden Funktionsjahre betrachtet wurden und da die
Kosteneinsparungen *qua definitione* ein Differenzmaß sind.
Die Kosten allerdings enthalten nicht die wirklichen
Differenzaufwendungen, weil hier die *Status-quo*-Daten
nicht ausreichen, um die Nettobeträge angeben zu können.

So wurde der Medikamentenverbrauch in den Ambulanzen unter der Annahme nicht berücksichtigt, daß relativ zum
Status quo der Arzneimittelkonsum konstant bleibt. Kritischer ist die Annahme konstanter Kosten bei der ärztlichen Versorgung, denn diese Komponente macht den Haupt-
teil der Ambulanzaufwendungen aus. Über die Kosten der
Behandlung im *Status quo*, die im wesentlichen bei den
niedergelassenen Ärzten entstehen, existieren nur rudimentäre Daten. Es sind sowohl Argumente für eine Zunahme wie
auch für eine Abnahme der Behandlungskosten denkbar, weil
einerseits die Ambulanzen spezialisiert sind und mehr Patienten behandeln, so daß sie möglicherwiese Skalenerträge realisieren können. Andererseits stellen die Ambulanzen eine bürokratisch-hierarchische Organisation dar, die
in der Regel weniger effizient arbeitet als der nieder-
gelassene Arzt, der sein Einkommen über die Zahl der Be-

handlungen regulieren kann. Wie die beiden Effekte sich
quantitativ auswirken, ist nicht zu entscheiden, weshalb
Arzthonorare, die im *Status quo* anfallen, nicht von den
Ambulanzkosten subtrahiert werden. Daraus kann eine gewisse Überschätzung der Differenzkosten der Ambulanzen resultieren.

Die Daten selbst sind im Gegensatz zu der in Kap. 2.1 er-
hobenen Forderung keine Marginalbeträge, sondern Durchschnittswerte. Das Verwenden der Differenznutzen und -ko-
sten für die Allokationsentscheidung kann man jedoch als

Tabelle 4-9: Kosten und Nutzen des Ambulanzprogramms
            über 3o Jahre bei 9 % Diskont

	Barwert	Annuität
Nutzen	5.761,4 Mio DM	56o,8 Mio DM
Kosten	529,4 Mio DM	51,1 Mio DM
Nettonutzen	5.232,o Mio DM	5o9,7 Mio DM

marginale Betrachtung interpretieren, da die Veränderung
gegenüber dem *Status quo* betrachtet wird und damit der
gesellschaftliche Grenznutzen des Ambulanzprojekts.

Tabelle 4-9 quantifiziert den D i f f e r e n z e r -
f o l g des Ambulanzprogramms. Die für eine positive
Allokationsentscheidung notwendige Bedingung:

$$DNN = 5.232 \text{ Mio DM} \geq 0$$

ist eindeutig erfüllt und erweist den Aufbau von Epilepsieambulanzen als gesellschaftlich sehr vorteilhaftes Projekt. Auch die beiden anderen Investitionskriterien, deren
Aussagekraft geringer ist, führen zur selben Entscheidung:
Der Nutzen-Kosten-Quotient liegt mit

$$NKQ = 1o,9 \geq 1$$

ebenfalls weit über dem geforderten Mindestwert von eins,
und der aus:

$$180,7 = \sum_{t}^{30} \frac{560,8 - 34,2}{(1+r)^{t}}$$

berechnete interne Zinsfuß nimmt mit r = 291 % einen
exorbitant hohen Wert an.

Diese in Anbetracht der konservativen Annahmen außerge-
wöhnlich deutliche Vorteilhaftigkeit des Ambulanzprogramms
läßt die Frage aufkommen, ob die Ursache dafür bei der
Annahme zu suchen ist, daß die langfristigen Erfolge sofort
eintreten. Um den Einfluß dieser Annahme (Alternative I)
abzuklären, wird der Projektnutzen während der ersten 3o
Jahre berechnet (Alternative II), der geringer sein muß,
weil in der   A n f a n g s p h a s e   der volle Therapieerfolg noch nicht eintritt.

Tabelle 4-1o: Der Nutzen des Ambulanzprogramms in den
              ersten 9 Jahren

Jahr	Erfolg in Prozent des langfristi- gen Erfolgs	Nutzen Mio DM	Mit 9 % diskon- tierter Nutzen Mio DM
1 - 4	0 %	0	0
5	4,4 %	24,6	16,o
6	17,8 %	99,8	59,5
7	23,o %*	128,9	7o,5
8	31,1 %	174,4	87,5
9	62,o %*	347,7	16o,1
1 - 9	-	-	393,6

* interpolierte Werte

Die erste Spalte (Erfolg in Prozent) in Tabelle 4-lo ba-
siert auf den Werten von Spalte III in Tabelle 3-14, wobei
die Prozentzahlen den im jeweiligen Jahr bereits erreich-
ten Anteil an der langfristigen Prävalenzrate angeben. Am
Ende des 8. Jahres ist beispielsweise der langfristige
Erfolg zu 31,1 % erreicht. Diese Anteile werden mit dem im
Gleichgewicht jährlich anfallenden Nutzen von 560,8 Mio DM
multipliziert (Spalte 2) und dann diskontiert (Spalte 3).
Damit ergibt sich in den ersten 9 Jahren nach Beginn des
Ambulanzprogramms ein Nutzen von 393,6 Mio DM. Da die Ko-
sten unverändert bleiben, sinkt der Nettonutzen auf

$$DNN = (a_{30}-a_9)\ 560,8 + 393,6 - 529,4$$

$$DNN = 2.258,8\ \text{Mio DM}$$

Der Nutzen-Kosten-Quotient und der interne Zinsfuß der Alternative II sowie die bisherigen Ergebnisse sind in Tabelle 4-11 zum Vergleich gegenübergestellt. Dabei zeigt sich,
daß Alternative II vergleichsweise geringere Vorteile
hat, das Ambulanzprogramm aber nach jedem der aufgeführten

Tabelle 4-11: Effizienz des Ambulanzprogramms unter
              zwei Annahmen

	Alternative I: 3o Jahre ohne Anlaufphase		Alternative II: 3o Jahre mit Anlaufphase	
	Barwert Mio DM	Annuität Mio DM	Barwert Mio DM	Annuität Mio DM
Nutzen	5.761,4	560,8	2.788,2	271,4
Kosten	529,4	51,1	529,4	51,1
DNN	5.232,o	5o9,7	2.558,8	22o,3
NKQ	lo,9		5,3	
r	291 %		31 %	

Investitionskriterien überaus vorteilhaft bleibt. Um möglichen Einwendungen gegen unrealistische Annahmen und daraus resultierende überhöhte Nutzen bei Alternative I zu begegnen, wird im folgenden nur noch Alternative II betrachtet, die eher auf realistischen Annahmen basiert.

4.3.2 DIE SENSITIVITÄT DES NETTONUTZENS

Die Sensitivitätsprüfung wird auf den diskontierten Nettonutzen (DNN) beschränkt, weil dieses Investitionskriterium das aussagekräftigste ist. Der Unsicherheit über die exakten Parameterwerte kann man dadurch begegnen, daß anstelle einer Punktschätzung ein Konfidenzintervall für den DNN angegeben wird, in dem mit vorgegebener statistischer Sicherheit der DNN liegt. Zur Errechnung des K o n f i d e n z - i n t e r v a l l s müssen Mittelwert und Standardabweichung bekannt sein, die über

$$\bar{X} = \sum p_i x_i$$

$$V(X) = \sum p_i (x_i - \bar{X})^2$$

berechnet werden (Absatz 4.1.3.2). An erster Stelle der Analyse muß deshalb die Schätzung der möglichen Kosten (K_i) und Nutzen (N_i) sowie ihrer Eintrittswahrscheinlichkeiten p_i stehen.

Die Daten über den Erfolg der Ambulanzbehandlung sind relativ unsicher, weil

1. die Daten aus verschiedenen Studien abgeleitet werden mußten

2. unsicher ist, wie exakt die *Markov*-Kette den Krankheitsverlauf beschreibt und

3. nicht alle relevanten Faktoren (Mortalität) berücksichtigt werden konnten.

Der Effekt der Punkte 1 und 2 ist ungewiß, Punkt 3 führt
dagegen sicher zu einer Unterschätzung des tatsächlichen
Erfolgs. Deshalb wird angenommen, daß die im vorigen Abschnitt berechneten Nutzen mit p = o,17 um 25 % niedriger
und mit p = o,33 um 5o % höher liegen. Für Alternative I
bedeutet das bei 3 % Diskont folgende Verteilung:

      42o,6 Mio DM mit p = o,17
      56o,8 Mio DM mit p = o,5o
      841,2 Mio DM mit p = o,33

Berücksichtigt man zudem die drei Diskontsätze aus Tabelle
3-14, die als fast gleichwahrscheinlich gelten dürfen, da
keine Möglichkeit zur Auswahl des richtigen existiert, mit
Wahrscheinlichkeiten von p = o,3 für 2 % und 5 % und mit
p = o,4 für 3 %, so erhält man die Werte in Tabelle 4-12.

Die Wahrscheinlichkeitsverteilung der Nutzen der Alternative I sind nach dem in Abschnitt 4.2.2 beschriebenen Schema errechnet worden, während die der Alternative II zur

Tabelle 4-12: Wahrscheinlichkeitsverteilung der jähr-
              lichen Nutzen (Annuitäten)

| Nutzen in Mio DM | | Wahrschein- |
Alternative I	Alternative II	lichkeit
379,6	182,2	o,o5
437,7	21o,1	o,o7
471,4	226,3	o,o5
483,3	232,o	o,15
56o,8	271,4	o,2o
6o5,8	29o,8	o,15
69o,8	331,6	o,1o
8o5,8	386,8	o,13
874,6	419,8	o,1o

Rechenvereinfachung proportional mit 271,4/560,8 aus Alternative I abgeleitet wurden. Dieses Vorgehen ist nicht völlig korrekt, doch bleibt der Fehler in relativ engen Grenzen. Die Unsicherheit über die Erfolgsdaten der Ambulanzbehandlung kommt darin zum Ausdruck, daß die Spannweite mit 237,6 Mio DM recht groß ist und die größte Wahrscheinlichkeit nur p = o,2 beträgt.

Bei den   K o s t e n   kann die Spannweite dagegen kleiner sein, weil die Datenbasis dieser Werte zuverlässiger ist und die Kosten nur gering auf den DNN einwirken. Da in der Regel Kostenschätzungen eher zu niedrig als zu hoch ausfallen, wird für das Ambulanzprogramm von gleichen Wahrscheinlichkeiten für eine Unterschätzung um 3o % und eine Überschätzung um lo % ausgegangen. Damit ergeben sich folgende Betriebskostenschätzungen:

$$3o,7 \text{ Mio DM mit } p = o,2$$
$$34,2 \text{ Mio DM mit } p = o,6$$
$$44,5 \text{ Mio DM mit } p = o,2$$

Unter Benutzung der am Anfang genannten Beziehungen erhält man aus diesen geschätzten Verteilungen die Erwartungswerte für Mittelwerte und Varianz von Nutzen und Kosten, die in Tabelle 4-13 dargestellt sind. Diese Daten

Tabelle 4-13: Wahrscheinlichste Werte für Nutzen und Kosten

	Mittelwert $\bar{X}$	Varianz $V(X)$
Nutzen (N)	293,5	4.87o,o
Betriebskosten (K)	35,6	21,8

bilden die Grundlage zur Berechnung des durchschnittlichen Nettonutzens aus der Beziehung

$$\overline{DNN} = a_x(\bar{N}-\bar{K})$$

wobei a_x wiederum der Barwertfaktor für nachschüssige Renten
(1) ist. Mit den Werten aus Tabelle 4-13 und unter gleich-
zeitiger Subtraktion der Investitionskosten folgt dann:

$$\overline{DNN} = 2.465,9 \text{ Mio DM}$$

Die Varianz des Nettonutzens kann aus der Beziehung

$$V(DNN) = (\sum_t (1+r)^{-t})^2 \cdot (V(N)+V(K))$$

errechnet werden, so daß die Varianz beim Epilepsieprogramm folgende Größe annimmt:

$$V(DNN) = 518.97o$$

Mit Mittelwert und Varianz, resp. Standardabweichung
$s = \sqrt{V(X)}$ liegen alle Werte vor, die zum Berechnen des Kon-
fidenzintervalls benötigt werden. Folgt die Verteilung
der DNN-Werte annähernd einer Normalverteilung (2), so betragen die Grenzen des K o n f i d e n z i n t e r -
v a l l s

$$\overline{DNN} \pm t_{\alpha;n-1} \cdot s/\sqrt{n}$$

Mit statistischer Sicherheit von 95 % fällt dann der Nettonutzen des Ambulanzprogramms in das Intervall

$$2.465,9 \pm 2,05 \cdot 72o,4/\sqrt{27}$$

$$2,18 \text{ Mrd.DM} \le DNN \le 2,75 \text{ Mrd.DM}$$

---

(1) Für $x = 3o$ und $r = o,o9$ beträgt $a_x = 1o,27$.

(2) Nach dem Schnelltest von *David* et al. (*Sachs* 1974:254)
    ist Normalverteilung der DNN-Werte auf dem 1o %-Niveau
    nicht auszuschließen.

Abschließend soll noch die Sensitivität der beiden Parameter untersucht werden, von denen der DNN neben den bereits behandelten am meisten abhängt: Laufzeit und Diskontsatz. Der für die Analyse relevante Zeitraum ist auf 3o Jahre festgelegt worden, was auch völlig ausreicht, da alle weiteren Jahre über 3o hinaus nur noch eine Änderung des Nettonutzens von maximal o,7 % bewirken:

$$\sum_{t}^{30} 1,09^{-t} = 1o,27$$

$$1,09^{-31} = o,o69$$

Eine Verlängerung der Laufzeit hat deshalb praktisch keinen Einfluß auf das Ergebnis der Analyse.

Dagegen reagiert der DNN sehr sensitiv auf Änderungen des Diskontsatzes. Da bei einer Senkung des Diskontsatzes die Vorteilhaftigkeit des Projekts erhalten bleibt, soll nur der Diskontsatz (*break-even point*) bestimmt werden, bei dem der DNN negativ wird. Dieser Zinssatz ist definitionsgemäß der interne Zinsfuß, der aber für das Epilepsieprogramm mit $r = 31$ % so hoch liegt, daß selbst bei einer Verdreifachung des Kalkulationszinssatzes von 9 % das Ambulanzprogramm vorteilhaft bleibt.

4.3.3 ZUSAMMENFASSUNG DER ERGEBNISSE

Die Sensitivitätsanalyse hat die Ergebnisse der Nutzen-Kosten-Kalkulation weitgehend bestätigt. Deshalb werden hier die relevanten Aussagen der Analyse zusammengestellt und daraus Empfehlungen für das Ambulanzprogramm abgeleitet. Den Abschluß dieses Abschnitts bildet dann die zusammenfassende Erörterung der methodischen Grundlagen der vorliegenden Effizienzanalyse.

Die Analyse des Epilepsieambulanzprogramms hat folgende
E r g e b n i s s e   gebracht, die den Vorteil des Projektes unter drei Aspekten zeigen:

1. Medizinischer Aspekt

   Die Prävalenzrate für Problemfälle sinkt langfristig
   von o,19 % auf o,145 %, was bedeutet, daß gegenüber
   dem *Status quo* 27.ooo Personen weniger an Epilepsie
   leiden. Auch die weiterhin Erkrankten können mit
   einer deutlichen Besserung ihres Zustandes rechnen.

2. Volkswirtschaftlicher Aspekt

   Der medizinische Erfolg des Ambulanzprogramms entspricht in den ersten 3o Jahren einem diskontierten
   Nettonutzen von 2,2 Mrd. DM bei 9 % Diskontsatz oder
   durchschnittlich 21o Mio DM jährlich.

3. Fiskalischer Aspekt

   Die budgetwirksamen Kosten des Ambulanzprogramms betragen bei 7 % Zins auf 3o Jahre bezogen 49 Mio DM
   jährlich. Dem stehen jährliche direkte Kosteneinsparungen durch weniger Heimunterbringungen von langfristig 68 Mio DM gegenüber.

Der medizinische und volkswirtschaftliche Aspekt bedürfen keiner weiteren Erläuterung, während der fiskalische
Aspekt bisher noch nicht erörtert wurde.

Als fiskalische Kosten und Einsparungen werden solche Wirkungen des Ambulanzprogramms bezeichnet, die in einem öffentlichen Haushalt oder Parafiskus (z.B. Sozialversiche-
rung) direkt nachweisbar sind. Die Angabe der Nettobelastung
der öffentlichen Hand ist deshalb wichtig, weil im politischen Entscheidungsprozeß teilweise volkswirtschaftliche
Gewinne beträchtlicher Größe bei Existenz einer Nettobelastung

des Haushalts nicht realisiert werden. Denn die zusätzlichen Kosten fallen beim Staat an, die Nutzen aber nicht, so
daß aus Sicht der Bürokratie das Projekt nur einen Verlust
(Budgetdefizit) bedeutet. In diesem Fall kann eine Verbesserung der Allokation an Verteilungsfragen scheitern.

Beim Ambulanzprogramm ist eine solche Konstellation aber
nicht zu erwarten, da hier die jährlichen Kosten von 49
Mio DM allein durch Einsparungen in den Pflegesätzen mehr
als gedeckt werden. Weitere fiskalische Einsparungen wie
etwa verringerte Sozialhilfe und Rentenzahlungen sind dabei
noch nicht berücksichtigt. Damit ist das Ambulanzprogramm
nicht nur unter medizinischen und gesamtwirtschaftlichen
Aspekten gerechtfertigt, sondern durch den fiskalischen
Vorteil besteht auch eine erhöhte Chance der Verwirklichung.
Das Ambulanzprogramm sollte aufgrund dieser Ergebnisse unbedingt und baldmöglichst realisiert werden.

So eindeutig und durch die Analyse gut abgesichert diese
Empfehlung auch ist, bleibt doch zu fragen, ob die verwendeten Methoden eine solche Aussage überhaupt zulassen. Denn
die Untersuchung des Ambulanzprogramms erfolgte mit dem
in den Teilen 2 und 3 vorgestellten neuen Instrumentarium,
dessen Schwachstellen die Empfehlung zugunsten des Programms
relativieren könnten. Deshalb steht eine k r i t i -
s c h e W e r t u n g der methodischen Grundlagen am
Schluß der Analyse.

Das Hauptproblem jeder Effizienzanalyse im Gesundheitswesen, die korrekte Outputerfassung, ist durch die Funktions-
niveauskala und die GSA weitgehend gelöst. Bei der Formulierung des Konzepts und der Anwendung auf das Epilepsieprogramm hat sich aber gezeigt, daß in vier Bereichen Probleme auftraten:

1. Kardinale Nutzenmessung

Auf diesem Gebiet muß weitere Forschung erfolgen, um
insbesondere zu zeigen, inwieweit die Addition über
Funktionsjahre und Individuen zulässig ist. Es steht
jedoch zu erwarten, daß eine theoretisch einwandfreie
und empirisch vertretbare kardinale Nutzenmessung
nicht möglich sein wird, sondern daß eine substitutive
Beziehung zwischen beiden Forderungen besteht: Der
Fortschritt bei einer Forderung muß dann mit einer
Verschlechterung bei der anderen erkauft werden. Über
den Umfang des *Trade-off* können allein empirische
Studien Aufschluß geben.

2. Datenerhebung

Hierbei handelt es sich mehr um ein praktisches Problem das mit weiterer Verbreitung und Anerkennung der
Funktionsniveaus an Bedeutung verliert, wenn die Mediziner Behandlungserfolge in epidemiologischen Studien als Änderungen des Gesundheitsstatus quantifizieren. Die Daten wie beim Ambulanzprogramm aus Untersuchungen zu entnehmen, die andere Erfolgskriterien
verwenden, kann nur ein Notbehelf sein, weil die *Validität* der Daten dabei zwangsläufig sinkt.

3. Prognose mit *Markov*-Ketten

Die Prognose des (langfristigen) Behandlungserfolgs
mit *Markov*-Ketten ist bei neuen Therapien der einzige Weg, falls man nicht auf reine Schätzungen zurückgreifen will. Wie gut das Prognosemodell den tatsächlichen Erfolg annähert, kann nur ex post festgestellt werden und hängt entscheidend von der korrekten Formulierung der Übergangsmatrix ab. Die Forschung in diesem Sektor muß bei Modellen ansetzen,
die Mortalität und Morbidität adäquat berücksichtigen.

4. Zeitpräferenzrate

Völlige Ungewißheit herrscht über die Größe der Zeitpräferenzrate, obwohl Variationen dieser Rate das Ergebnis (DNN) vermutlich stärker als eine unkorrekte Nutzenmessung beeinflussen. Es fehlen empirische Untersuchungen über die Zeitpräferenzrate, die für alle Nutzen-Kosten-Analysen und nicht nur die GSA von grossem Wert wären.

Mit der Ertragsmessung verglichen, erscheinen die Probleme der Bewertung als gering und - insbesondere dann - als leicht zu lösen, wenn der Ertrag in Funktionsjahren angegeben wird. Ein abschließendes Urteil über den Wert von Befragungen zum Erheben der MZB ist nicht möglich, da hierüber zu wenig Material vorliegt.

Als Ganzes betrachtet bedeutet die GSA eindeutig einen Fortschritt in der Effizienzanalyse von Gesundheitsprojekten, wenngleich gegenwärtig die Zahl der ungelösten Fragen noch fast ebenso groß wie die Zahl der gesicherten Erkenntnisse zu sein scheint. Das in dieser Arbeit entwickelte Konzept ist deshalb nur als Zwischenstation und nicht als Ende einer zufriedenstellenden Effizienzanalyse anzusehen. Trotz dieser Einschränkungen hat die NKA des Epilepsieprogramms deutlich gemacht, daß bereits in diesem Stadium das Konzept mit Erfolg zur Lösung empirischer Fragestellungen eingesetzt werden kann.

ZUSAMMENFASSUNG

In dieser Arbeit ist ein neues Erfassungsschema für den Ertrag von Gesundheitsprogrammen entwickelt worden und als
Grundlage einer Nutzen-Kosten-Analyse eines Epilepsieprogramms verwendet worden.

Ein Konzept zur Gesundheitsmessung abzuleiten und in die
ökonomischen Methoden zur Projektevaluierung einzubauen,
war notwendig, um die Analyse des Epilepsieprogramms durch-
führen zu können. Darüberhinaus ist die verbesserte Erfassungsmethodik notwendig, um verstärkt mit Effizienzanalysen gesundheitspolitische Fragestellungen angehen zu können. Denn obwohl die Notwendigkeit dazu besteht, scheiter-
ten viele Untersuchungen daran, daß die Erträge von Gesundheitsprojekten nicht hinreichend zu quantifizieren sind.
Die Entwicklung geeigneter Erfassungskonzepte ist somit die
wichtigste Voraussetzung dafür, daß die Ökonomen aussage-
fähige Studien über den volkswirtschaftlichen Wert von Gesundheitsprojekten vorlegen können.

Um die Schwierigkeiten bei Effizienzanalysen herauszuarbei-
ten, wurde in Teil 2 eine Übersicht über alle erforderlichen Schritte gegeben.

Von den beiden betrachteten Methoden der Effizienzanalyse,
Kosten-Wirksamkeitsanalyse (KWA) und Nutzen-Kosten-Analyse
(NKA) erwies sich die NKA als besser geeignet. Denn die
NKA erlaubt das Berücksichtigen mehrerer Dimensionen von
Erträgen, die bei Gesundheitsprojekten typisch sind, und,
weil Ressourcenverbrauch und Erträge in Geld bewertet werden, auch den direkten Vergleich von Kosten und Nutzen.
Das Ermitteln der Kosten ist vom theoretischen Standpunkt
aus einfach, doch treten Schwierigkeiten bei der empirischen Bestimmung auf, weil z.B. kaum Grenzkosten zu erhalten sind. Bei den Erträgen besteht das Hauptproblem darin,

überhaupt ein Maß für Gesundheit zu finden. Traditionell
wird versucht, Gesundheit über Indikatoren zu erfassen.
Das genügt aber nicht, weil die Indikatoren in der Regel
nur Aussagen über Vorprodukte von Gesundheit (Input statt
Output) erlauben. Um ein besseres Gesundheitsmaß zu entwickeln, muß man von der Bedeutung von Gesundheit für das
Individuum ausgehen. Unter diesem Aspekt ist Gesundheit
die Funktionsfähigkeit im sozialen Umfeld (normative Rollenerfüllung), deren Umfang sich an objektiven Kriterien
weitgehend nachweisen läßt.

Zwischen Erfassung und Bewertung besteht ein enger Zusammenhang, weil die Bewertung das genaue Festlegen des Be-
wertungsobjekts voraussetzt. Meist erfolgt die Bewertung
von Krankheit über den entgangenen Verdienst, wofür aber
nur schwer eine wohlfahrtstheoretische Begründung zu geben
ist. Denn der Bezug zur individuellen Wertschätzung von Gesundheit fehlt, so daß sich in dieser Hinsicht fragwürdige
Resultate ergeben. Diese Aussage gilt im Prinzip ebenso
für alle anderen Ansätze, aus Marktdaten auf den Wert von
Gesundheit zu schließen. Deshalb sollte die Bewertung über
das Erfragen der maximalen Zahlungsbereitschaft geschehen.
Um dies zu ermöglichen, mußte zuvor ein verständliches und
umfassendes Outputmaß gefunden werden.

Teil 3 zeigte die Entwicklung und gleichzeitige Anwendung
auf Epilepsieambulanzen eines solchen Maßes, das auf dem
Konzept der Funktionsfähigkeit aufbaut. Dieses Maß ist der
Gesundheitsstatus, der als qualitätsgewichtete Lebenserwartung definiert wird. Zu dessen Bestimmung wurde eine
Skala von Funktionsniveaus aufgestellt und von zufällig
ausgewählten Personen bewertet. Je ungünstiger den Individuen
ein solches Funktionsniveau im Verhältnis zu Gesundheit
erscheint, umso geringer schätzen sie ein auf diesem Funktionsniveau verbrachtes Lebensjahr ein. Deshalb wird als
Maßeinheit für Gesundheit das Funktionsjahr verwendet, das

das rechnerische Äquivalent zu einem gesund verbrachten
Lebensjahr ist. Der Erfolg von Gesundheitsprogrammen läßt
sich dann danach beurteilen, wieviele zusätzliche Funktionsjahre ein Projekt hervorbringt.

Der Vorteil der Verwendung von Funktionsjahren besteht
darin, daß am Endprodukt von Gesundheit angesetzt wird und
Mortalität sowie Morbidität eingeschlossen werden. Probleme werfen die kardinale Nutzenmessung und die Aggregation der Einzelnutzen auf, die nur unter restriktiven Bedingungen zulässig ist. Allerdings gilt es, den dadurch
bedingten Fehler gegen die beträchtlichen Vorteile des
gesamten Konzepts abzuwägen.

Die Definition für die Funktionsniveaus des Epilepsieprogramms stammen aus der Literatur, während die Bewertungen
mit Hilfe einer Briefumfrage ermittelt wurden. Über den
Erfolg einer langfristigen Ambulanzbehandlung stehen keine
Daten zur Verfügung, so daß diese aus Daten über den mit-
telfristigen Erfolg zu schätzen waren. Diese Schätzung
erfolgte mit einem *Markov*-Modell, weil Expertenschätzungen über einen langen Zeitraum sehr unzuverlässig sind.

Diese Daten bildeten die Grundlage der in Teil 4 durchgeführten Nutzen-Kosten-Analyse des Epilepsieambulanzprogramms. Um die individuelle Zahlungsbereitschaft für Funktionsjahre zu ermitteln, wurden loo zufällig ausgewählte
Personen per Brief befragt. Dabei zeigte sich, daß die genannten Beträge pro Funktionsjahr im Durchschnitt 75 %
des individuellen Jahreseinkommens ausmachen. Wegen der zu
geringen Antwortzahl ist diese Aussage jedoch nicht gesichert, so daß die Funktionsjahre für alle Personen mit
dem Durchschnittslohn aller Arbeitnehmer bewertet wurden.
Die Kosten des Ambulanzprogramms betragen pro Jahr 51,1
Mio DM und die Nutzen 492,5 Mio DM, was zu einem diskontierten Nettonutzen zwischen 2,2 Mrd. und 2,8 Mrd. DM
führt (Konfidenzintervall).

Das Ambulanzprogramm ist damit volkswirtschaftlich vorteilhaft und sollte realisiert werden. Gleichzeitig zeigte die Analyse, daß das neue Erfassungskonzept nicht nur theoretische Vorzüge hat, sondern auch zur Lösung empirischer Fragestellungen taugt. Diese Ergebnisse lassen eine weitere Arbeit an dem Konzept, das noch in manchem Punkt verbessert werden muß, als aussichtsreich erscheinen.

SUMMARY

In this book, a new method of assessing the output of health
programs was developed and used in a cost-benefit analysis
of epilepsy clinics.

The development of improved methods of outcome measures for
health impacts is a prerequisite that more efficiency studies
can be carried out in the health field. Although there is a
demand of such studies by the administration, many studies
were not made because the existing methods of measurement were
not sufficient. Therefore, the aim of this study was to inte-
grate new concepts of assessing health impacts into the traditional economic instruments of cost-benefit and cost-effectiveness analysis. The problems of achieving this objective
which mainly stem from the special nature of health, were dis-
cussed in part 1.

The 2nd part contains a general view of the steps necessary
to performing an efficiency study. The discussion showed the
cost-benefit analysis (CBA) to be more suitable for the health
field than the cost-effectiveness analysis (CEA). For the
CBA allows the consideration of more than one dimension and
therefore the direct comparison of costs and benefits as all
input and output are valued in money terms. From the theoretical point of view the assessing of cost is no serious problem but often there are empirical difficulties e.g. because
the marginal cost cannot be ascertained. The most severe problem with the output is to find a reliable measure of health. Con-
ventionally indicators that are used for this purpose des-
cribe features only closely related to health but not health
itself. To overcome this deficiency and assess the output of
health programs directly, one has to start from the meaning
of health for an individual's life. This concept can be used
to measure health by reference to the individual's ability to
perform his normatively prescribed roles.

But the CBA does not only require the assessment of health
impacts caused by a project but also the conversion of these
impacts into money units. Traditionally this is accomplished
by using individual's earnings lost because of illness. This
approach obviously has empirical advantages but lacks the
foundation in welfare economics. The evaluation should instead
be made by determining the individual's ability to pay.

Based on these results an improved concept to measure and
evaluate health impacts was presented in part 3. The measure
is called health status and defined as life-expectation
adjusted for periods of illness. To make this approach practi-
cable a function limitation scale must be set up and evalua-
ted by a sample of randomly selected persons. The more a person dislikes a function limitation the less he values a year
to be spent with such a limitation. Therefore a function year,
that is one year spent with a particular function limitation,
was used to assess the output of health programs. The efficacy
of health programs can then be judged according to the change
in function years they provide.

The use of function years is an advantage because it becomes
feasible in parts at least to assess the impacts of health
on an individual's life and to combine mortality and morbidity in one measure. The crucial point of the concept is the
implied use of cardinal utility. But the possible bias must
be balanced .against the advantages of the whole concept.

The concept of health status was utilized to determine the
efficiency of an epilepsy clinic program. As there are no long
run data about the effectiveness of epilepsy clinics they had
to be estimated by use of a *Markov*-Model.

These figures were the input for the CBA in the fourth part.
To get a rough estimate of the individual willingness to pay
a mail survey was conducted. It turned out that the stated

willingness to pay on the average amounted to 75 % of the
individuals' income. Because of the small sample the results
were not employed in the CBA but a function year was valued
with the average national income. The cost of the epilepsy
program is reckoned DM 51.1 Mio. and the benefits DM 492.5 Mio.
leading to a discounted net benefit between DM 2.2 billion
and DM 2.8 billion.

The epilepsy program proves efficient thereby and should be
realized as soon as possible. The study further showed that
health status and function years can be successfully integrated into the traditional CBA. Therefore the method described
can be recommended for further use and refinement.

ANHANG

ANHANG A: BRIEFUMFRAGE I

ANGABEN ZUR PERSON

Bitte beantworten Sie durch Ankreuzen oder Ausfüllen die
folgenden Fragen zu Ihrer Person:

(1) Alter   :   ..... Jahre

(2) Geschlecht: Frau ☐   Mann ☐

BEWERTUNG DER GESUNDHEITSZUSTÄNDE

Gesundheitszustand	Ihre Bewertung kurzfristig	langfristig
HOSPITAL I: Stationärer Aufenthalt in einem Hospital (Krankenhaus oder Heim) ohne Intensivpflege		
WOHLBEFINDEN: Ohne Beschwerden, aber Abweichung von Gesundheit, z.B. wegen Karies oder des Tragens von Brillen, Schuheinlagen usw.		
KOMA: Ständige Bewußtlosigkeit mit oder ohne künstlicher Lebenserhaltung.		
BEHINDERUNG: Eingeschränkte Arbeitsfähigkeit, Aufenthalt in der Wohnung, aber kein ständiges Liegen notwendig.		
BEEINTRÄCHTIGUNG: Einige oder alle gewohnten Tätigkeiten können nur noch mit Einschränkungen (d.h. langsamer oder schlechter) ausgeübt werden.		
HOSPITAL II: Völlige Abhängigkeit von fremder Hilfe; Intensivpflege im Hospital oder zu Hause.		
BETTRUHE: Liegen in der eigenen Wohnung, aber kurzes Aufstehen (zur Toilette gehen, Waschen usw.) möglich.		
UNWOHLSEIN: Leichte Beschwerden, jedoch können alle normalen Tätigkeiten fast unbeeinflußt ausgeübt werden, z.B. bei Schnupfen, Husten.		

ERLÄUTERUNGEN ZUM FRAGEBOGEN

Auf dem Fragebogen sind in zufälliger Reihenfolge 8 Gesundheits (bzw. Krankheits-)zustände aufgeführt. Sie sollen mit
Punkten angeben, wie Sie die Zustände im Vergleich zu GE
SUNDHEIT und TOD einschätzen. Dazu benutzen Sie bitte diese
Skala:

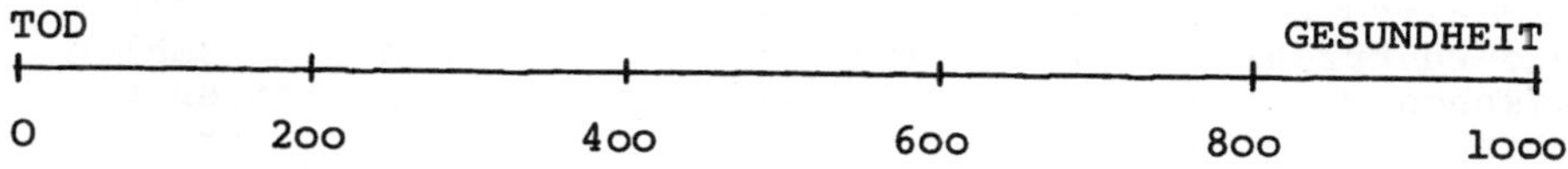

Je schlechter Ihnen ein Zustand erscheint, eine desto geringere Punktzahl müssen Sie ihm geben. TOD = O ist der schlechteste und GESUNDHEIT = 1ooo ist der beste Zustand. Sie können deshalb   a l l e   Zahlen dazwischen verwenden.

Achten Sie bitte darauf, daß gleiche Punkteabstände zwischen
Zuständen auch in etwa gleiche Unterschiede in Ihrer Einschätzung wiedergeben. Je mehr sich die Zustände Ihrer Meinung nach unterscheiden, desto größer müssen die Punkteabstände sein.

Die Bewertung führen Sie bitte zweimal durch. Beim ersten
Mal nehmen Sie an, die Zustände dauerten höchstens 3 Wochen
(kurzfristig), und beim zweiten Mal nehmen Sie einen längeren, unbestimmten Zeitraum (langfristig) an. Denn eventuell
ändert sich die Bewertung mit der Dauer.

Zum Schluß noch eine Bitte: Sollten Ihnen die Erläuterungen unverständlich sein, so schicken Sie den Fragebogen mit
Ihren Bemerkungen auf der Rückseite zurück. Ich kann dann
die Erklärungen verbessern.

ANHANG B: FRAGEBOGEN ZUR ADDITIVITÄT

Unter dem Text sind lo Krankheitszustände bzw. deren Folgen
aufgeführt, die Sie im Verhältnis zu Gesundheit und Tod einschätzen sollen. Dazu benutzen Sie bitte diese Skala:

TOD   GESUNDHEIT
├─────────────────────────────┼─────────────────────────────┤
O   50   loo

Je schlechter Ihnen ein Zustand erscheint, eine desto klei-
nere Punktzahl müssen Sie ihm geben. Sie können alle Zahlen
zwischen O = Tod und loo = Gesundheit verwenden. Achten Sie
bitte darauf, daß die Punkteabstände auch ungefähr Ihre unterschiedliche Einschätzung wiedergeben.

Bei der Bewertung setzen Sie voraus, daß die Zustände 3 Wochen dauern und daß jeweils   n u r   die beschriebenen
Krankheitszustände vorliegen (z.B. bedeutet "Krankenhaus"
allein kein ständiges Liegen oder eine schwere Krankheit).

                    KRANKHEITSZUSTÄNDE   Punkte

1. Gehbehinderung.............................   ....

2. Schlaflosigkeit............................   ....

3. Anfälle mit Krämpfen
   und Gehbehinderung.........................   ....

4. Pflegebedürftigkeit.......................   ....

5. Bettruhe im Krankenhaus,
   dabei Schlaflosigkeit und
   Pflegebedürftigkeit.......................   ....

6. Krankenhausaufenthalt.....................   ....

7. Anfälle und Krämpfe.......................   ....

8. Krankenhausaufenthalt, dabei Anfälle und Krämpfe,
   Gehbehinderung und Schlaf-
   losigkeit.................................   ....

9. Bettruhe (ständiges Liegen)..............   ....

lo. Krankenhausaufenthalt mit
    Pflegebedürftigkeit......................   ....

ANHANG C: DER VERGLEICH DER GEWICHTUNGSMETHODEN RM UND NM

Zur Befragung wurde eine Liste mit zufällig angeordneten Funktionsniveaus (s. nächste Seite) verwendet, deren Definitionen sehr allgemein sind. Die Befragten bekamen diese Liste vor der eigentlichen Prozedur ausgehändigt, mußten sie lesen und konnten ggf. Verständnisfragen stellen.

Die Befragung wurde dann folgendermaßen durchgeführt:

1. Liste vorlegen
2. Instruktionen vorlesen
3. Beispiel geben und evtl. Fragen zum Verständnis beantworten
4. Funktionsniveaus auf der Liste in Reihenfolge abfragen.

Um einen Einfluß der Reihenfolge der Methoden auszuschalten, wurde diese variiert (zuerst RM, dann NM und umgekehrt). Die Anweisungen zur *Rating Methode* lauteten:

"Geben Sie bitte in Prozent an, für wie gesund Sie eine andere Person halten, auf die die beschriebenen Gesundheitszustände (1) zutreffen. Setzen Sie den Zustand 'Wohlbefinden' gleich 100 % und den Zustand 'Tod' gleich 0 Prozent. Sie können alle Prozentsätze zwischen 0 und 100 verwenden. Beachten Sie aber bitte, daß gleiche Unterschiede in den Prozentsätzen auch gleiche Unterschiede in ihrer Einschätzung wiedergeben sollten."

Das Arbeiten mit Prozentsätzen empfiehlt *Nunnally* (1967: 567), um gute Ergebnisse mit *Rating*-Verfahren zu erhalten.

Bei der *NM-Methode* bekamen die Versuchspersonen folgende Instruktionen:

"Stellen Sie sich bitte vor, Sie wären in einem der beschriebenen Gesundheitszustände. Ein Medikament,

---

(1) Anstelle des konsistenten Begriffs 'Funktionsniveaus' wird in den Instruktionen 'Gesundheitszustand' verwendet, weil dessen Bedeutung Laien eher verständlich ist und deshalb eine längere Definition entfallen kann.

GESUNDHEITSZUSTÄNDE

Nr.*	Bezeichnung	Definition
1	Unwohlsein	Alle Tätigkeiten (Arbeit und Freizeit) können noch mit geringen körperlichen und/oder psychischen Einschränkungen ausgeübt werden.
2	Beeinträchtigung	Alle Tätigkeiten können noch mit stärkeren Einschränkungen ausgeübt werden.
3	Koma	Ständige Bewußtlosigkeit mit oder ohne apparativer Lebenserhaltung.
4	Bettruhe	Der Patient muß ständig liegen, kann aber kurzzeitig aufstehen und sich in Teilbereichen (z.B. Essen, Waschen) selbst versorgen.
5	Bettlägerigkeit	Der Patient kann das Bett nicht verlassen: weitgehende oder völlige Abhängigkeit von fremder Hilfe.
6	Behinderung	Der Patient kann einige Tätigkeiten nicht mehr ausüben: Er muß sich in der Regel in seiner Wohnung aufhalten und ist regelmäßig arbeitsunfähig.

* Zwischen den Nummern der Gesundheitszustände und den Bezeichnungen aus Tabelle 3-9 besteht folgende Übereinstimmung:

Nr.	1	2	6	4	5	3
FN	2	3	4	5	6	7

>das sie völlig heilen kann, existiert, hat
>aber auch in einigen Fällen tödliche Neben-
>wirkungen. Sagen Sie mir bitte, welche Hei-
>lungswahrscheinlichkeit zwischen O und loo %
>Sie fordern, ehe Sie ein solches Medikament
>nehmen würden. Erwarten Sie z.B. 6o % Hei-
>lungswahrscheinlichkeit, so wollen Sie ein
>Medikament, bei dessen Anwendung auf loo Per-
>sonen 4o starben und 6o gesund werden."

Im Gegensatz zur im Text beschriebenen *Neumann-Morgenstern*-Methode müssen die Versuchspersonen nach dieser Instruktion die Wahrscheinlichkeiten selbst angeben. Die Modifikation beschleunigt die Prozedur, ohne die Zuverlässigkeit zu beeinträchtigen, wie Anwendungen zeigen (*Torrance* 1971). Das Verbinden der NM mit den Nebenwirkungen eines Medikamentes soll das Verfahren realistischer und damit den Versuchspersonen verständlicher machen.

Nach dem Beantworten von Verständnisfragen wurden dann die Gesundheitszustände in der Anordnung auf der Liste mit beiden Methoden gewichtet. Der Interviewer notierte die mündlichen Antworten, um zu verhindern, daß der Befragte sich bei der Einschätzung an seinen anderen Antworten orientiert.

ANHANG D: BRIEFUMFRAGE II

Frage 1:

Nehmen Sie an, Sie müßten aus beruflichen Gründen umzie-
hen und wollten am neuen Wohnort ein Haus kaufen, weil
Sie dort länger bleiben werden. Sie finden zwei Häuser,
die Sie als gleich geeignet einschätzen bis auf den Unterschied, daß Haus A in einer Gegend mit hoher Umweltverschmutzung liegt, Haus B dagegen in einer normalen Um-
gebung. Wenn Sie in Haus A wohnen, wird Ihre Lebenserwartung um einige Jahre geringer als in Haus B sein. Unter
Lebenserwartung versteht man das durchschnittliche Todes-
alter, das zur Zeit für Männer 37 und für Frauen 72 Jahre
beträgt. Mit diesen Werten könnten Sie deshalb als Bewoh-
ner von Haus B auch rechnen.

Wieviel DM müßte man Ihnen mindestens als einmalige Entschädigung sofort zahlen, damit Sie Haus A trotz der
dort verringerten Lebenserwartung kaufen? Betrachten Sie
die Auswirkungen der verringerten Lebenserwartung einmal
nur auf sich und zum zweiten - falls Sie Familie haben -
auch auf sich und Ihre Familie bezogen.

Lebenserwartung in Haus A geringer als in Haus B um:	Haus A muß dann mindestens in DM billiger sein um:	
	Alleinste-hend	mit Familie
1 Jahr		
2 Jahre		
5 Jahre		
1o Jahre		
2o Jahre		

Frage 2:

In der untenstehenden Tabelle sind in zufälliger Reihenfolge drei Krankheitszustände aufgeführt. Sie sollen mit
Punkten angeben, wie Sie die Zustände im Vergleich zu
GESUNDHEIT und TOD einschätzen. Dazu benutzen Sie bitte
diese Skala:

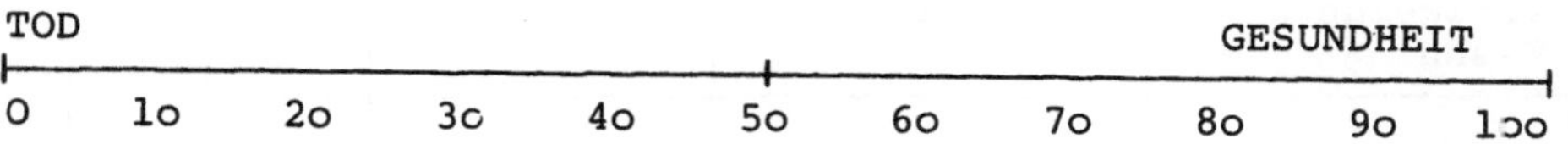

Je schlechter Ihnen ein Zustand erscheint, eine desto geringere Punktzahl müssen Sie ihm geben. TOD = O ist der
schlechteste und GESUNDHEIT = loo ist der beste Zustand. Sie
können deshalb alle Zahlen dazwischen verwenden.

Achten Sie bitte darauf, daß gleiche Punkteabstände zwischen Zuständen auch in etwa gleiche Unterschiede in Ihrer
Einschätzung wiedergeben. Je mehr sich die Zustände Ihrer
Meinung nach unterscheiden, desto größer müssen die Punkteabstände sein.

Die Bewertung führen Sie bitte zweimal durch. Beim ersten
Mal nehmen Sie an, die Zustände dauerten 1 Jahr und beim
zweiten Mal nehmen Sie einen Zeitraum von lo Jahren an.

Krankheitszustand	Ihre Bewertung für eine Dauer von	
	1 Jahr	lo Jahren
SCHWERE KRANKHEIT: Patient kann nicht ohne fremde Hilfe leben, findet keine normale Arbeitsstelle, lebt zeitweise oder ständig in Heimen, teilweise ändert sich sein Wesen		
LEICHTE ERKRANKUNG: Patient hat Beschwerden, ist in Behandlung, muß ständig Medikamente nehmen, darf einige Tätigkeiten nicht ausüben, wie Autofahren, arbeiten an Maschinen etc., lebt sonst wie ein Gesunder		
MITTELSCHWERE KRANKHEIT: Patient hat zeitweise starke Beschwerden, kann seine Arbeit nur noch schlechter oder in Teilen überhaupt nicht mehr ausführen, muß öfters ins Krankenhaus		

Frage 3:

Damit ich Ihre Antworten richtig einschätzen kann, benötige ich noch folgende Angaben über Sie:

Geschlecht: Frau ☐   Mann ☐

Alter   :   .... Jahre

Monatseinkommen netto: .... DM

Da Sie den Fragebogen anonym zurücksenden, ist die Vertraulichkeit dieser Angaben sichergestellt.

ANHANG E: KONSTRUKTION DER DATENMATRIX AUS DEN BEHAND-
LUNGSERFOLGEN

1. Die Therapieerfolge

Die Daten sind *Schilling* (1968) und *Kaluza* (1967) entnommen, die den Behandlungserfolg bei Patienten aus
drei Jahrgängen der Heidelberger Anfallsambulanz auswer-
teten. Die untenstehende Übersicht enthält daraus die
für die vorliegende Arbeit relevanten Daten, wobei etwaige Abweichungen zu den Originaldaten auf Rundungsfeh-
lern beruhen. Die *Kaluza*-Daten sind - soweit möglich -
nach denselben Kriterien wie bei *Schilling* aggregiert,
um die Vergleichbarkeit zu sichern.

Nach ca. 4 Jahren hatten die Patienten der Gruppe Diffusepilepsien (*Schilling* 1968:26) folgenden Status:

Nr.	Status	Anteil	Quelle: Autor,Seite
1	mindestens 4 Jahre an- fallsfrei ohne Medikamente	16 %	*Schilling*, 52
2	mindestens 1 Jahr anfalls- frei	31 %	*Schilling*, 22
3	rezidiviert	16 %	*Schilling*, 57
4	gebessert	14 %	*Schilling*, 65
5	unverändert	13 %	*Schilling*, 76
6	Anstalt	lo %	*Kaluza*, 78

2. Die Datenmatrix

Aus den *Kaluza/Schilling*-Daten wurde die Datenmatrix
hauptsächlich konstruiert:

	FN 1	FN 2	FN 3	FN 4
FN 1	o,99983	o,000034	o,000068	o,000068
FN 2	o,23	o,51	o,16	o,lo
FN 3	o,16	o,53	o,19	o,12
FN 4	o,o9	o,17	o,54	o,2o

Die in der Datenmatrix enthaltenen Übergangswahrscheinlichkeiten sind im einzelnen so abgeleitet worden:

a) 1. Zeile:
   Die Werte sind Inzidenzzahlen (Quelle s. unter
   Daten zur Ertragsrechnung).

b) 1. Spalte (außer FN 11):
   Da   nach *Schilling* (1968:52) durchschnittlich
   16 % aller Patienten gesund werden und nach
   Lorgé (1964:366) 9,2 % aller Anstaltspatienten
   gesund werden, lassen sich die durchschnittlich
   16 % so auf die FN verteilen:

        FN 2:   o,23
        FN 3:   o,16
        FN 4:   o,o9

c) 4. Zeile
   Die Werte stammen von *Lorgé* (1964:366), wobei
   folgende Identität unterstellt ist:

geheilt   =   FN 1

anfallsfrei   =   FN 2

gebessert   =   FN 3

verschlechtert   =   FN 4

d) Die restlichen Werte:

Die Werte aus *Kaluza/Schilling* sind nach folgendem
Schema aufgeteilt:

Status 1   =   FN 1

Status 2   =   FN 2

Status 3   =   FN 3

Status 4   =   Addition jeweils zu den nächst-
                        besseren FN (Ausnahme: FN 2,
                        wo Status 4 zu FN 2 addiert
                        wird), Beispiel: Bei FN 3
                        (3. Zeile) wird Status 4 zu
                        FN 2 addiert.

Status 5   =   Addition zum gleichen FN, d.h.
                        Addition zu den Diagonalwerten.

Status 6   =   FN 4

Die Werte der Status 1, 2, 3, 6 werden spaltenweise,
die der anderen zeilenweise in die Matrix eingetragen.

ANHANG F: DATEN ZUR ERTRAGSBERECHNUNG

1. Prävalenz der Epilepsie

Da für Deutschland keine guten Untersuchungen existieren, werden die Zahlen von *Hauser/Kurland* (1975:18)
übernommen, da die dortigen Verhältnisse weitgehend den
deutschen entsprechen, die Studie sorgfältig durchgeführt ist und einen langen Zeitraum (1935-1967) einschließt. Der Durchschnitt der veröffentlichten Zahlen
ergibt eine jährliche Prävalenzrate von o,57 %. Deshalb wird die P r ä v a l e n z r a t e d e r
P r o b l e m f ä l l e   auf o,19 % geschätzt, weil
nach der *DFG-Denkschrift* und der *Psychiatrie Enquete*
rund ein Drittel aller Patienten eine besondere Therapie brauchen.

2. Inzidenz der Epilepsie

Die hier verwendete Inzidenzrate ist ebenfalls der
Mittelwert der in *Hauser/Kurland* (1975:24) abgedruckten
Daten. Danach beträgt die jährliche Inzidenzrate o,o5o9 %,
so daß die I n z i d e n z r a t e d e r P r o -
b l e m f ä l l e   auf o,o17 % oder ein Drittel der gesamten Rate geschätzt wird. Nach Beurteilung von Professor Janz, Berlin, verteilen sich die Problempatienten,
die in die Ambulanz kommen, so auf die FN, daß folgende
FN-spezifische Inzidenzraten entstehen:

$$
\begin{aligned}
\text{FN 2} \quad & \text{o,2 x o,o17 \% = o,oo34 \%} \\
\text{FN 3} \quad & \text{o,4 x o,o17 \% = o,oo68 \%} \\
\text{FN 4} \quad & \text{o,4 x o,o17 \% = o,oo68 \%}
\end{aligned}
$$

Diese Daten bilden die erste Zeile der Datenmatrix.

3. Verteilung der Patienten ohne Ambulanzbehandlung

Es wird angenommen, daß sich ohne Ambulanzbehandlung
weder Inzidenz noch Prävalenz ändern, da in den empirischen Raten sowohl die Erfolge der bisherigen Behandlung als auch Spontanheilungen sowie Verschlechte-
rungen erfaßt sind. Bei Unterstellung derselben Anfangsverteilung wie unter 2. und einer Prävalenzrate
von o,19 % ergeben sich dann diese FN-spezifischen
Status quo-Prävalenzraten:

$$FN\ 2\ =\ o,o38\ \%$$
$$FN\ 3\ =\ o,o76\ \%$$
$$FN\ 4\ =\ o,o76\ \%$$

4. Bevölkerungsstand

Wohnbevölkerung am Jahresende 1976 in der BRD: 61,4
Mio (*Stat.Jahrbuch* 1977:58). Da für die Zeit bis 199o
ein Rückgang der deutschen Bevölkerung abzusehen ist
(*Stat.Jahrbuch* 1977:64), wird von einer langfristigen
Wohnbevölkerung von 6o Millionen ausgegangen, so daß
im *Status quo* mit jährlich lo.2oo Neuerkrankungen zu
rechnen ist und einem Bestand von 114.ooo Problemfällen.

5. Lebenserwartung

Da die Daten der verwendeten Studien nicht nach demo-
graphischen Aspekten differenziert sind, werden alle
Berechnungen für eine 35-jährige Person durchgeführt,
weil das Durchschnittsalter von Epileptikern rund 35
Jahre beträgt (Quelle: eigene Berechnungen nach
Zielinski 1974:5o). Eine 35-jährige Person (Sterbetafel

197o/72, Durchschnitt aus Männern und Frauen) hat nach
den Daten aus dem *Stat.Jahrbuch* (1977:74) eine Lebenserwartung von 39 Jahren.

Für Epileptiker sind keine ausreichenden statistischen
Angaben zur Lebenserwartung verfügbar, so daß auf ein-
zelne Studien zurückgegriffen werden muß. So macht
Lund (1968:79) Angaben über die Lebensdauer von 123
Epileptikern, woraus deren Lebenserwartung errechnet
werden kann.

Wagenführ (197o:51) definiert die L e b e n s e r -
w a r t u n g e im Jahr x als:

$$e_x = \frac{\text{Gesamtlebenszeit-bereits verlebte Zeit bis x}}{\text{Überlebende in x}}$$

wobei die Gesamtlebenszeit die Summe der Leben aller
Mitglieder der betrachteten Kohorte ist, im Regelfall
von 1oo.ooo Personen. Die 123 Patienten der *Lund*-Studie
hatten eine Gesamtlebensdauer von 5427 Jahren. Aus
diesen Werten folgt dann die durchschnittliche Lebenserwartung der gesamten Kohorte:

$$e_o = 5427/123 = 44,1$$

Um die Lebenserwartung im Altersjahr 35 zu erhalten,
müssen noch folgende Daten errechnet werden:

Gestorbene bis 35 Jahre: 38 Personen
Lebenszeit der bis 35
Jahre Verstorbenen: 1o38 Jahre

$$e_{35} = \frac{5427 - (1o38+85 \cdot 35)}{85} = 17,6$$

Für die Ertragsrechnungen wird deshalb eine Lebenserwartung von 17,6 Jahren für 35-jährige Epileptiker
unterstellt.

Anhang G: Daten zur Kostenermittlung

1. Baukosten

Als Baukosten pro Quadratmeter Nutzfläche wird der Ko-
stenrichtwert für Institutsbauten der Geisteswissen-
schaften in Höhe von DM 2.18o plus 25 % für Bauneben-
kosten zugrundegelegt. Diese Angaben stammen vom Uni-
versitätsbauamt der Universität Konstanz und beruhen auf
den Vorgaben der Bund-Länder-Kommission für Hochschul-
planung.

2. Personalkosten

Nach Angaben der *DFG-Denkschrift* ist die Leitung einer
Epilepsieambulanz mit einer H2/H3-Stelle dotiert. Dafür
werden pro Jahr durchschnittlich 63.ooo DM angesetzt,
zuzüglich in Analogie zu den Angestelltenstellen 18 %
plus 4 % für Altersversorgung, also insgesamt 77.ooo DM
p.a. Für Ärzte und Psychologen werden jeweils 55.ooo DM
p.a. (BAT IIa) angesetzt, für Sozialarbeiter 45.ooo DM
p.a. (BAT IV) und für eine Pflegekraft 31.ooo DM p.a.
Diese Angaben stammen aus verwaltungsinternen Richt-
sätzen für die Kosten neu einzurichtender Stellen in Ba-
den-Württemberg, mitgeteilt vom Personalreferat der
Universität Konstanz.

Abkürzungen mehrfach verwendeter Zeitschriften

AER:	American Economic Review
AJPH:	American Journal of Public Health
EC:	Economica
EJ:	Economic Journal
FA:	Finanzarchiv
FNP:	Fortschritte in der Neurologie u. Psychiatrie
HSR:	Health Services Research
IJHS:	International Journal of Health Services
JNS:	Jahrbücher für Nationalökonomie u. Statistik
JCD:	Journal of Chronic Disease
JHSB:	Journal of Health and Social Behavior
JPE:	Journal of Political Economy
JPublE:	Journal of Public Economics
JTEP:	Journal of Transport Economics and Policy
MS:	Management Science
MC:	Medical Care
NEJM:	New England Journal of Medicine
OR:	Operations Research
OEP:	Oxford Economic Papers
PF:	Public Finance
PHR:	Public Health Reports
POQ:	Public Opinion Quarterly
PP:	Public Policy
QJE:	Quarterly Journal of Economics
SJPE:	Scottish Journal of Political Economy
SSM:	Social Science and Medicine
SEPS:	Socio-Economic Planning Sciences
WR:	Wirtschaft und Recht
VF:	Verwaltung und Fortbildung
ZV:	Zeitschrift für Verkehrswissenschaft
ZWS:	Zeitschrift für Wirtschafts- und Sozialwissenschaften

LITERATURVERZEICHNIS

Abel-Smith, B.
 (1973), Cost-Effectiveness and Cost-Benefit in Cholera
 Control, World Health Organization Chronicle 27, 4o7-9.

Acar, W.
 (1976), An Integrated Approach to Multidimensional Evaluation and Cost-Effectiveness Analysis, PF 31, 58-72.

Acton, J.P.
 (1973) Evaluating Public Programs to Save Lives: The Case
 of Heart Attacks, RAND, R-95o-RC.

Acton, J.P.
 (1975), Measuring the Social Impact of Heart and Circu-
 latory Disease Programs, RAND, R-1697, NHLI.

Akehurst, R.L./Culyer, A.J.
 (1974), On the Economic Surplus and the Value of Life,
 Bulletin of Economic Research 26, 63-78.

Akpom, C.A. et al.
 (1973), Methods of Classifying Disability and Severity
 of Illness in Ambulatory Care Patients, MC 11, 125-31.

Albach, H.
 (1975), Hrsg., Investitionstheorie, Köln.

Altherr, W./Lüth, H.J./Rössler, M.
 (1978), Zielkonflikte und Lösungsmöglichkeiten im Rahmen
 der Gesamtverkehrskonzeption. Zur Tagung der Schweizerischen Gesellschaft für Statistik und Volkswirtschaft
 vorgelegtes Referat, 25./26. Mai 1978, Basel.

Andel, N.
 (1977) Nutzen-Kosten-Analysen in: F. Neumark (Hrsg.),
 Handbuch der Finanzwissenschaft, Bd.I, Tübingen 1977,
 474-518.

Arndt, H./Swatek, D.
 (1971), Hrsg.,Grundfragen der Infrastrukturplanung für
 wachsende Wirtschaften, Schriften des Vereins für Social-
 politik, NF Bd. 58, Berlin

Arnold, V.
 (1973), Modelle für eine pareto-normative Theorie der
 öffentlichen Güter und der externen Effekte, Diss.,
 Göttingen.

Arnold, V.
 (1975), Methoden der Entscheidungsfindung bei staatlichen
 Allokationsaktivitäten - ein kritischer Vergleich, FA 33,
 418-34.

Arrow, K.J.
  (1963), Uncertainty and the Welfare Economics of Medical
  Care, AER 53, 941-73.

Arrow, K.J./Lind, R.C.
  (1970), Uncertainty and the Evaluation of Public Investment Decisions, AER 60, 364-78.

Axnick, N.W./Shavell, S.M./Witte, J.J.
  (1969), Benefits due to Immunization Against Measles,
  PHR 84, 673-8o.

Bailey, R.
  (1970), Economic and Social Costs of Death in: O.G. Brim
  et al. (eds.), The Dying Patient, New York 1970, 275-3o2.

Bartlett, C.J. et al.
  (1960), A Comparison of Six Different Scaling Techniques,
  Journal of Social Psychology 51, 343-8.

Baumol, W.J.
  (1968), On the Social Rate of Discount, AER 58, 788-8o2.

Bellante, D.M.
  (1972), A Multivariate Analysis of a Vocational Rehabilitation Program, Journal of Human Resources 7, 226-41.

Benjamin, B./Haycocks, H.W.
  (1970), The Analysis of Mortality and Other Acturial
  Statistics, Cambridge.

Berdit, M./Williamson, J.W.
  (1973), Function Limitation Scale for Measuring Health
  Outcomes in: R.L. Berg (1973), 57-63.

Berg, R.L.
  (1973), ed., Health Status Indexes, Chicago.

Berg, R.L.
  (1973a), Establishing the Values of Various Conditions
  of Life for a Health Index in: Berg (1973), 12o-7.

Berg, R.L./Hallauer, D.S./Berk, S.N.
  (1976), Neglected Aspects of the Quality of Life,
  HSR 11, 391-5.

Berg, R.L.
  (1976), 1976 Health Status Indexes Conference - An Anno-
  tated Guide to the Papers, HSR 11, 335-48.

Bergner, M. et al.
  (1976a), The Sickness Impact Profile: Validation of a
  Health Status Measure, MC 14, 57-67.

Bergner, M. et al.
  (1976b), The Sickness Impact Profile: Conceptual For-
  mulation and Methodology for the Development of a Health
  Status Measure, IJHS 6, 393-411.

Billerbeck, K.
  (1968), Kosten-Ertrags-Analyse. Ein Instrument zur Ra-
  tionalisierung der administrativen Allokation bei Bil-
  dungs- und Gesundheitsinvestitionen, Berlin.

Black, G.
  (1968), The Application of Systems Analysis to Government
  Operations, New York.

Blischke, W.R./Bush, J.W./Kaplan, R.M.
  (1975), Successive Intervals Analysis of Preference Measures in a Health Status Index, HSR lo, 181-98.

Boadway, R.W.
  (1974), The Welfare Foundations of Cost-Benefit Analysis,
  EJ 84, 926-39.

Bodenhöfer, H.-J.
  (1973), X-Ineffizienz, Innovations-Effizienz und wirt-
  schaftliches Wachstum, ZWS 93, 671-86.

Bohm, P.
  (1972), Estimating Demand for Public Goods: An Experiment, European Economic Review 3, 111-13o.

Brook, R.H./Appel, F.A.
  (1973), Quality of Care Assessment: Choosing a Method
  for Peer Review, NEJM 288, 1323-9.

Broome, J.
  (1978), Trying to Value a Life, JPublE 9, 91-loo.

Brüngger, H.
  (1972), Health in Cost-Benefit Analysis: The Case of the
  New Drug L-DOPA, Schweizerische Zeitschrift für Volkswirtschaft und Statistik lo8, 347-75.

Brüngger, H.
  (1974), Die Nutzen-Kosten-Analyse als Instrument der
  Planung im Gesundheitswesen, Zürich.

Bush, J.W./Chen, M.M./Zaremba, J.
  (1971), Estimating Health Program Outcomes Using a Markov
  Equilibrium Analysis of Disease Development, AJPH 61,
  2362-75.

Bush, J.W./Fanshel, S./Chen, M.M.
  (1972), Analysis of a Tuberculin Testing Program Using
  a Health Status Index, SEPS 6, 49-68.

Bush, J.W. et al.
(1973), Health Status Index in Cost Effectiveness:
Analysis of PKU Program <u>in</u>: Berg (1973), 172-94.

Bush, J.W./Blischke, W.R./Berry, C.C.
(1975), Health Indices, Outcomes, and the Quality of
Medical Care <u>in</u>: R. Yaffe/D.Zalkind (eds.), Evaluation
in Health Services Delivery, New York 1975, 313-39.

Buttler, F.
(1973), Explikative und normative Theorie der öffentlichen Güter - eine Problemanalyse, ZWS 93, 129-46.

Carlson, J.W.
(1970), Systematisches Planen, Programmieren und Bud-
getieren: Stand und weitere Entwicklung <u>in</u>: H.C. Recktenwald (ed.), Nutzen-Kosten-Analyse und Programmbudget,
Tübingen 1970, 171-9.

Carter, W.A. et al.
(1976), Validation of an Interval Scaling: The Sickness
Impact Profile, HSR 11, 516-28.

Cereghino, J.J./Cole, C.H.
(1971), A Multidisciplinary Approach to Services for the
Epileptic, Health Reports 86, 355-71.

Chase, S.B.
(1968), ed., Problems in Public Expenditure Analysis,
Washington.

Chen, M.M./Bush, J.W./Patrick, D.L.
(1975), Social Indicators für Health Planning and Policy
Analysis, Policy Sciences 6, 71-89.

Chen, M.M./Bush, J.W.
(1976), A Mathematical Programming Approach for Selecting
an Optimum Health Program Case Mix, Inquiry 13, 215-27.

Chiang, C.L.
(1965), An Index of Health: Mathematical Models Vital and
Health Statistics, Series 2. No. 5, NCHS Washington.

Chiang, C.L.
(1968), Introduction to Stochastic Processes in Biostati-
stics, New York.

Cochrane, A.L.
(1972),Effectiveness and Efficiency: Random Reflections
on Health Services, The Nuffield Provincial Hospitals
Trust, Oxford

Cohen, J.E.
(1975), Livelihood Benefits of Small Improvements in the
Life Table, HSR 10, 82-96.

Conley, B.C.
  (1976), The Value of Human Life in the Demand for Safety,
  AER 66, 45-55.

Cooper, B.S./Rice, D.P.
  (1976), The Economic Cost of Illness Revisited, Social
  Security Bulletin 39, 21-36.

Cooper, M.H./Culyer, A.J.
  (1973), eds., Health Economics, Harmondsworth.

Cretin, S.
  (1977), Cost/Benefit Analysis of Treatment and Prevention of Myocardial Infarction, HSR 12, 174-89.

Culyer, A.J.
  (1972), Indicators of Health - An Economist's Viewpoint
  in: W.A. Laing (ed.), Evaluation in the Health Services,
  Office of Health Economics, o.O., 1972, 23-6.

Culyer, A.J.
  (1973), Is Medical Care Different? in: Cooper/Culyer
  (1973), 49-74.

Currie, J.M./Murphy, J.A./Schmitz, A.
  (1971), The Concept of Economic Surplus and its Use in
  Economic Analysis, EC 81, 741-99.

Dalkey, N.C.
  (1969), The Delphi Method: An Experimental Study of Group
  Opinion, RAND, RM-5888-PR.

Dasgupta, A.K./Pearce, D.W.
  (1972), Cost-Benefit Analysis: Theory and Practice, London.

Daten des Gesundheitswesens
  (1977), Ausgabe 1977, Bundesminister für Jugend, Familie
  und Gesundheit, Bonn.

Dawson, R.F.F.
  (1967), A Practitioner's Estimate of the Value of Life in:
  Cooper/Culyer (1973), 336-56.

Deliege, D.
  (1978), Socio-Economic Theory and Practice in Health Care
  Delivery, SSM 12, 1-5.

Doherty, N./Lees, D./Bates, J.
  (1976), Compensations to the Dependants of Accident Vic-
  tims, EJ 86, 98-1o3.

Donabedian, A.
  (1966), Evaluating the Quality of Medical Care, Milbank
  Memorial Fund Quarterly, 166-2o6.

Donabedian, A.
  (1976), Benefits in Medical Care Programs, Cambridge
  and London.

Dorfman, R.
  (1965) ed., Measuring Benefits of Government Invest-
  ments, Washington.

Dorfman, R.
  (1969), General Equilibrium with Public Goods in:
  J. Margolis/H. Guitton (eds.), Public Economics, London,
  247-75.

Dowie, J.A.
  (197o), Valuing the Benefits of Health Improvement,
  Australian Economic Papers 9, 21-41.

Dublin, L.I./Lotka, A.J.
  (1946), The Money Value of a Man, New York.

Dunn, J.P./Hawkes, R.
  (1966), Comparison of Respondents and Nonrespondents in
  a periodic Health Examination Program to a mailed Que-
  stionaire, AJPH 56, 23o-6.

Edwards, W./Tversky, A.
  (1967), eds., Decision Making, Harmondsworth.

Elsholz, G.
  (1969), Altenhilfe als Gegenstand rationaler Infrastrukturplanung, Diss., Hamburg.

English, J.M.
  (1968), ed., Cost-Effectiveness. The Economic Evaluation of Engineered Systems, New York.

Epilepsie: Denkschrift der Deutschen Forschungsgemeinschaft
  (1973), verfaßt von D. Janz, Boppard.

Erdos, P.L./Morgan, A.J.
  (197o), Professional Mail Surveys, New York.

Fanshel, S./Bush, J.W.
  (197o), A Health-Status Index and its Application to
  Health-Services Outcomes, OR 18, 1o21-66.

Fein, R.
  (1958), Economics of Mental Illness, New York.

Feinleib, M.
  (1967), The Stable Disease Model, Biometrics 23, 378.

Feldstein, M.S.
  (1964a), Opportunity Cost Calculations in Cost-Benefit
  Analysis, PF 19, 117-39.

Feldstein, M.S.
  (1964b), Net Social Benefit Calculation and the Public
  Investment Decision, OEP 16, 114-25.

Feldstein, M.S.
  (1965), The Derivation of Social Time Preference Rates,
  Kyklos 18, 277-87.

Feldstein, M.S.
  (197o), Health Sector Planning in Developing Countries,
  EC 37, 139-63.

Filion, F.L.
  (1976), Estimating Bias due to Nonresponse in Mail
  Surveys, POQ 39, 482-92.

Fishburn, P.C.
  (1967), Methods of Estimating Additive Utilities, MS 13,
  435-53.

Fishburn, P.C.
  (1968), Utility Theory, MS 14, 335-378.

Flaskämper, P.
  (1962), Bevölkerungsstatistik, Hamburg.

Foster, C.D./Neuburger, H.L.I.
  (1974), The Ambiguity of the Consumer's Surplus Measure
  of Welfare Change, OEP 26, 66-77.

Frey, B.S.
  (1977), Moderne Politische Ökonomie, München.

Frey, R.L.
  (1972), Infrastruktur - Grundlagen der Planung öffentlicher Investitionen, 2. Auflage, Tübingen.

Frey, R.L.
  (1978), Die Nutzen-Kosten-Analyse: Grundzüge, Probleme,
  Kritik, WR 3o, 268-86.

Frey, R.L./Neugebauer, G.
  (1978), Theater - wer profitiert, wer finanziert? WR 3o,
  36o-75.

Friedlaender, A.F.
  (197o), Kriterien für öffentliche Investitionsausgaben:
  Ein Übersichtsaufsatz in: H.C. Recktenwald (Hrsg.),
  Finanztheorie, 2. Auflage, Köln 197o, 285-3o4.

Fromm, G.
  (1968), Comment on T.D. Schelling's Paper: 'The Life
  You Save May be Your Own' in: Chase (1968), 166-76.

Fuller, C.H.
  (1975), Weighting to adjust for Survey Nonresponse,
  POQ 38, 239-46.

Gäfgen, G.
   (1961), Zur Theorie kollektiver Entscheidungen in der
   Wirtschaft, JNS 173, 1-49.

Gäfgen, G.
   (1974), Theorie der wirtschaftlichen Entscheidung,
   3. Auflage, Tübingen.

Gauger, A.B. et al.
   (1964), Evaluation of Levels of Subsistence, Archives
   of Physical Medicine 45, 286-92.

Ghiselli, E.E.
   (1964), Theory of Psychological Measurement, New York.

Gilson, B.S. et al.
   (1975), The Sickness Impact Profile: Development of
   an Outcome Measure of Health Care, AJPH 65, 13o4-lo.

Glaister, S.
   (1974), Generalised Consumer Surplus and Public Trans-
   port Pricing, EJ 84, 849-67.

Goldman, T.A.
   (1967), ed., Cost-Effectiveness Analysis: New Approaches
   in Decision Making, New York.

Goldsmith, S.B.
   (1972), The Status of Health Status Indicators, Health
   Services Reports 87, 212-2o.

Grogono, A.W./Woodgate, D.J.
   (1971), Index for Measuring Health, Lancet, lo24-6.

Grosse, R.N.
   (1971), Cost-Benefit Analysis in Disease Control Programs in: M.G. Kendall (ed.), Cost-Benefit Analysis,
   London, 17-34.

Grosse, R.N.
   (1972), Cost Benefit Analysis of the Health Service,
   Annals of the American Academy of Political and Social
   Science 399, 89-99.

Guilford, J.P.
   (1954), Psychometric Methods, 2nd ed., New York.

Gustafson, D.
   (1968), Length of Stay: Prediction and Explanation,
   HSR 3, 12-34.

Harberger, A.C.
   (1978), On the Use of Distributional Weights in Social
   Cost Analysis, JPE 86, S87-S12o.

Harrison, A.J./Quarmby, D.A.
 (1972), The Value of Time in: R. Layard (ed.), Cost
 Benefit Analysis, Harmondsworth, 1972, 173-2o8.

Harsanyi, J.
 (1955), Cardinal Welfare, Individualistic Ethics and
 Interpersonal Comparisons of Utility, JPE 63, 3o9-21.

Hause, J.C.
 (1975), The Theory of Welfare Cost Measurement, JPE
 83, 1145-82.

Hauser, A.W./Kurland, L.T.
 (1975), The Epidemiology of Epilepsy in Rochester,
 Minnesota, 1935 Through 1967, Epilepsia 16, 1-66.

Haveman, R.H./Margolis, J.
 (197o), eds., Public Expenditures and Policy Analysis,
 Chicago.

Heinle, Wischer und Partner (HWP)
 (1976), Planungsstudie zum Bericht über die Lage der
 Psychiatrie in der BRD, Stuttgart.

Hellmuth, G.
 (1966), Work and Heart Disease in Wisconsin, II. Work-
 man's Compensation Rules and Practices, Journal of the
 American Medical Association 198, 1335-4o.

Henderson, J.M./Quandt, R.E.
 (1973), Mikroökonomische Theorie - Eine mathematische
 Darstellung, München.

Henke, K.-D.
 (1977), Öffentliche Gesundheitsausgaben und Verteilung,
 Göttingen.

Herder-Dorneich
 (1978), Social Control in Health Economics, Review of
 Social Economy 36, 1-17.

Hertz, D.B.
 (1964), Risk Analysis in Capital Investment, Harvard
 Business Review 42, 95-1o6.

Hesse, G.
 (1975), Kosten-Nutzen-Analyse und souveränes Individuum, JNS 189, 498-521.

Hesse, H.
 (1975), Die Kostenwirksamkeitsanalyse, VF 3, 79-9o.

Hicks, J.R.
 (1956), A Revision of Demand Theory, Oxford.

Hillier, F.S./Liebermann, G.J.
  (1969), Introduction to Operations Research, San Francisco.

Hirshleifer, J./Shapiro, D.L.
  (197o), The Treatment of Risk and Uncertainty in: Haveman/
  Margolis (197o), 291-313.

Hochstim, J.R.
  (1967), A Critical Comparison of three Strategies of
  Collecting Data from Households, Journal of the American
  Statistical Association 62, 976-89.

Holloway, D.C.
  (1973), Evaluating Health Status for Utilization Review
  in: Berg (1973), 89-98.

Iosifescu, M./ Tautu, P.
  (1973), Stochastic Processes and Applications in Biology
  and Medicine, Vol. I: Theory, Vol. II: Models, Berlin.

Johanson, L.
  (1974), Establishing Preference Functions for Macroecono-
  mic Decision Models, European Economic Review 5, 41-66.

Jones, M.B.
  (1977), Health Status Indexes - The Trade-off Between
  Quantity and Quality of Life, SEPS 11, 3o1-5.

Jones-Lee, M.
  (1969), Valuation of Reduction in Probability of Death
  by Road Accident, JTEP'3, 37-47.

Jones-Lee, M.
  (1974), The Value of Changes in the Probability of Death
  or Injury, JPE 82, 835-49.

Jones-Lee, M.
  (1976), The Value of Life - An Economic Analysis, Chicago.

Jordan, E.
  (1978), Empirische Aspekte der Messung von Umweltschäden
  aus ökonomischer Sicht, Institut für Umweltschutz an der
  Unviversität Dortmund, Heft 1, 1978.

Kästli, R.
  (1978), Ordinale und kardinale Nutzenmessung in der Ökonomie, Jahrbuch für Sozialwissenschaft 29, 17-37.

Kaluza, J.
  (1967), Sozialschicksal bei Epileptikern: Katamnestische
  Untersuchungen an 3 Jahrgängen der Anfallsambulanz der
  Nervenklinik der Universität Heidelberg, Diss., Heidelberg.

Kaplan, R.M./Bush, J.W./Berry, C.C.
  (1976), Health Status: Types of Validity and the Index
  of Well-Being, HSR 11, 478-5o7.

Kazanowski, A.D.
  (1968a), A Standardized Approach to Cost-Effectiveness
  Evaluations in: English (1968), 113-15o.

Kazanowski, A.D.
  (1968b), Cost-Effectiveness Fallacies and Misconceptions
  Revisited in: English (1968), 151-65.

Keeny, R.L./Raiffa, H.
  (1976), Decisions with multiple Objectives: Preferences
  and Value Trade-offs, New York.

Kirsch, G./Rürup, B.
  (1971), Die Notwendigkeit einer empirischen Theorie
  der Diskontierung in der Kosten-Nutzen-Analyse öffentlicher Projekte, Zeitschrift für die gesamte Staatswissenschaft 127, 432-58.

Kisch, A.I. et al.
  (1969), A new Proxy Measure for Health Status, HSR 4,
  223-3o.

Klarman, H.E.
  (1965a), Measuring the Benefits of a Health Program -
  The Control of Syphilis in: Dorfman (1965), 367-41o.

Klarman, H.E.
  (1965b), The Economics of Health, New York.

Klarman, H.E.
  (1967), Present Status of Cost-Benefit Analysis in the
  Health Field, AJPH 57, 1948-53.

Klarman, H.E.
  (1974), Application of Cost-Benefit Analysis to the
  Health Services and the Special Case of Technological
  Innovation, IJHS 4, 325-52.

Klarman, H.E./ Francis, J.O.S./Rosenthal, G.
  (1968), Cost Effectiveness Analysis Applied to the
  Treatment of Chronic Renal Disease, MC 6, 48-54.

Kobelt, H./Schulte, P.
  (1977), Finanzmathematik, Herne/Berlin.

Kocher, G.
  (1976), Hrsg., Kosten-Nutzen-Analysen im Gesundheitswesen, Basel.

Krelle, W.
  (1968), Präferenz- und Entscheidungstheorie, Tübingen.

Kriedel, T.
  (1979), Der Diskontsatz in Nutzen-Kosten-Analysen -
  Eine empirische Schätzung, Wirtschaftsdienst 59, 631-6.

Lawton, M.P. et al.
  (1967), Indices of Health in an Aging Population, Journal of Gerontology 22, 334-42.

Layard, P.R.G./Walters, A.S.
  (1976), The Date of Discounting in Cost-Benefit-Studies,
  JTEP 18, 263-6.

Lerner, M.
  (1973), Conceptualization of Health and Social Wellbeing
  in: Berg (1973), 1-6.

Lesourne, J.
  (1975), Cost-Benefit Analysis and Economic Theory, North
  Holland.

Leu, R.
  (1978a), Nutzen-Kosten-Analyse der Behandlung von Alko-
  holkranken, WR 3o, 376-99.

Leu, R.
  (1978b), Ansätze zur empirischen Messung der relativen
  Effizienz von Gesundheitssystemen, Zur Tagung der
  Schweizerischen Gesellschaft für Statistik und Volkswirtschaft vorgelegtes Referat, 25./26. Mai 1978, Basel.

Linnerooth, J.
  (1975), The Evaluation of Life-Saving: A Survey, Research
  Report RR-75-21, International Institute for Applied
  Systems Analysis, Laxenburg, Austria.

Linsky, A.S.
  (1976), Stimulating Responses to Mailed Questionaires:
  A Review, POQ 39, 82-1ol.

Lipscomb, J./Scheffler, R.
  (1974), The Consumption and Investment Benefits of
  Disease Programs, Growth and Change 5, 8-16.

Lorgé, M.
  (1964), Epilepsie und Lebensschicksal, Psychiatria et
  Neurologia 147, 36o-81.

Lund, M.
  (1968), Die Mortalität von Epileptikern, Der Medizinische Sachverständige 64, 77-82.

Lutz, F.A.
(1975), Das Gewinnmaximierungskriterium in der Investitionstheorie in: Albach (1975), 28-47.

Maddox, G.L.
(1964), Self Assessment of Health Status: A Longitu-
dinal Study of Selected Elderly Subjects, JCD 17,
449-6o.

Mahoney, E.F./Barthel, D.W.
(1965), Functional Evaluation: The Barthel Index,
Maryland State Medical Journal 14, 61-5.

Margolis, J.
(197o), Shadow Prices for Incorrect or Nonexistent
Market Values in: Haveman/Margolis (197o), 314-29.

McLure, D.E.
(1968), Merit Wants: A Normatively Empty Box, FA 27,
474-83.

McKean, R.
(1968), The Use of Shadow Prices in: CHASE (1968), 33-55.

Melinek, S.J.
(1974), A Method of Evaluating Human Life for Economic
Purposes,Accident Analysis and Prevention 18, 3o-43.

Meredith, J.
(1974), Program Evaluation in a Hospital for Mentally
Retarded Persons, American Journal of Mental Deficiency
78, 471-81.

Meyke, U.
(1973), Cost-Effectiveness Analysis als Planungsinstru-
ment, Göttingen.

Milholland, A.V./Wheeler, S.G./Heieck, J.J.
(1973), Medical Assessment by a Delphi Group Opinion
Technic, NEJM 288, 1272-5.

Miller, R.E.
(1969), Capital Value of Man in Law, Trial Lawyer's
Guide 13, 43-76.

Mishan, E.J.
(1971), Evaluation of Life and Limb: A Theoretical
Approach, JPE 79, 687-7o5.

Mishan, E.J.
(1972), Elements of Cost-Benefit Analysis, London.

Mishan, E.J.
(1975), Cost-Benefit Analysis - An Informal Introduction, 2nd ed., London.

Mishan, E.J.
   (1976), The Use of Compensating and Equivalent Varia-
   tions in Cost-Benefit Analysis, EC 43, 185-97.

Moriyama, I.M.
   (1968), Problems in the Measurement of Health Status
   in: E.B.Sheldon/U.E.Moore (eds.), Indicators of Social
   Change, New York 1968, 573-6oo.

Mosteller, F./Nogee, P.
   (1951), An Experimental Measurement of Utility, JPE 59,
   371-4o4.

Musgrave, R.A./Musgrave, P.B.
   (1973), Public Finance in Theory and Practice, Tokyo.

Mushkin, S.J.
   (1962), Health as an Investment, JPE 7o, 129-57.

Mushkin, S.J./Collings, F.
   (1959), Economic Costs of Disease and Injury, PHR 74,
   795-8o9.

Nash, C.A./Pearce, D.W./Stanley, J.K.
   (1975), An Evaluation of Cost-Benefit Analysis Criteria,
   SJPE 22, 121-34.

Neddleman, L.
   (1976), Valuing Other People's Lives, Manchester School
   of Economic and Social Studies 44, 3o9-42.

Neumann, J.v./Morgenstern, O.
   (1944), The Theory of Games and Economic Behavior,
   Princeton.

Nie, N.H. et al.
   (1975), Statistical Package for the Social Sciences,
   2nd ed., New York.

Niskanen, W.A.
   (1967), Measures of Effectiveness in: Goldman (1967),
   17-32.

Nunally, J.
   (1967), Psychometric Theory, New York.

Packer, A.H.
   (1968), Applying Cost-Effectiveness Concepts to the
   Community Health System, OR 16, 227-53.

Parish, R.M.
   (1976), The Scope of Benefit - Cost Analysis, Economic
   Record 52, 3o2-14.

Parsons, T.
  (1951), The Social System, Glencoe.

Parsons, T.
  (1965), Definitions of Health and Illness in the Light
  of American Values and Social Structure in: E. Jaco
  (ed.), Patients, Physicians, and Illness, Glencoe 1965,
  165-87.

Parzen, E.
  (196o), Modern Probability Theory and its Applications,
  New York.

Parzen, E.
  (1965), Stochastic Processes, San Franzisco.

Patrick, D.L./Bush, J.W./Chen, M.M.
  (1973a), Toward an Operational Definition of Health,
  JHSB 14, 6-23.

Patrick, D.L./Bush, J.W./Chen, M.M.
  (1973b), Methods for Measuring Levels of Well-Being
  for a Health Status Index, HSR 8, 228-45.

Planungsstudie zum Bericht über die Lage der Psychiatrie
  in der BRD
  (1976), Stuttgart.

Plath, F.
  (1977), Nutzen-Kosten-Analyse für städtische Verkehrs-
  projekte, Tübingen.

Pollard, W.E. et al.
  (1976), The Sickness Impact Profile: Reliability of a
  Health Status Measure, MC 14, 146-55.

Psychiatrie Enquete
  (1975), Bericht über die Lage der Psychiatrie in der
  Bundesrepublik Deutschland, Drucksache des Deutschen
  Bundestages 7/42oo und 7/42ol.

Quirin, G.D.
  (1967), The Capital Expenditure Decision, Homewood.

Rahner, E.
  (1965), Kosten- und Ertragsanalyse im Gesundheitswesen,
  Diss., Saarbrücken.

Recktenwald, H.C.
  (1971), Möglichkeiten und Grenzen der Methode der Nutzen-
  Kosten-Analyse in: Arndt/Swatek (1971), 233-62.

Recktenwald, H.C.
  (1973), Traditionale oder erweiterte Nutzen-Kosten-
  Analyse? Kyklos 26, 6o3-7.

Reutlinger, S.
  (197o), Techniques for Project Appraisal under Uncertainty, World Bank Occasional Staff Papers lo, Baltimore.

Reynolds, D.J.
  (1956), The Cost of Road Accidents, Journal of the Royal
  Statistical Society 119, 393-4o8.

Reynolds, W.J./Rushing, W.A./Miles, D.L.
  (1974), The Validation of a Function Status Index,
  JHSB 15, 271-88.

Rice, D.P.
  (1969), Measurement und Application of Illness Costs,
  PHR 84, 95-lol.

Rice, D.P./Cooper, B.S.
  (1967), The Economic Value of Human Life, AJPH 57,
  1954-66.

Ritter, G.
  (1976), Medizinsoziologische Aspekte der Epilepsie, FNP
  44, 151-181.

Roberts, J.
  (1976), The Incentives for Correct Revelation of Preference and the Number of Consumers, JPublE6, 359-74.

Sachs, L.
  (1974), Statistische Auswertungsmethoden, 4. Auflage,
  Berlin.

Sackmann, H.
  (1974), Delphi Assessment: Expert Opinion, Forecasting
  and Group Process, RAND, R-1283-PR.

Sadowski, D.
  (1973), Zur Berücksichtigung des Verteilungsaspektes
  in der Cost-Benefit Analyse, Zeitschrift für die gesamte Staatswissenschaft 129, 215-29.

Schelling, T.C.
  (1968), The Life you Save May Be Your Own in: CHASE
  (1968), 127-62.

Scheuch, E.K./Zehnpfennig, H.
  (1974), Skalierungsverfahren in der Sozialforschung in:
  R. König (Hrsg.), Handbuch der empirischen Sozialforschung, Bd. 3a, 3. Auflage, Stuttgart, 97-2o3.

Schilling, D.
  (1968), Langzeitresultate Ambulanter Epilepsiebehand-
  lung, Diss., Heidelberg.

Schneider, E.
  (1973), Wirtschaftlichkeitsrechnung, 8. Auflage, Tübingen.

Sheps, M.C.
  (1955), Approaches to the Quality of Hospital Care, PHR
  7o, 877-86.

Silberberg, E.
  (1972), Duality and the Many Consumer's Surpluses, AER
  62, 942-52.

Simon, J.M.
  (1974), Interpersonal Welfare Comparisons Can Be Made -
  And Used For Redistribution Decisions, Kyklos 27, 63-98.

Skinner, D.E./Yett, D.E.
  (1973), Debility Index for Long-term-care Patients in:
  Berg (1973), 69-82.

Slater, S.B. et al.
  (1974), The Definition and Measurement of Disability,
  SSM 8, 3o5-8.

Sohmen, H.
  (1971), Diskussionsbeitrag in: Arndt/Swatek (1971),
  274-5.

Stanley, J.K.
  (1974), A Cardinal Utility Approach for Project Evaluation, SEPS 8, 329-38.

Statistisches Jahrbuch der Bundesrepublik Deutschland 1974
  und 1977, Stuttgart.

Steiner, P.O.
  (1965), The Role of Alternative Cost in Project Design
  and Selection, QJE 79, 417-3o.

Stevens, S.S.
  (1956), The Direct Estimation of Sensory Magnitudes:
  Loudness, American Journal of Psychology 69, 1-25.

Stevens, S.S.
  (1966), A Metric for the Social Consensus, Science 151,
  53o-41.

Stevens, S.S.
  (1975), Psychophysics, New York.

Stimson, H.D.
  (1969), Utility Measurement in Public Health Decision
  Making, MS 16, B17-B3o.

Stolz, P.
  (1974), Psychopharmaka - volkswirtschaftlich analysiert.
  Eine Nutzen-Kosten-Analyse der Verwendung von Tranqui-
  lizern in der BRD im Jahre 1972, Zürich.

Sullivan, D.G.
  (1971), A Single Index of Mortality and Morbidity HSMHA
  Health Reports 86, 347-54.

Tautu, P.
  (1977), Processus patho- cliniques: détection et contrôle
  in: A.M. Coblentz/J.R.Walter (eds.), Systems Science
  in Health Care, London 1977, 153-65.

Thaler, R./Rosen, S.
  (1974), The Value of Saving a Life: Evidence from the
  Labor Market, Discussion Paper 74-2, Dept. of Economics,
  University of Rochester.

Thomas, W.H.
  (1965), A Model for Predicting Recovery Progress of
  Coronary Patients, HSR 3, 185-213.

Torgerson, W.S.
  (1958), Theory and Methods of Scaling, New York.

Torrance, G.W.
  (1971), A Generalized Cost Effectiveness Model for the
  Evaluation of Health Programs, Diss., Buffalo, New York.

Torrance, G.W.
  (1973), Health Index and Utility Models: Some Thorny
  Issues, HSR 8, 12-4.

Torrance, G.W.
  (1976a), Social Preferences for Health States: An Empirical
  Evaluation of three Measurement Techniques, SEPS lo,
  129-36.

Torrance, G.W.
  (1976b), Health Status Index Models: A Unified Mathematical View, MS 22, 99o-lool.

Torrance, G.W.
  (1976c), Toward a Utility Theory Foundation for Health
  Status Index Models, HSR 11, 349-69.

Torrance, G.W./Thomas, W.H./Sackett,D.L.
  (1972), A Utility Maximization Model for Evaluation of
  Health Care Programs, HSR 18, 118-33.

Trinkl, F.H.
  (1974), A Stochastic Analysis of Programs for the
  Mentally Retarded, OR 22, 1175-91.

Tversky, A.
  (1967), Utility Theory and Additivity Analysis of Risky
  Choices, Journal of Experimental Psychology 75, 27-36.

Twaddle, A.C.
  (1974), The Concept of Health Status, SSM 8, 29-38.

U.S.Department of Commerce
  (1973), Bureau of the Census: U.S. Health Interview
  Survey, U.S. Government Printing Office, Washington.

Van de Ven, A./Del Becq, A.L.
  (1971), Nominal versus Interacting Group Processes
  for Committee Decision - Making Effectiveness, Academy
  of Management Journal 14, 2o3-12.

Viscusi, W.K.
  (1978), Labor Market Valuations of Life and Limb: Empirical Evidence and Policy Implications, Public Policy
  26, 359-86.

Wagenführ, R.
  (197o), Wirtschafts- und Sozialstatistik, Bd. 1, Freiburg.

Weinstein, M./Stason, W.B.
  (1976), Hypertension - A Policy Perspective, Cambridge.

Weinstein, M./Shepard, D./Plishkin, J.
  (1976), The Economic Value of Changing Mortality
  Probabilities: A Decision Theoretic Approach, Discussion
  Paper No. 46 D, Public Policy Program, Harvard, Cambridge, Mass.

Weinstein, M./Stason, W.B.
  (1977), Foundations of Cost-Effectiveness Analysis
  for Health and Medical Practices, NEJM 296, 716-21.

Weisbrod, B.A.
  (1961), Economics of Public Health: Measuring the
  Economic Impact of Disease, Philadelphia.

Weisbrod, B.A.
  (1971), Costs and Benefits of Medical Research: A Case
  Study of Poliomyelitis, JPE 79, 527-44.

Whitmore, G.A.
  (1973), Health State Preferences and the Social Choice
  in: Berg (1973), 134-45.

Whitmore, G.A.
  (1976), The Mortality Component of Health Status Indexes, HSR 11, 37o-9o.

Williams, A.
   (1974), The Cost-Benefit Approach, British Medical Bulletin 3o, 252-6.

Willig, R.D.
   (1976), Consumer's Surplus without Apology, AER 66, 589-97.

Winer, B.H.
   (1971), Statistical Principles in Experimental Design,
   2nd ed., New York.

Wirtschaft + Statistik,
   Jahrgänge 1967-1977, Stuttgart.

Wiseman, J.
   (1963), Cost-Benefit Analysis and Health Service Policy,
   SJPE lo, 128-45.

Wolfslast, J.
   (1968), Cost-Benefit Analyse im Gesundheitswesen, Hamburg.

Wyler, A.R.
   (197o), Seriousness of Illness Rating Scale, Journal
   of Psychosomatic Research 11, 363-74.

Zangemeister, C.
   (197o), Nutzwertanalyse in der Systemtechnik, München.

Zeckhauser, R.
   (1975), Procedures for Valuing Lives, PP 23, 42o-64.

Zeckhauser, R./Shepard, D.
   (1976), Where Now for Saving Lives? Law and Contemporary
   Problems 4o, 5-45.

Zielinski, J.J.
   (1974), Epidemiology and Medical-Social Problems of
   Epilepsy in Warsaw, Psychoneurological Institute, Warschau.